認知症のみかた，考えかた

髙尾昌樹 編集

国立精神・神経医療研究センター病院
特命副院長 / 臨床検査部・総合内科部長

中外医学社

執筆者一覧 （執筆順）

長田 高志　国立精神・神経医療研究センター病院総合内科 医長

森本 耕平　神戸大学大学院医学研究科バイオリソース・ヘルスケア統合解析科学 特命助教

古和 久朋　神戸大学大学院保健学研究科保健学専攻 教授

伊東 大介　慶應義塾大学医学部神経内科 / メモリークリニック 特任教授

櫻井 圭太　国立長寿医療研究センター放射線診療部 医長

池田 将樹　埼玉医科大学保健医療学部共通教育部門（脳神経内科）教授 / 同国際医療センター脳神経内科・脳卒中内科 教授（兼担）/ 公益財団法人老年病研究所附属病院脳神経内科 非常勤医師

坂井 健二　上越総合病院神経内科 部長

文 　鐘玉　慶應義塾大学医学部精神・神経科学教室 特任准教授

栗原 正典　東京都健康長寿医療センター脳神経内科 / 認知症未来社会創造センター

井原 涼子　東京都健康長寿医療センター脳神経内科 医長

岩田 　淳　東京都健康長寿医療センター 副院長 / 認知症未来社会創造センター 副センター長

大平 雅之　国立精神・神経医療研究センター病院臨床検査部 医長 / 仁邦法律事務所 弁護士

序 文

　皆様の日々の診療において，認知症という言葉を聞かない日はないと思います．認知症を専門としない各科の医師も，認知症を有している患者さんを診る機会は多いことでしょう．日本にはすでに400万人を超える認知症者がいるとされ，認知症は稀少疾患ではなくコモンディシーズとなり，医療者として認知症を正しく理解することは必須のことです．私事で恐縮ですが，この序文を書く少し前に15年にわたって診療をしてきた認知症患者さんが亡くなり病理解剖を行いました．最初は軽い物忘れで受診をされ，徐々に症状は進行していきました．毎月診療をさせていただき，私自身の認知症に対する考え方も随分と変わったと思います．それは医学の進歩ということもありますが，患者さんやご家族からたくさんのことを教えていただいたこともあります．一方，日々の診療で困ったときに，認知症のことをまとめた読みやすい日本語テキストがあまり出版されていないことが気になっていました．そのようなこともあって，この企画のご相談をいただいたときに，日常の診療の中ですぐに役に立ち，そしてできるだけ最新の知識を入れ込んだテキストを目指したいと思った次第です．

　『認知症のみかた，考えかた』はまさにタイムリーな一冊であります．本書のコンセプトは大きく2つあります．第1に認知症の専門家からも批判に耐えうる内容であると同時に，認知症を専門としない医師，看護師，医療関係者と学生にも理解でき真に役立つ内容であること．第2に，各分野のエキスパートが1つのテーマすべてを執筆し，著者の「みかた，考え方」を明解に表出していただいたことです．少し欲張ったコンセプトですが，それぞれの著者の認知症診療における情熱が伝わってくる素敵な本になったと思います．お読みいただければ実感いただけると思いますが，診断，検査，治療，法律といった認知症診療における多面的な問題を，最新の診断方法や抗体療法といった重要情報も踏まえ実に明解にまとめていただきました．私自身，校正刷をすべて1日で読み，あらためて認知症に関しての知識の整理と最新情報を取得できました．認知症の診療は患者さんとのお付き合いが長いものだと思います．これからの診療のために，『認知症のみかた，考えかた』を最初から最後まで通してお読みいただき，読者それぞれの「みかた，考えかた」へと発展させていただければ幸いです．

　2024年9月

高 尾 昌 樹

目 次

3章 認知症をきたす疾患 81

4章 認知症の治療 155

1 薬物治療，非薬物治療，リハビリテーション

2 抗アミロイドβ抗体療法
──治療適応から合併症のケアまで

5章　認知症の社会的資源，成年後見など

1章 ◆ 認知症総論

1 診察，症候学

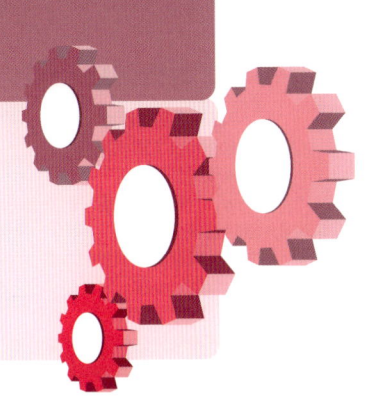

🧠 はじめに

　認知症とは，「いったん正常に発達した知能（脳）に何らかの原因で記憶・判断力などの障害が起き，日常生活がうまく行えなくなるような病的状態」をいう．その症状は，記憶障害などの中核症状と，妄想，不安，抑うつなどの周辺症状に分けられる 表1 ．

　認知症もしくは認知症様の症状をしめす疾患は多数ある 表2 ．しかし，アルツハイマー型認知症が大半を占め，血管性認知症，レビー小体型認知症 / 認知症を伴うパーキンソン病，前頭側頭型認知症と続く[1]．つまり，アルツハイマー型認知症以外の認知症を的確に鑑別し，特に "治療可能な認知症" 表3 を見落とさないことが重要である．

表1 中核症状と周辺症状

中核症状	記憶障害，見当識障害，実行機能障害，理解・判断力の低下，失語，失行・失認
周辺症状など	妄想，不安，抑うつ，興奮，徘徊，不眠，幻覚・錯覚，意欲の低下，暴力・暴言，睡眠障害，介護拒否，帰宅願望，失禁・弄便，昼夜逆転，火の不始末，異食行動，性的問題行動など

表2 認知症や認知症様症状をきたす主な疾患・病態

1. **中枢神経変性疾患**
   Alzheimer 型認知症
   前頭側頭型認知症
   Lewy 小体型認知症/Parkinson 病
   進行性核上性麻痺
   大脳皮質基底核変性症
   Huntington 病
   嗜銀顆粒性認知症
   神経原線維変化型老年期認知症
   その他

2. **血管性認知症（VaD）**
   多発梗塞性認知症
   戦略的な部位の単一病変による VaD
   小血管病変性認知症
   低灌流性 VaD
   脳出血性 VaD
   慢性硬膜下血腫
   その他

3. **脳腫瘍**
   原発性脳腫瘍
   転移性脳腫瘍
   癌性髄膜症

4. **正常圧水頭症**

5. **頭部外傷**

6. **無酸素性あるいは低酸素性脳症**

7. **神経感染症**
   急性ウイルス性脳炎（単純ヘルペス脳炎，日本脳炎など）
   HIV 感染症（AIDS）
   Creutzfeldt-Jakob 病
   亜急性硬化性全脳炎・亜急性風疹全脳炎
   進行麻痺（神経梅毒）
   急性化膿性髄膜炎
   亜急性・慢性髄膜炎（結核，真菌性）
   脳膿瘍
   脳寄生虫
   その他

8. **臓器不全および関連疾患**
   腎不全，透析脳症
   肝不全，門脈肝静脈シャント
   慢性心不全
   慢性呼吸不全
   その他

9. **内分泌機能異常症および関連疾患**
   甲状腺機能低下症
   下垂体機能低下症
   副腎皮質機能低下症
   副甲状腺機能亢進または低下症
   Cushing 症候群
   反復性低血糖
   その他

10. **欠乏性疾患，中毒性疾患，代謝性疾患**
    アルコール依存症
    Marchiafava-Bignami 病
    一酸化炭素中毒
    ビタミン B_1 欠乏症（Wernicke-Korsakoff 症候群）
    ビタミン B_{12} 欠乏症，ビタミン D 欠乏症，葉酸欠乏症
    ナイアシン欠乏症（ペラグラ）
    薬物中毒
    A) 抗癌薬（5-FU，メトトレキサート，シタラビンなど）
    B) 向精神薬（ベンゾジアゼピン系抗うつ薬，抗精神病薬など）
    C) 抗菌薬
    D) 抗痙攣薬
    金属中毒（水銀，マンガン，鉛など）
    Wilson 病
    遅発性尿素サイクル酵素欠損症
    その他

11. **脱髄疾患などの自己免疫性疾患**
    多発性硬化症
    急性散在性脳脊髄炎
    自己免疫性辺縁系脳炎
    Behçet 病
    Sjögren 症候群
    その他

12. **蓄積病**
    遅発性スフィンゴリピド症
    副腎白質ジストロフィー
    脳腱黄色腫症
    神経細胞内セロイドリポフスチン［沈着］症
    糖尿病
    その他

13. **その他**
    ミトコンドリア脳筋症
    進行性筋ジストロフィー
    Fahr 病
    その他

（日本神経学会，監修，「認知症疾患診療ガイドライン」作成委員会，編．認知症疾患診療ガイドライン 2017．東京：医学書院；2017[11]．p.7より改変）

JCOPY 498-42822

表3 治療可能な認知症

脳血管障害	慢性硬膜下血腫，脳出血，脳梗塞
感染症	単純ヘルペス脳炎，進行麻痺（神経梅毒），HIV 感染症，急性化膿性髄膜炎，脳膿瘍
自己免疫疾患	自己免疫性辺縁系脳炎，多発性硬化症，神経ベーチェット病，シェーグレン症候群
内分泌異常	甲状腺機能低下症，下垂体機能低下症，副腎機能低下症，副甲状腺機能亢進または低下症，Cushing 症候群，高血糖
代謝異常	肝性脳症，肺性脳症，電解質異常（高・低 Na 血症，高・低 K 血症，高・低 Ca 血症），慢性腎不全，ビタミン欠乏症（ビタミン B_1，B_{12}，D，葉酸，ナイアシン）
中毒	水銀中毒，一酸化炭素中毒，薬物中毒，アルコール
その他	脳腫瘍，正常圧水頭症

問診

　認知症診療では，患者からの問診が正確でないことがしばしばあり，同伴者がいない場合には，次回以降，介護者の同伴を指示する．できれば，患者と介護者を別々に問診したほうがよいが，介護者と同時に問診をする場合は，自尊心を傷つけないように，最初に患者に問診をする．患者が，「認知症」「もの忘れ」が NG ワードの場合があり注意する．問診票や自記式質問票を活用する．認知症と区別するべき病態として，抑うつやせん妄があり，問診をしながら鑑別する **表4**．

　問診中の患者の態度も重要で，アルツハイマー型認知症では，質問に対する回答がわからないときに家族などの同伴者のほうを振り返り助けを求める反応（振り返り）や，記憶障害があるのをうまくごまかすために相手に話を合わせて忘れてしまったことを憶えているかのように振る舞う反応（取り繕い）を認める[2,3]．前頭側頭型認知症では，関心がなくなると診察室や検査室から勝手に出て行ってしまうという「立ち去り行動」を認めることがある．

Ⓐ 主訴

　どのような症状か，いつ頃から始まったのかを確認する．"もの忘れ"は，加齢によるもの忘れを区別する **表5**．"もの忘れ"以外の周辺症状が主訴の場合，アルツハイマー型認知症以外の疾患の可能性が高い．

Ⓑ 発症様式

　発症が，急性か，潜行性なのか，経過が，急速進行性か，階段状か，緩徐進行性かなどを確認する．急速進行性の場合には，プリオン病や，慢性硬膜下血腫や辺縁

表4 認知症と抑うつとせん妄の違い

	認知症（主にアルツハイマー型認知症）	抑うつ	せん妄
発症	緩徐（数カ月から数年）	亜急性（数週間から数カ月）	急性（数時間から数日）
初発症状	記憶障害（近似記憶障害）	抑うつ気分，意欲低下	注意集中困難，意識障害
日内変動	なし	なし	あり
経過	慢性進行性，年単位	持続的，数週間から数カ月	動揺性，数日から数週間
自覚症状	初期には自覚，徐々に否定	強く訴える	欠如
意識レベル	清明	清明	変動する
注意力	通常は正常	正常	障害される
治療による可逆性	なし	あり	あり

（日本神経学会，監修，「認知症疾患診療ガイドライン」作成委員会，編. 認知症疾患診療ガイドライン 2017. 東京: 医学書院; 2017[11]. p.9より改変）

表5 健常なもの忘れと病的なもの忘れ

	加齢による健忘	認知症（アルツハイマー型認知症）による健忘
もの忘れの内容	一般的な知識など	自分の経験した出来事
もの忘れの範囲	体験の一部 ヒントで思い出せる	体験した全体 ヒントがあっても思い出せない
もの忘れの自覚	あり	なし
日常生活・社会生活	支障なし	支障あり
学習能力	維持されている	新しいことを覚えられない
日時の見当識	保たれている	障害されている
感情・意欲	保たれている	易怒性，意欲低下

（日本神経学会，監修，「認知症疾患診療ガイドライン」作成委員会，編. 認知症疾患診療ガイドライン 2017. 東京: 医学書院; 2017[11]. p.9より改変）

系脳炎，脳腫瘍，てんかんなどの疾患の可能性を考える．

ⓒ 家族歴

認知症や神経疾患の家族歴を確認する．アルツハイマー型認知症の家族歴は，アルツハイマー型認知症発症のリスクである．

ⓓ 合併症・既往症

高血圧や糖尿病，脂質異常症などの動脈硬化のリスク（認知症のリスクでもある），心疾患，脳血管障害，頭部外傷，転倒の既往を確認する．レビー小体型認知症，進行性核上性麻痺では，易転倒性が診断基準に含まれ[4,5]，頭部外傷，転倒は，

慢性硬膜下血腫の発症リスクである.

レム睡眠行動異常症（rapid eye movement sleep behavior disorder: RBD）は，レビー小体型認知症 / パーキンソン病で認められる．質問票として，RBDSQ-J（RBD Screening Questionnaire）がある[6]．さらに簡略化された「睡眠中に夢の中の行動を実演している（例えば，殴る，腕を空中で揺り動かす，あるいは疾走動作）といわれたり，自分自身でそう疑ったりしたことがありますか？」に当てはまるかを聞く RBD Single-Question Screen（RBD1Q）がある[7]．

難聴は，認知症と誤診される場合があり，認知症発症のリスク因子でもあるので確認する．

Ⓔ 生活歴

教育歴や職歴は神経心理検査の結果解釈に必要となる．同居する家族構成は，今後の処遇を考えるのに重要である．

アルコール・喫煙歴も確認する．過剰なアルコール摂取，喫煙は，認知症のリスクである．大量飲酒歴は，慢性硬膜下血腫やビタミン B_1 欠乏症が鑑別となる.

Ⓕ 内服薬

認知機能を低下させる可能性のある薬剤の有無を確認する 表6 ．内服コンプライアンスは，抗認知症薬の処方開始に影響するので確認する．「抗精神病薬に対する重篤な過敏性」を認める場合，レビー小体型認知症の可能性を考える[4]．

表6 **認知機能低下を誘発しやすい薬剤**

向精神薬	向精神薬以外の薬剤
抗精神病薬	抗パーキンソン病薬
睡眠薬	抗てんかん薬
鎮静薬	循環器病薬（ジギタリス，利尿薬，抗不整脈薬，降圧薬など）
抗不安薬	鎮痛剤（オピオイド，NSAIDs）
抗うつ薬	副腎皮質ステロイド
	抗菌薬，抗ウイルス薬
	抗腫瘍薬
	過活動膀胱治療薬
	消化器病薬（H_2受容体拮抗薬，抗コリン薬）
	抗喘息薬
	抗アレルギー薬（H_1受容体拮抗薬）

（日本神経学会，監修，「認知症疾患診療ガイドライン」作成委員会，編．認知症疾患診療ガイドライン 2017. 東京: 医学書院; 2017[11]. p.47より改変）

Ⓖ 日常生活の状態

　睡眠，食事摂取，排尿・排便，起立性低血圧（立ちくらみ，失神）などを確認する．食事嗜好の変化，過食，異食症などは，前頭側頭型認知症が鑑別になる[8]．尿失禁は，正常圧水頭症，血管性認知症などで認める．高度の自律機能障害（便秘，排尿障害，起立性低血圧）は，レビー小体型認知症の支持的特徴に含まれる[4]．

　現在の ADL の程度，要介助ならば，介助者が誰なのかを確認する．介護認定の有無，認定があれば介護度および，利用中のケアサービス内容，頻度を確認する．

Ⓗ 周辺症状（BPSD）

　BPSD（behavioral and psychological symptoms of dementia）の有無とその内容，介護者の負担などを聴取する．Neuropsychiatric Inventory-Brief Questionnaire Form（NPI-Q）などの自記式質問票を併用してもよい．

　NPI-Q は，妄想，幻覚，興奮，抑うつ，不安，多幸，無関心，脱抑制，易刺激性，異常行動，睡眠の異常，食欲あるいは食行動の異常の 12 項目の BPSD を評価する．レビー小体型認知症では，妄想，幻覚を認めやすく，血管性認知症では，無

表7 Geriatric depression scale（GDS）

1.	毎日の生活に満足していますか	はい	いいえ
2.	毎日の活動力や周囲に対する興味が低下したと思いますか	はい	いいえ
3.	生活が空虚だと思いますか	はい	いいえ
4.	毎日が退屈だと思うことが多いですか	はい	いいえ
5.	大抵は機嫌良く過ごすことが多いですか	はい	いいえ
6.	将来の漠然とした不安に駆られることが多いですか	はい	いいえ
7.	多くの場合は自分が幸福だと思いますか	はい	いいえ
8.	自分が無力だなあと思うことが多いですか	はい	いいえ
9.	外出したり何か新しいことをするよりも家にいたいと思いますか	はい	いいえ
10.	なによりもまず，もの忘れが気になりますか	はい	いいえ
11.	いま生きていることが素晴らしいと思いますか	はい	いいえ
12.	生きていても仕方がないと思う気持ちになることがありますか	はい	いいえ
13.	自分が活気にあふれていると思いますか	はい	いいえ
14.	希望がないと思うことがありますか	はい	いいえ
15.	周りの人があなたより幸せそうに見えますか	はい	いいえ

1，5，7，11，13 には「はい」0 点，「いいえ」に 1 点を，2，3，4，6，8，9，10，12，14，15 にはその逆を配点し合計する．
5 点以上がうつ傾向，10 点以上がうつ状態とされる．
（松林公蔵，小澤利男．老年者の情緒に関する評価．Geriatr Med．1994; 32: 541-6）

関心，前頭側頭葉型認知症では，無関心，脱抑制，食欲あるいは食行動の異常を認めやすい[9].

　抑うつの鑑別のために，Geriatric depression scale（GDS）などの自記式質問票を併用してもよい **表7** .

　幻視，特に人物，小動物，虫などのリアルな幻視はレビー小体型認知症の臨床診断基準[4]に含まれ，ノイズパレイドリアテストで客観的に評価することができる[10].

身体的診察

　① 頭髪，皮膚，② 眼瞼結膜，③ 口腔粘膜，咽頭，舌，④ 頸部：リンパ節，甲状腺，血管雑音の聴取，⑤ 脈拍と血圧，⑥ 胸部，⑦ 腹部，⑧ 四肢：皮膚，関節，浮腫の有無について確認する[11].

　甲状腺機能低下症の，脱毛，甲状腺腫脹，下肢の非圧迫性（non-pitting）浮腫，副腎機能低下症の皮膚色素沈着などの特徴的な所見を確認する.

神経学的診察

　基本的には全ての神経学的診察を評価することが望ましいが，ここでは特に注意するべき所見のみ記載する．日本神経学会が「神経学的検査チャート作成の手引き」（https://www.neurology-jp.org/news/news_20080715_01.html）および，それに準拠した神経学的診察法 DVD を作成しており，参照してほしい.

Ⓐ 意識・精神状態

　一部，神経心理検査の内容と重複する部分があり，診察時に行うかを検討する.

a）意識

　まず清明か異常であるかを判断し，異常である場合はその内容（昏睡，昏迷，傾眠，せん妄，急性錯乱，興奮など）を評価する.

　意識レベルの著明な変容は，レビー小体型認知症[4]を疑い，意識レベルの低下は，せん妄，脳炎，脳症，てんかん発作などを考える.

b）見当識

　時間，場所，人物の 3 つについて質問する．時間は，「今日は何月何日ですか」「今の季節は何ですか」，場所は，「ここはどこですか」，人物は，「一緒に来られた方は誰ですか」などの質問を行う.

c）記憶

　即時記憶（数十秒以内），近時記憶（数分から数日），遠隔記憶（数週間以上）の3つに分けられる．各項目の評価のための検査としては，下記のようになる．

・即時記憶：数字の順唱，逆唱．提示した3つの言葉の即時の再生．「サクラ，ネコ，デンシャ」
・近時記憶：「昨日の天気はどうでしたか」「朝食は何を食べましたか」
・遠隔記憶：「あなたの出身小学校は」

d）計算

　100から7を順に引き算してもらう（シリアル7）．

e）失行，失認

　失行とは，運動，感覚，知能などの障害がなく，行為に対する認識が十分であるにもかかわらず指示された行為を正しく遂行できない状態をいう．① 観念運動失行，② 観念失行，③ 肢節運動失行，④ 構成失行（構成障害），⑤ 着衣失行，⑥ 口・顔面失行などがある．

① 観念運動失行

　物品を使用しない意味を持つ動作の指示を実行できない状態．「軍隊の敬礼をしてください」，「さよならと手を振ってください」との指示を用いて評価する．

② 観念失行

　物品を系統的に操作する運動が障害された状態．歯ブラシ，はさみなどの実際の物品を渡して，正しく使えるかを評価する．

③ 肢節運動失行

　用途にかなった協調運動が正しく行えない状態．「手指を順番に折り曲げる」，「ズボンのポケットに手を入れる」などの指示をして正しくできるかを評価する．

④ 構成失行（構成障害）

　図形描写などの操作の空間的形成が障害された状態．立体図形の模写，手を使った「キツネ」「ハト」を模倣させて評価する．
　Yamaguchi fox-pigeon imitation test という構成障害から認知機能を検出する簡便なスクリーニングがある．手で，キツネおよびハトの影絵を検者が提示して，被検者に模倣させる．模倣ができない場合には，認知症が疑われる．ハトの課題がより感度が高い[12]．

⑤ 着衣失行

　衣服の着衣時のみ失行が起きる状態．日常生活を観察する．

JCOPY 498-42822

⑥ 口・顔面失行

　指示に従って，口，顔面の動作ができない状態．「舌を出す」，「目を閉じる」などの指示で評価する．

　失行は，大脳基底核変性症の臨床診断基準に含まれる[13]．

　失認には，① 視覚性失認，② 聴覚性失認，③ 触覚性失認，④ 身体失認，⑤ 半側空間無視，⑥ 病態失認などがある．スクリーニングとしては半側空間無視の検査を行う．半側空間無視とは病側と反対側の視空間を無視する状態であり，簡便な方法としては，ヒモ状のものを提示し，「真ん中をつかんでください」と指示することで評価できる．

Ⓑ 言語

a）失語

　失語の検査では，① 言語理解，② 発語，③ 復唱，④ 読字，⑤ 書字の順に評価してゆく．①「口を開けてください」などの命令し施行してもらう（言語理解）．② 物品（時計，鍵など）を提示して，名称を呼称してもらう（物品呼称）．③「今日の天気は晴れです」のような単文を言って，繰り返してもらう（復唱）．④「目を閉じてください」のような文章を提示し，指示に従えるかを調べる（読字）．⑤ 名前，住所，自由に文章などを記載してもらう（書字）などの方法で評価してゆく．

　血管性認知症，前頭側頭型認知症，原発性進行性失語症などで認める．

b）構音障害

　問診時の会話の時に評価をしておく．「パタカ・パタカ・パタカ」，「ルリモハリモテラセバヒカル（瑠璃も玻璃も照らせば光る）」などの短文を復唱し，詳細に評価する．

　血管性認知症，前頭側頭型認知症などで仮性球麻痺が認められる．

Ⓒ 利き手

　利き手を確認する．画像所見で，優位半球を判断する時などに必要である．

Ⓓ 脳神経

a）嗅覚

　たばこやコーヒー豆をスピッツに入れたものを用いて評価する．詳細に評価をする場合には，スティック型嗅覚検査法（Odor Stick Identification Test for Japanese: OSIT-J）や嗅覚同定能力研究用カードキット（Open Essence: OE）を用いる.

嗅覚低下は，レビー小体型認知症臨床診断基準の支持的特徴である[4].

b）眼球運動

検者の左手で患者の下顎部を押さえて，検者の右第2指を指標として，ゆっくり動かし，上下左右，4方向への動きを検査する．進行性格上性麻痺では，下方視において眼球運動制限が起こりやすい.

c）嚥下

「食事や水を飲むときによくむせますか？」，「飲み込みにくいことがないですか」などを問診する.

血管性認知症，前頭側頭型認知症などで仮性球麻痺を認める.

Ｅ 運動系

a）パーキンソニズム

パーキンソニズムは，ⅰ）動作緩慢，ⅱ）筋強剛，ⅲ）安静時振戦，ⅳ）姿勢反射障害などからなる（ⅲ, ⅳは後述）．レビー小体型認知症/パーキンソン病，進行性核上性麻痺，大脳基底核変性症などで認める.

ⅰ）動作緩慢

仮面様顔貌の有無，診察室での各種動作，立ち上がり，歩行などの動作を観察して判定する.

ⅱ）筋強剛

安静状態で，他動的に筋を伸展してその時に受ける抵抗から評価する．上肢は，肘関節の屈伸などで評価する．肘関節で検査する場合は，**図1** のように肘に片手を置いて支えた状態で，本人には「力を抜いて」と指示し，もう一方の手で腕を他動的に伸展させて抵抗を評価する．他動的に筋を伸展する時に，一貫して持続性の抵抗を認める状態を筋強剛とよぶ.

ごく軽度の筋強剛を検出するには，"Fromentの手首固化徴候"を行う．検査する側と対側の上肢で何かの随意運動（グーパーを繰り返す，物を握るなど）を付加すると筋強剛が増強される.

Gegenhaltenとの区別が必要である．Gegenhaltenとは，前頭葉徴候であり，患者の意識が他に向けられている時には，抵抗を認めないが，「力を抜いて」などの指示により意識するようになると，他動的運動に対して力が入る現象である．伸展を繰り返すうちに抵抗が増加することや，意識をそらすと抵抗がなくなることから鑑

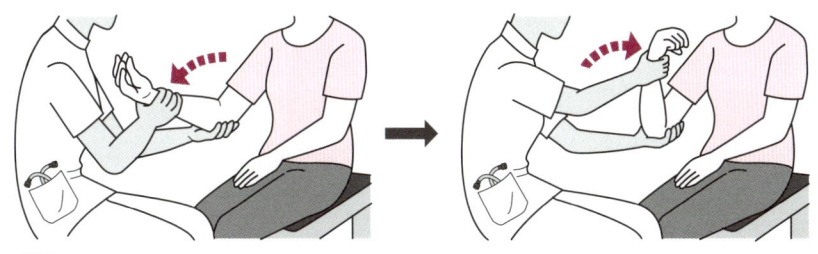

図1 上肢の筋強剛の評価方法

別する．認める場合には，前頭側頭葉型認知症などの前頭葉障害がある疾患が鑑別となる．

b）不随意運動

不随意運動には，振戦，舞踏運動，バリズム，ジストニア，ミオクローヌス，ジスキネジア，アテトーゼ，アステリキシスなどがある．

i）振戦

骨格筋の規則的かつ律動的な反復運動により生じる異常運動で，静止時振戦，姿勢時振戦がある．

パーキンソニズムの1つの静止時振戦は，静止している時に生じる 4～6 Hz 程度の規則的，律動的な運動である．

ii）ミオクローヌス（myoclonus）

急速で瞬間的な不随意の筋収縮で，体が「ビクッ，ビクッ」と勝手に動くような反復性の不随意運動である．クロイツフェルト・ヤコブ病[14]や大脳基底核変性症[13]などの診断基準に含まれる．

iii）舞踏運動（chorea）

目的のない不規則で複雑な不随意運動で，顔面や四肢に認め，あたかも落ち着きがなく踊っているように見える．ハンチントン病の診断基準[15]に含まれる．

iv）ジストニア

筋緊張の異常亢進に伴う異常姿勢で体幹の捻転，頸部捻転や上下肢の過伸展，捻転などがある．座位，立位などの一定の姿位で出現する．同じ姿位をとると同様な異常姿勢が出現し，日により変わることはない（常同性）．大脳基底核変性症の診断基準[13]に含まれる．

v）アステリキシス

姿勢を保持する筋の持続収縮が瞬間的に中断し，それを元に戻そうとすることにより起こる現象 図2 である．肝不全による肝性脳症などで認める．

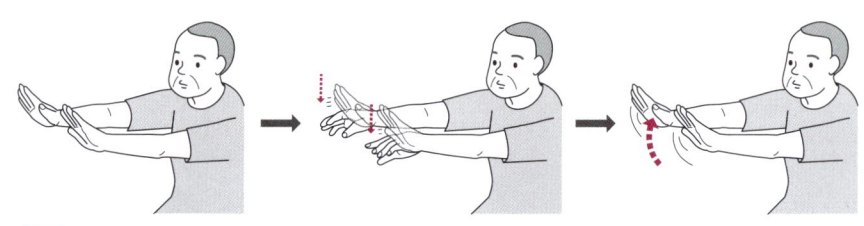

図2 アステリキシス

vi）他人の手徴候[16]

　自分の意志とは無関係に一方の手が勝手に行動し，その手が他人の手のように感じられる病像である．正確には，不随意運動ではなく，失行である．大脳皮質基底核変性症の主要な徴候の1つとして診断基準[13]にも含まれる．

c）上肢バレー徴候（Mingazzini の上肢挙上試験）

　両手を前に伸ばして手掌を上に向けて指をつけてもらい，閉眼を指示して，上肢の降下，前腕回内，肘関節屈曲の有無を評価する．上肢が回内し，下がる場合を陽性とし，軽度の麻痺も検出できる．

　血管性認知症の約半数で麻痺を認める[17]．

Ｆ 感覚系

　触覚，痛覚，温度覚，振動覚，位置覚を評価する．これらの異常がないのを確認の上，皮質性感覚障害の評価を行う．大脳基底核変性症の診断基準[13]に含まれる．

　皮質性感覚は，複数の感覚が中枢において統合されて生じる感覚である．皮膚書字覚，立体認知，2点同時刺激識別感覚（消去現象）などがある．

a）皮膚書字覚

　皮膚に書かれた簡単な数字，図形などを判定する感覚．手掌もしくは足背に，被検者に目を閉じてもらい，0〜9の数字，○×△□などの図形を書いて判読できるかどうかを調べる．

b）立体認知

　物を握り，それが何かを判別する感覚である．被検者に目を閉じてもらい，物を握って，触ってもらい，その性状で何かを答えてもらう．適度な大きさで安全なものを使用する．洗濯バサミ，コイン，鍵，大きいクリップなどを使用する．

c）2点同時刺激識別感覚（消去現象）

　左右対称の部位を同時に刺激した時に，両側の刺激と認識する感覚．被検者に閉眼してもらい，左右対称の部位に別々に触れ，どちらに触れているかを回答しても

JCOPY 498-42822

らう．次に両方同時に触れ，両方触れていることが認識できるかを調べる．片側しか認識できない場合を異常とする．

G 反射

a）腱反射

　一般的には，下顎反射，上腕二頭筋反射，上腕三頭筋反射，腕橈骨筋反射（橈骨反射），膝蓋腱反射，アキレス腱反射を行う．左右差も評価する．

b）病的反射

ⅰ）バビンスキー反射（バビンスキー徴候）

　患者の足を左手で固定して，爪楊枝の頭部で足底の外側を踵から上にゆっくりと第5趾のつけね付近までこすり，そこから内側に向きを変えて第3趾のつけね付近までこする．第1趾の背屈がみられた場合を陽性とする．必ず両側を検査する．

ⅱ）チャドック反射

　患者の足の外果の下を後ろから前へ爪楊枝の頭部でこする．第1趾の背屈がみられた場合を陽性とする．必ず両側を検査する．

　脳血管障害，血管性認知症[17]などで，四肢反射の亢進，病的反射を認めることがある．

c）その他の病的反射

　前頭葉障害に伴う病的反射として，把握反射，吸引反射，手掌オトガイ反射がある．前頭側頭葉型認知症，大脳基底核変性症などで認められる．

ⅰ）把握反射

　被検者の手掌を検者の指で触れたとき，触れた指を握り，離そうとしない場合が陽性 図3 ．

ⅱ）吸引反射

　口を軽く開かせ，上唇から口角にかけて舌圧子などで軽く撫でるようにこすると，唇を突出させ"とがり口"となるのが陽性 図4 ．

ⅲ）手掌オトガイ反射

　母指球を指などでこすった時に，同側のオトガイ（唇の下）に筋収縮がみられる場合陰性 図5 ．

H 起立・歩行

　座位から立位，歩行を順番に評価してゆく．

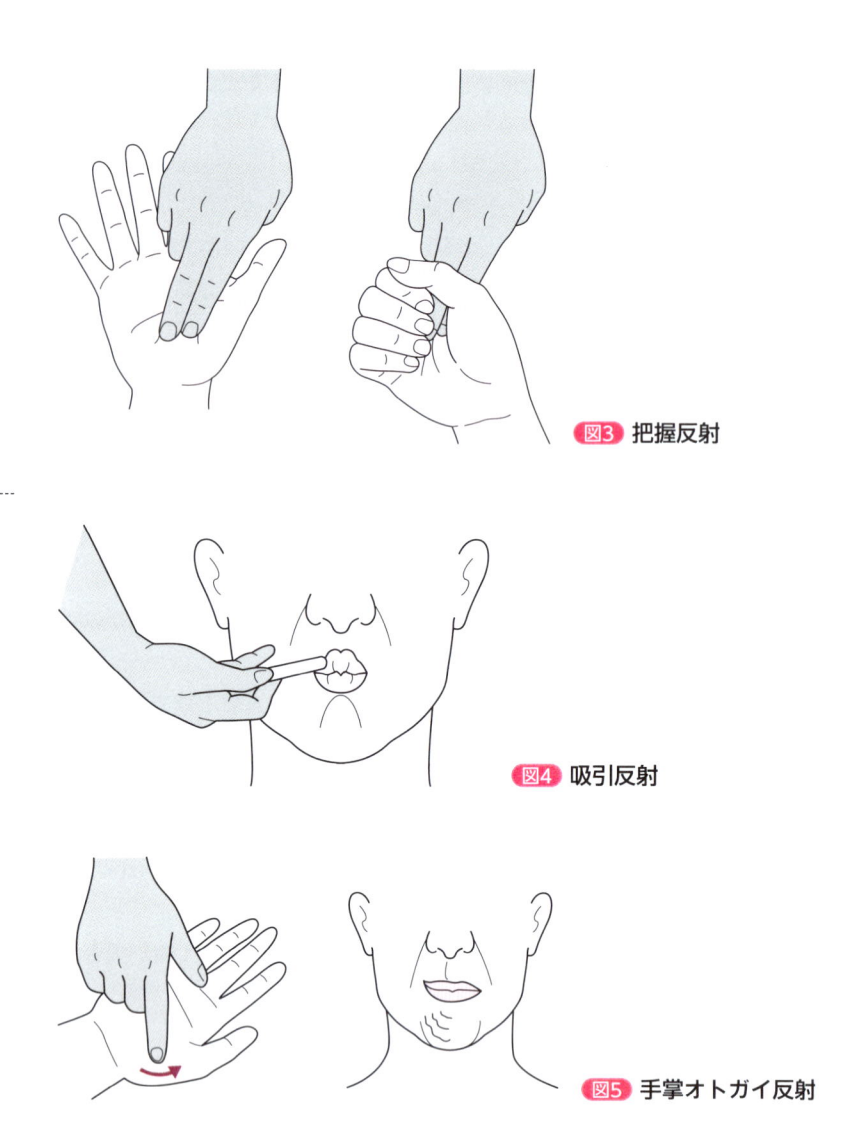

図3 把握反射

図4 吸引反射

図5 手掌オトガイ反射

a）立位の診察

　まずは普通に立位をとってもらい，姿勢や四肢の状態を観察する．レビー小体型認知症 / パーキンソン病では，前屈位が，進行性格上性麻痺では後屈位が特徴的である．

　パーキンソニズムの姿勢反射障害を評価するには，pull test を行う．被検者に自然に安定した姿勢で立位を取ってもらう．その後，後方に回り，後方にひく．踏み

とどまれず突進する，もしくは，転倒する場合には突進現象（pulsion）陽性とする．被検者に声かけをし，転倒しそうな場合に支えられるようにしておく．進行性核上性麻痺の中核となる臨床的特徴に pull test 陽性の項目がある[5]．

ｂ）歩行（通常歩行）

診察室内の空いた場所で自由に歩いてもらい，評価する．歩行を観察する際には，① 姿勢，② 左右対称性，③ 歩幅と歩隔，④ 腕のふりや不随意運動，⑤ 歩行開始，停止時や方向転換時の様子，⑥ 歩行の安定性，⑦ 股・膝・足関節の角度と動き，⑧ 疼痛の有無，⑨ 前方突進現象の有無などのポイントに注意して観察する．歩幅は，かかとが，対側のつま先を越えるのが正常で，歩隔は，握りこぶし 1 つ分（8～10 cm）以内が正常である **図6**．

レビー小体型認知症，パーキンソン病では，歩幅が短くなる小刻み歩行を認め，歩行時に左右差のある腕の振りの低下や振戦を認める．

血管性認知症，正常圧水頭症でも小刻み歩行を認める．鑑別点としては，① 起立姿勢はパーキンソン病のように前屈位ではなく，体幹は直立姿勢で，頭部も上向き

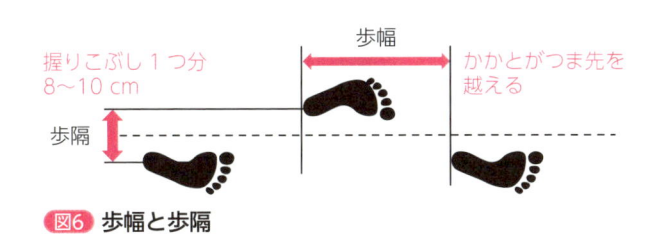

図6 歩幅と歩隔

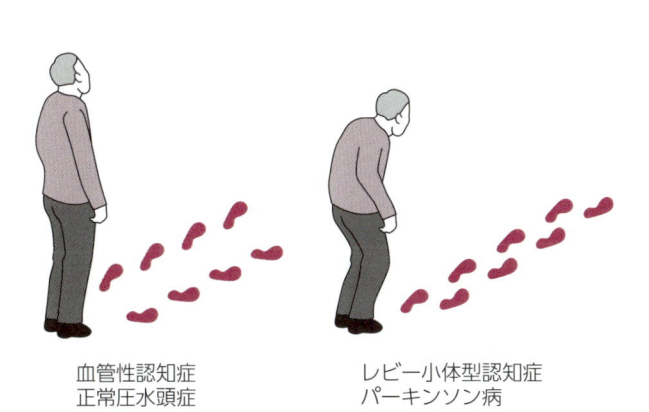

血管性認知症
正常圧水頭症

レビー小体型認知症
パーキンソン病

図7 小刻み歩行の鑑別

である，② 歩隔が広い開脚歩行で，足が逆ハの字を呈する，などがある **図7**．

c）つぎ足歩行

一側の足の踵を他方の足のつま先に付けるようにして，直線上を綱渡りのように歩かせる．軽度の失調も継ぎ足歩行をすることで明瞭になることがある．

パーキンソニズムを認める場合，パーキンソン病では，つぎ足歩行は正常であるが，進行性核上性麻痺，正常圧水頭症，脳血管性パーキンソニズムなどの非典型パーキンソニズムでは不安定であり，鑑別に役立つ[18]．

■ 文献

1) 厚生労働科学研究費補助金認知症対策総合研究事業．都市部における認知症有病率と認知症の生活機能障害への対応　平成23年度〜平成24年度総合研究報告書；2013
2) Fukui T, Yamazaki T, Kinno R. Can the 'head-turning sign' be a clinical marker of Alzheimer's disease? Dement Geriatr Cogn Dis Extra. 2011; 1: 310-7.
3) Matsushita M, Yatabe Y, Koyama A, et al. Are saving appearance responses typical communication patterns in Alzheimer's disease? PLoS One. 2018; 13: e0197468.
4) McKeith IG, Boeve BF, Dickson DW, et al. Diagnosis and management of dementia with Lewy bodies: fourth consensus report of the DLB Consortium. Neurology. 2017; 89: 88-100.
5) Höglinger GU, Respondek G, Stamelou M, et al. Clinical diagnosis of progressive supranuclear palsy: The movement disorder society criteria. Mov Disord. 2017; 32: 853-64.
6) Miyamoto T, Miyamoto M, Iwanami M, et al. The REM sleep behavior disorder screening questionnaire: validation study of a Japanese version. Sleep Med. 2009; 10: 1151-4.
7) Postuma RB, Arnulf I, Hogl B, et al. A single-question screen for rapid eye movement sleep behavior disorder: a multicenter validation study. Mov Disord. 2012; 27: 913-6.
8) Rascovsky K, Hodges JR, Knopman D, et al. Sensitivity of revised diagnostic criteria for the behavioural variant of frontotemporal dementia. Brain. 2011; 134: 2456-77.
9) Schwertner E, Pereira JB, Xu H, et al. Behavioral and psychological symptoms of dementia in different dementia disorders: a large-scale study of 10,000 individuals. J Alzheimers Dis. 2022; 87: 1307-18.
10) Yokoi K, Nishio Y, Uchiyama M, et al. Hallucinators find meaning in noises: pareidolic illusions in dementia with Lewy bodies. Neuropsychologia. 2014; 56: 245-54.
11) 日本神経学会，監修，「認知症疾患診療ガイドライン」作成委員会，編．認知症疾患診療ガイドライン2017．東京：医学書院；2017.
12) Yamaguchi H, Maki Y, Yamagami T. Yamaguchi fox-pigeon imitation test: a rapid test for dementia. Dement Geriatr Cogn Disord. 2010; 29: 254-8.
13) Armstrong MJ, Litvan I, Lang AE, et al. Criteria for the diagnosis of corticobasal degeneration. Neurology. 2013; 80: 496-503.
14) 難病情報センター．プリオン病（1）クロイツフェルト・ヤコブ病（CJD）（指定難病23）．https://www.nanbyou.or.jp/entry/240
15) 難病情報センター．ハンチントン病（指定難病8）．https://www.nanbyou.or.jp/entry/318
16) Hassan A, Josephs KA. Alien hand syndrome. Curr Neurol Neurosci Rep. 2016; 16: 73.
17) Staekenborg SS, van der Flier WM, van Straaten ECW, et al. Neurological signs in relation to type of cerebrovascular disease in vascular dementia. Stroke. 2008; 39: 317-22.
18) Abdo WF, Borm GF, Munneke M, et al. Ten steps to identify atypical parkinsonism. J Neurol Neurosurg Psychiatry. 2006; 77: 1367-9.

〈長田高志〉

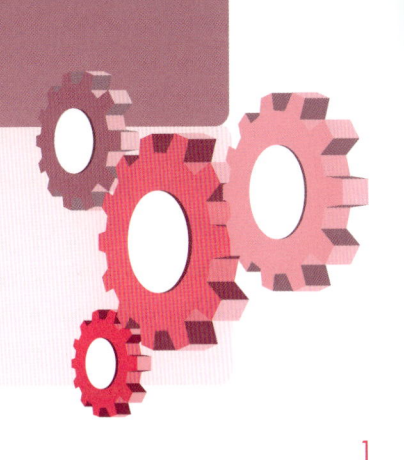

2章 ◆ 認知症の検査

1 認知機能検査

🧠 はじめに―認知症診療における認知機能検査の概要

　認知機能検査は認知症を診察する上で非常に重要なツールである．認知機能検査を行うことで，認知症が疑われるかどうか，どの高次脳機能領域が障害されているかを評価することができ，認知症の背景病態の診断に有用となりうる．2023年12月にはアルツハイマー病における抗アミロイド抗体療法が保険収載となり，治療可否を判断する選択基準には認知機能検査も含まれている．近年では高齢者の運転が世間から注目されるようになり，運転可否評価のために受診され，認知症の診断に加えて高次脳機能評価目的で認知機能検査を用いる場合がある．認知機能検査は認知症診療を行ううえで必須の検査であり，本稿では認知機能検査の概要，具体的な認知機能検査を提示し，実際の臨床現場でどのように使用しているかを解説する．

認知症疾患における認知機能検査の意義

　もの忘れ外来を受診される患者を診療する場合，認知症の重症度はどの程度か，高次脳機能はどの領域が障害されているか，認知症疾患であれば背景病態は何かに注意を向ける必要がある．認知症の病初期で認知機能検査を行うことは，高次脳機能障害領域の推定や背景病態の診断に役立つ．一方で認知症進行期の場合は短時間で実施可能な認知機能検査が望ましく，病歴聴取や頭部画像などから総合的に判断を行う．近年ではアルツハイマー病の研究フレームワークとして，ATN分類（A: アミロイドβ，T: 病的タウ，N: 神経変性）を用いたバイオマーカーによる診断が提唱されるようになっている[1]．抗アミロイド抗体療法が保険収載となり以前に比してバイオマーカーを用いた診断が重要となっているが，従来の認知機能検査は依然として重要な役割を果たすと考えられる．

認知症の診断基準は概して，以前と比べて認知機能の低下があり，日常生活に支障を呈している状態のことである．認知症の診断には病歴聴取が大切であることは間違いないが，客観的な指標として認知機能検査で評価を行うことは非常に重要であり，実際に認知症の診断基準に組み込まれている．National Institute on Aging and Alzheimer's Association（NIA-AA）の臨床診断基準では，記憶，遂行機能，視空間認知，言語，人格・行動・態度の変化の中で2領域以上の認知機能や行動の障害と定義されている[2]．Diagnostic and Statistical Manual of Mental Disorders-fifth Edit（DSM-5）では認知症は major neurocognitive disorder として定義されており，複雑性注意，遂行機能，記憶，言語，知覚−運動，社会的認知の1つ以上の領域の障害と定義され，認知機能検査では典型的には標準偏差の2倍かそれ以上の低下と記載されている[3]．

軽度認知障害（mild cognitive impairment: MCI）の診断基準は健常者と認知症の境界に位置しており，認知機能低下があるものの概ね日常生活が自立している状態とされる．軽度認知障害の診断には，認知症と同様に認知機能検査が重要となる．NIA-AA の臨床診断基準における MCI は，記憶，遂行機能，言語，視空間認知，注意の領域で1つ以上の認知機能領域における障害があり，認知機能評価は標準偏差の1〜1.5倍の低下と記載されている[4]．DSM-5 では軽度認知障害は mild neurocognitive disorder として定義されており，複雑性注意，遂行機能，記憶，言語，知覚−運動，社会的認知の1つ以上の領域の障害と定義され，認知機能検査では典型的には標準偏差の1〜2倍の低下と記載されている[3]．

近年では自身のもの忘れの訴えがあるものの客観的な認知機能検査で明らかな異常を認めない場合，主観的認知機能低下（subjective cognitive decline: SCD）または主観的認知障害（subjective cognitive impairment: SCI）とよばれるようになった．SCD 693名に対して前述のアルツハイマー病バイオマーカーである ATN 分類で評価した研究では，122名（18%）がアミロイド陽性であったとの報告がある[5]．本邦からの報告では，主観的な記憶障害のある高齢者3672名に対する2年間の前向き縦断研究によると，認知機能が正常で主観的記憶障害が存在する群は認知機能が正常で主観的記憶障害がない群と比較して認知症の発症リスクが約5倍高くなった[6]．このように SCD と判断した場合でも，注意深く認知症状推移の観察を行うことが望ましいとされる．

各高次脳機能領域の評価方法について，具体的にどの認知機能検査で実施するかは診断基準で十分な記載がなされておらず，各々の施設で検討されているのが実情である．NIA-AA の MCI 臨床診断基準では，記憶は Wechsler Memory Scale

18

（WMS）の論理的記憶など，遂行機能は Trail Making Test（TMT），言語は Boston Naming Test と語の流暢性課題，視空間認知は図形模写，注意は Digit span forward が記載されており[4]，本邦における年齢ごとの標準偏差が定まっている認知機能検査をなるべく使用するのがよいだろう．

認知症の背景病態は，代表的な疾患としてアルツハイマー病，レビー小体病，脳血管障害などがあげられる．各疾患において病初期に障害されやすい領域があり，アルツハイマー型認知症では記憶や視空間認知の障害，レビー小体型認知症では注意・遂行機能や視空間認知の障害，脳血管性認知症では巣症状に加えて注意・遂行機能の障害などがあげられる．一方で実際の臨床では合併病理などの存在もあり，明確に背景病態の分類ができるわけではない．診断の確定には頭部画像検査や必要に応じて髄液検査を行い，認知機能検査と組み合わせて総合的に判断を下す必要がある．

認知機能検査を行ううえで注意すべき点

認知機能検査を行ううえで注意すべき点として，本人に病識がなく望んで外来受診をしているわけではない場合が多々あることである．本人の了承を得ないままに認知機能検査を行うことは心理的負担がかかるだけでなく，今後の外来診療を継続するうえで信頼関係が築けなくなる可能性がある．外来初診時には，病歴聴取は家族のみでなく本人ともしっかりと対話を行い，予め認知機能検査を行う旨を十分に共有しておく必要がある．

認知機能検査に影響する因子はいくつか報告されている．運動障害，視覚障害（緑内障や白内障の有無），聴覚障害（難聴，補聴器の有無）の確認は必要であり，これらの障害があると本来の認知機能よりもテストの点数が低下している結果が生じ，認知機能検査を行う意義が乏しくなる．また認知機能検査を行うにあたり，前提となる意識レベルに問題がないことを確認して実施するべきである．例えば器質的な病変で意識レベルが低下している状態や入院中にせん妄が生じている状態で認知機能検査を行っても，平常時に行われる認知機能検査とは結果が乖離する場合がある．同様に睡眠薬や抗精神病薬を使用している場合にも注意が必要である．

各認知機能検査において，年齢や教育歴も重要な要素となる．高齢者や教育歴が低い場合には，認知機能検査の点数が低くなることが想定される．また言語領域などの優位半球を確認するため，利き手は必ず確認を行う．経時推移の評価目的で認知機能検査を繰り返し行う場合，練習効果として前回よりもスコアが改善する場合

がある．健忘を主とする病態では問題になることは少ないが，健常者や病初期の患者を評価する場合に影響が出やすい．認知機能検査の中には同一評価に複数のバッテリーが準備されている検査もあり，繰り返し行う可能性が高い場合にはこのような検査を選択するのも1つの方法である．

　上記のような内容を踏まえて，年齢，教育歴，利き手，運動障害・視覚異常・聴覚異常の有無，直近の内服歴については，認知機能検査を行う前に必ず確認を行う．認知機能検査は認知症診療で非常に重要なツールであるが，それのみで診断を行うのではなくあくまで客観的評価のツールの1つとして扱うべきである．

認知症の病歴聴取

　患者や家族の訴えるもの忘れがどのような症状なのかに注意する必要がある．もの忘れには大きくエピソード記憶と注意が影響している．例えばエピソード記憶の聴取を行う場合，「（コロナ関係の話題で）マスクをしている理由は何か」，「最近見たニュースで気になったものは何か」などを尋ねて，具体的なエピソードで答えられるかを確認する．注意によるもの忘れは，「水道の締め忘れや電気のつけっぱなしはないか」などを尋ねるが，注意障害のみであればエピソードに関する内容は想起可能なことが多い．遂行機能障害は計画を立てて物事を実行することができなくなることであり，「仕事で支障をきたすことが多くなり，同僚から指摘を受けるようになった」，「料理が上手にできなくなった」などを尋ねる．失語症は「言葉が出にく

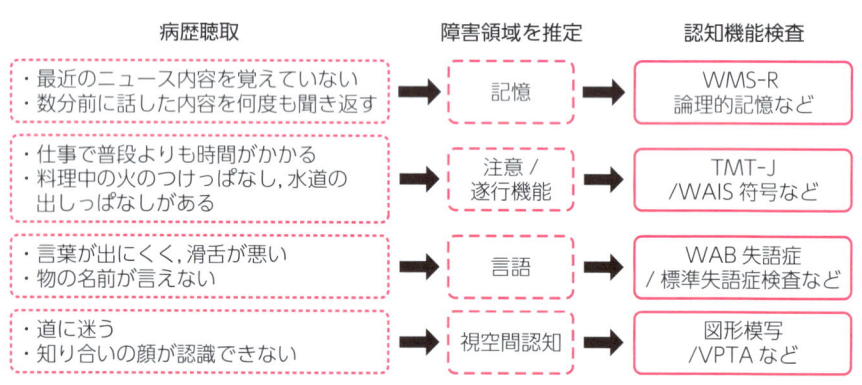

図1　病歴聴取と認知機能検査
病歴聴取からどの高次脳機能領域が障害されているかを推定し，認知機能検査で客観的な指標として評価する．複数の高次脳機能障害を呈している症例も多く，単一領域でなく，複数領域をカバーできるような認知機能検査バッテリーの実施も検討する．

表1 認知機能検査における評価方法

主な目的	評価名	概略	実施時間
問診票	SED-11Q	本人・介護者からの評価	5分以内
	DASC-21	IADL/ADL 評価	約10分
	IADL scale	IADL 評価	5分以内
	PSMS	ADL 評価	5分以内
スクリーニング	MMSE-J	全般性認知機能評価	約10分
		レカネマブの選択基準判定	
	HDS-R	全般性認知機能評価	約10分
	MoCA-J	全般性認知機能評価	約10分
	FAB	前頭葉機能評価	約10分
	Mini-Cog	地域における全般性認知機能評価	5分以内
記憶	WMS-R論理的記憶	言語性記憶評価	5分以内 (30分後に再生)
	RBMT	言語性記憶評価	約30分
	ROCFT	視覚性記憶評価（構成の評価）	約10分
注意・遂行機能	順唱・逆唱	注意評価	5分以内
	TMT-J	注意・遂行機能評価	約10分
	WAIS 符号	遂行機能評価	5分以内
	言語流暢性課題	遂行機能評価，言語評価	5分以内
視空間認知	図形模写	構成の評価	5分以内
	WAIS 積木	構成の評価	約20分
	VPTA	全般的な視空間認知評価	約60分
	ノイズパレイドリア	錯視の評価	約10分
言語	WAB 失語症検査	言語/行為/視空間認知/計算の評価	約120分
	標準失語症検査	言語の評価	約90分
認知症重症度/治療評価判定	FAST	認知症の重症度判定	5分以内
	ADAS-J cog	全般性認知機能評価	約20分
		抗認知症薬の治療効果判定	
	CDR	認知症の重症度判定	約60分
		レカネマブの選択基準判定	

い」，「物の名前が言えない」などを聴取する．視空間認知障害として，「道に迷ったりしていないか」，「着衣が上手にできなくなることはないか」などを確認する．後部皮質萎縮症では記憶障害が乏しく視覚的な訴えが中心となるため，当初は眼科を受診することが多々ある．結果として診断が遅れることがあるため，特に注意して病歴聴取を行う必要がある．このような病歴で得た高次脳機能障害の症状について，客観的な指標として認知機能検査で評価することは大切である **図1**．認知機能検査における評価方法としては，問診票，スクリーニングテスト，各高次機能領域（記憶，注意・遂行機能，視空間認知，言語）の評価，認知症重症度や治療評価判定などに用いている **表1**．

認知症診療を行ううえで認知症の周辺症状（behavioral and psychological symptoms of dementia: BPSD）の評価も大切である．BPSD は不安や抑うつ，意欲低下などにより，本人・家族ともに生活上で大きな質の低下となりうる．そのため，認知機能評価と同時に BPSD 評価も並行して行う必要がある．老年期うつ病評価尺度である GDS-15（Geriatric depression scale 15）は 15 点満点で評価し，5 点以上がうつ傾向，10 点以上がうつ状態として判定する[7]．BPSD の詳細な評価を行う場合には NPI（Neuropsychiatric Inventory）がよく利用されており[8]，BPSD の 10 項目（妄想，幻覚，興奮，うつ，不安，多幸，無感情，脱抑制，易刺激性，異常行動），または夜間行動と食行動を追加した 12 項目で評価を行う．

問診票の内容

もの忘れ外来における問診票は非常に重要である．初診時は病歴聴取や診察，スクリーニングの認知機能検査などで診療時間が長くなることが多い．問診票を利用することで確認したい情報を予め収集することができ，外来時間の節約にもなるため有用である．問診票には本人だけでなく，一緒に居住されている家族からの聴取も大切である．当院のもの忘れ外来で使用している問診票は，もの忘れに関する具体的な訴えの確認や本人の病識有無，IADL（instrumental activities of daily living）や ADL（activities of daily living）などの評価を目的として使用している．

a）SED-11Q（Symptoms of Early Dementia-11 Questionnaire）

2013 年に作成された 11 個の項目からなる質問票であり，最近 1 カ月の状態で当てはまる症状の有無につき評価する[9]．本人用と介護者用に分けて記載を行うため，本人の病識をある程度推定できる．介護者用には 11 個の質問に加えて，被害妄想と幻視の項目が追加されている．医療機関では 11 項目中 3 項目以上で認知症を強く疑い（感度 84%，特異度 90%），地域での認知症スクリーニングでは 11 項目中 4 項目以上で受診を勧める目安となる（感度 76%，特異度 96%）．被害妄想や幻覚の訴えがある場合には，11 項目の陽性項目数にかかわらず受診や精査を勧められる．

b）DASC-21（The Dementia Assessment Sheet for Community-based Integrated Care System-21 items）

2016 年に作成された 21 個の項目からなる質問票であり，認知機能と生活機能の両方を評価して地域社会における認知症の重症度を評価する 表2 [10]．評価項目として，記憶，見当識，問題解決判断力，家庭外の IADL，家庭内の IADL，身体的 ADL に分類される．点数は 21〜84 点で障害が大きいと点数が高くなり，31 点以上

表2 DASC-21

The Dementia Assessment Sheet for Community-based Integrated Care System-21 items（DASC-21）

記入日　　年　　月　　日

ご本人の氏名：		生年月日：　　　年　　月　　日（　　　歳）		男・女		独居・同居	
本人以外の情報提供者氏名：		（本人との続柄：　　　）記入者氏名：		（所属・職種：　　　）			
		1点	2点	3点	4点	評価項目	備考欄
A	もの忘れが多いと感じますか	1. 感じない	2. 少し感じる	3. 感じる	4. とても感じる	導入の質問	
B	1年前と比べて，もの忘れが増えたと感じますか	1. 感じない	2. 少し感じる	3. 感じる	4. とても感じる	（採点せず）	
1	財布や鍵など，物を置いた場所がわからなくなることがありますか	1. まったくない	2. ときどきある	3. 頻繁にある	4. いつもそうだ	記憶	近時記憶
2	5分前に聞いた話を思い出せないことがありますか	1. まったくない	2. ときどきある	3. 頻繁にある	4. いつもそうだ		
3	自分の生年月日がわからなくなることがありますか	1. まったくない	2. ときどきある	3. 頻繁にある	4. いつもそうだ		遠隔記憶
4	今日が何月何日かわからないときがありますか	1. まったくない	2. ときどきある	3. 頻繁にある	4. いつもそうだ	見当識	時間
5	自分のいる場所がどこだかわからなくなることはありますか	1. まったくない	2. ときどきある	3. 頻繁にある	4. いつもそうだ		場所
6	道に迷って家に帰ってこられなくなることはありますか	1. まったくない	2. ときどきある	3. 頻繁にある	4. いつもそうだ		道順
7	電気やガスや水道が止まってしまったときに，自分で適切に対処できますか	1. 問題なくできる	2. だいたいできる	3. あまりできない	4. まったくできない	問題解決判断力	問題解決
8	一日の計画を自分で立てることができますか	1. 問題なくできる	2. だいたいできる	3. あまりできない	4. まったくできない		
9	季節や状況に合った服を自分で選ぶことができますか	1. 問題なくできる	2. だいたいできる	3. あまりできない	4. まったくできない		社会的判断力
10	一人で買い物はできますか	1. 問題なくできる	2. だいたいできる	3. あまりできない	4. まったくできない	家庭外のIADL	買い物
11	バスや電車，自家用車などを使って一人で外出できますか	1. 問題なくできる	2. だいたいできる	3. あまりできない	4. まったくできない		交通機関
12	貯金の出し入れや，家賃や公共料金の支払いは一人でできますか	1. 問題なくできる	2. だいたいできる	3. あまりできない	4. まったくできない		金銭管理
13	電話をかけることができますか	1. 問題なくできる	2. だいたいできる	3. あまりできない	4. まったくできない	家庭内のIADL	電話
14	自分で食事の準備はできますか	1. 問題なくできる	2. だいたいできる	3. あまりできない	4. まったくできない		食事の準備
15	自分で，薬を決まった時間に決まった分量を飲むことはできますか	1. 問題なくできる	2. だいたいできる	3. あまりできない	4. まったくできない		服薬管理
16	入浴は一人でできますか	1. 問題なくできる	2. 見守りや声がけを要する	3. 一部介助を要する	4. 全介助を要する	身体的ADL①	入浴
17	着替えは一人でできますか	1. 問題なくできる	2. 見守りや声がけを要する	3. 一部介助を要する	4. 全介助を要する		着替え
18	トイレは一人でできますか	1. 問題なくできる	2. 見守りや声がけを要する	3. 一部介助を要する	4. 全介助を要する		排泄
19	身だしなみを整えることは一人でできますか	1. 問題なくできる	2. 見守りや声がけを要する	3. 一部介助を要する	4. 全介助を要する	身体的ADL②	整容
20	食事は一人でできますか	1. 問題なくできる	2. 見守りや声がけを要する	3. 一部介助を要する	4. 全介助を要する		食事
21	家のなかでの移動は一人でできますか	1. 問題なくできる	2. 見守りや声がけを要する	3. 一部介助を要する	4. 全介助を要する		移動

DASC 21:（1〜21項目まで）の合計点　　　　点/84点

（地域包括ケアシステムにおける認知症アセスメント（DASC-21）©栗田主一　東京都健康長寿医療センター研究所，Awata S, et al. Geriatr Gerontol Int. 2016; Suppl 1: 123-31[10]）

の場合に認知症の可能性ありと判断する．

c）IADL Scale

手段的日常生活活動の尺度でよく用いられている[11,12]．評価する項目は性別によって一部異なり，男性，女性ともに電話の使い方，買い物，移動・外出，服薬の管理，金銭の管理について評価し，女性はさらに食事の支度，家事，洗濯を追加する．最終的に男性は0〜5点，女性は0〜8点で点数をつける．特にMCIから病初期認知症を評価する場合に使用されている．

d）PSMS（Physical Self-Maintenance Scale）

基本的ADL動作の6項目で評価する[11,13]．排泄，食事，着替え，身繕い，移動能力，入浴についての自立度を5段階で評価し，0〜6点で得点を算出する．

スクリーニング検査

もの忘れ外来を受診される患者において認知症有無の評価を行う場合，スクリーニング検査を実施する．代表的なスクリーニングテストとしてはMMSE（Mini-Mental State Examination）やHDS-R（改訂長谷川式簡易知能評価スケール）がよく使用されており，MCIのスクリーニング目的にはMoCA-J（Montreal Cognitive Assessment Japanese version）がより有用であるとされる．近年ではデジタルツールマーカーで認知症の有無を評価する試みがなされている．

MMSEやHDS-Rは全般的な認知機能評価であり，各高次脳機能領域の評価ではないことに留意する．また言語機能を反映したスクリーニングテストであるため，失語症の患者では点数の低下が大きくなる傾向にある．スクリーニングテストは簡便に評価可能なツールであるが，必要に応じて追加の認知機能検査を行う．

a）MMSE-J

MMSEは1975年に作成され，国際的にも広く使用されているスクリーニング検査である[14]．日本語版はこれまでに数種類の作成が行われており，日本文化科学社からMMSE-Jが出版されている[15]．項目は時に関する見当識，場所に関する見当識，記銘，注意と計算，再生，呼称，復唱，理解，読字，書字，描画からなり，計30点満点で評価される．MMSEの下位検査である計算または逆唱のどちらを使用するかは議論がされているが，MMSE-Jではまず計算を実施して計算ができない被検者に逆唱を実施する．MCIと軽度認知症のカットオフ値は23/24点（感度68.7％，特異度78.8％），健常者とMCIのカットオフ値は27/28点（感度83.8％，特異度83.5％）である．初診時評価に用いられることが多いが，経時推移を確認す

JCOPY 498-42822

る場合に十分な評価ができない可能性があり，後述する ADAS-J cog などの評価が望ましい場合がある．MMSE の下位項目について，注意事項を記載する．注意と計算は 100 から 7 を引き算していくが，被検者がいくつ引くかわからなくなった際に答えたり，前の数字などを教えたりすることはできない．また前の答えが正しいかどうかに関係なく，前の数字より 7 を引いた数字で正しいようであれば正答とする．描画評価では 2 つの図形が 2 つとも 5 つの辺がなくてはならず，重なり合いによって 4 つの辺の図形が形成されていない場合や 2 つの図形が全く重なり合っていない場合には 0 点とする．本邦で報告された MMSE 19 点前後のアルツハイマー型認知症（AD）とレビー小体型認知症（DLB）患者の比較では，AD は時に関する見当識と再生でより低下しており，DLB は注意と計算，復唱，理解，描画でより低下していた[16]．AD は再生の記憶課題で早期に障害され，DLB では注意・遂行機能障害，構成障害が目立つことを念頭に評価を実施する．

b）HDS-R

1974 年に作成され，1991 年に改訂長谷川式簡易知能評価スケールとして作成されたスクリーニング検査である[17,18]．認知症のカットオフ値は 20/21 点（感度 90%，特異度 82%）である．項目は年齢，日時の見当識，場所の見当識，3 つの言葉の記銘，計算，数字の逆唱，3 つの言葉の遅延再生，5 つの物品記銘，言語の流暢性からなる．MMSE-J との違いとして，計算や数字の逆唱は 1 問目が不正解である場合にはその時点で中止とすること，遅延再生の項目は MMSE-J は 3 点に比して HDS-R が 6 点と全体の占める割合が大きいことがある．図形模写は本検査では含まれておらず，視空間認知の評価には必要に応じて追加で検査を実施することが望ましい．

c）MoCA-J

2005 年に報告された視空間・遂行機能，命名，記憶，注意力，復唱，語想起，抽象概念，遅延再生，見当識からなる検査である[19,20]．MMSE-J や HDS-R と比べて，MCI の評価に優れているとされる．25 点以下が MCI となり，感度 90%，特異度 87%と報告されている．

d）FAB（Frontal Assessment Battery）

2000 年に報告された前頭葉機能検査であり，類似性（概念化），語の流暢性課題（心の順軟性），運動系列（運動プログラミング），葛藤指示（干渉刺激に対する敏感さ），GO-NO-GO 課題（抑制コントロール），把握行動（環境に対する非影響性）の 6 項目からなり，計 18 点で得点を算出する[21]．前頭葉機能のスクリーニング目的で使用される一方，MMSE などと相関を示すことが知られている．

e) Mini-Cog

2003 年に報告された 3 語の即時再生と遅延再生，時計描画を組み合わせた短時間で実施可能な検査である[22]．Mini-Cog は 2 点以下が認知症疑いとなり，感度 76〜99%，特異度 83〜93% とされる．地域における認知症スクリーニング検査で用いられている．

各高次脳機能障害領域の評価

もの忘れ外来では，評価すべき高次脳機能障害の領域がある．2011 年に報告された NIA-AA による MCI の臨床診断基準では，記憶，遂行機能，言語，視空間認知，注意に関する評価があげられており[4]，アルツハイマー型認知症の臨床診断基準では，健忘症状（記憶）に加えて，非健忘症状（言語，視空間認知，遂行機能）があげられている[2]．DSM-5 による認知症診断の基準では，複雑性注意，遂行機能，記憶，言語，知覚‐運動，社会的認知があげられている[3]．上記を考慮したうえで神戸大学医学部附属病院脳神経内科では，スクリーニングテストに加えて記憶，注意・遂行機能，言語，視空間認知を評価できる約 1 時間の認知機能検査バッテリーを作成し，神経心理士による評価を実施している．各高次脳機能領域の評価にどの認知機能検査を行えばよいかは厳密に定まっておらず，各施設で検査時間や患者への負担度などを考慮したうえで検査項目を決定する必要がある．もちろん上記以外の項目においても必要に応じて評価を行う必要があり，特に失語や失認，失行などは病歴や診察で評価を行った後に追加で精査を行うことが望ましいと考える．

高次脳機能領域における評価には階層性が知られている[23]．認知機能を評価するにあたり，原則として基盤となる機能，すなわち全般性注意や情動などを評価する必要がある．寝不足や飲酒などでも注意力が低下することもある他，脳炎やせん妄などで意識レベルが低下している場合に各高次脳機能障害の正確な評価は困難となる．次に基本的神経機能であり，運動，視覚，聴覚などの評価が必要となる．認知機能評価を実施するにあたり，例えば交通事故による後遺症で手が不自由な場合は正確な評価はできず，視覚や聴覚に問題がある場合には本来の意図と反して時間がかかることが想定され，認知機能検査の結果は参考値にならざるを得ない．そのため，このような基盤となる機能や基本的神経機能を評価した後，個々の高次脳機能を評価する必要がある．また遂行機能に関しては認知機能検査のみでは検出困難な場合もあり，病歴などでしっかりと日常生活面での影響を考慮して評価する必要がある．次項では高次脳機能障害の中で，記憶，注意・遂行機能，視空間認知，言語

の認知機能検査の詳細につき，解説を行う．

記憶

　記憶は認知症の診察を行ううえで最も重要であり，特に頻度の多いアルツハイマー病を診断するうえで大切な評価項目である．記憶は陳述記憶と手続き記憶に分類され，陳述記憶であるエピソード記憶と意味記憶に対する評価が重要となる．エピソード記憶は個人が経験する記憶のことであり，「最近旅行へ行ったこと」などを忘れてしまうことはアルツハイマー病などの記憶障害に典型的な訴えとなる．意味記憶は事実や概念に関する記憶とされ，「物品の名前が言えない」，「物品の使用方法がわからない」のは意味性認知症の典型的な訴えとなる．エピソード記憶は即時記憶・近時記憶・遠隔記憶で分類されるが，もの忘れ外来では特に近時記憶の評価が重要となる．近時記憶は記銘してから数分から数日などのある程度の時間をかけて干渉を受けてから想起する記憶であり，アルツハイマー型認知症では特に近時記憶の障害が目立つ．てんかんにおける特徴的な記憶障害には，加速的長期記憶健忘（accelerated long-term forgetting: ALF）や自伝的記憶障害があげられる．ALF は通常の30分の記憶検査では異常が検出されず，数日から数週間の経過で記憶保持が困難となる病態である．自伝的記憶障害とは自身が昔に経験したエピソード記憶が消失してしまう障害である．ともに通常の認知機能検査では検出が難しい場合があり，病歴聴取の際に注意する必要がある．認知機能検査を行う前に病歴でエピソード記憶の障害の有無について，簡単に確認を行っておくことが望ましい．その上でMMSE-J や HDS-R などのスクリーニング検査において遅延再生項目で低下があるようであれば，より詳細な認知機能評価で把握を行う．

a）WMS（Wechsler Memory Scale）

　ウエクスラー記憶検査法は 1945 年に記憶を総合的に測定する検査として報告され，1987 年には改訂版（WMS-R）が登場し，2001 年に日本版の WMS-R が作成された[24]．年齢ごとの標準偏差も報告されており，実用性の高い検査となっている．言語性記憶，視覚性記憶，一般的記憶，注意・集中力，遅延再生の5つの指標で評価され，13 個の下位項目で判定される．下位項目の1つである論理的記憶は2つの物語の内容を覚えてもらう言語性記憶の課題であり，直後と 30 分後に想起を行う．論理的記憶は治験の場でも用いられることが多く，レカネマブ治験においては本検査が使用された経緯がある．

b）リバーミード行動記憶検査（Rivermead Behavioural Memory Test: RBMT）

　日常生活に類似した状況に関する記憶の検査として報告され，2023 年には日本における増補版が作成されている[25]．4 種類の並行検査が準備されており，練習効果を除外して記憶を評価することが可能である．

c）Rey-Osterrieth 複雑図形検査（Rey-Osterrieth Complex Figure Test: ROCFT）

　図形を 18 個の箇所に分類して，各項目の形態や位置に着目して評価する視覚的記憶の検査である[26] **図2**．最初に模写を行い，3 分後，30 分後に改めて図形を描写する．本検査は構成・視空間認知の評価にも用いられており，高次脳機能学会が作成している運転機能評価においては本検査があげられている．本邦の健常者データは山下によって報告されている[27]．

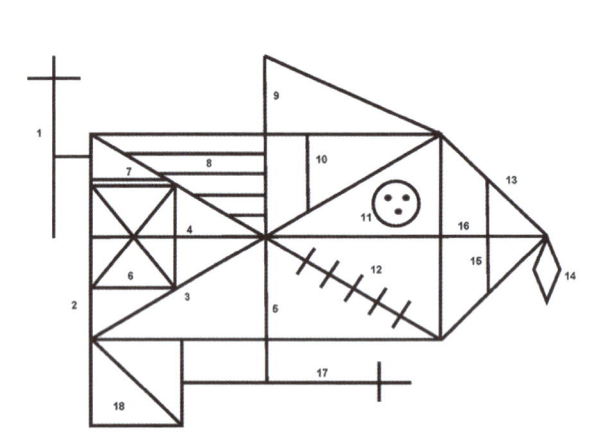

1	十字
2	大きな長方形
3	対角線
4	水平線
5	垂直線
6	小さい長方形
7	短い線
8	4 本の平行線
9	三角形
10	垂直線
11	3 つの点を含む円
12	5 本の平行線
13	三角形
14	ひし形
15	垂直線
16	水平線
17	十字
18	正方形

図2 Rey-Osterrieth 複雑図形検査
18 個の要素について，① 正確な形の場合，正確な位置にあれば 2 点，不完全なら 1 点，② 歪んだ・不完全な形の場合，正確な位置にあれば 1 点，不完全なら 0.5 点，③ 欠如または認識困難なら 0 点として，最高得点 36 点で判定とする．
(Zhang X, et al. Front Neurol. 2021; 12: 680474[26])

JCOPY 498-42822

注意・遂行機能

注意機能はさまざまな分類で定義されているが，主に選択性注意，持続性注意，注意のコントロール機能（抑制機能，配分性注意，転換性注意）があげられている[28]．選択性注意は視覚や聴覚などから入る情報に対して，必要なものを無意識に選択している能力のことである．持続性注意は注意を維持する能力であり，覚醒度の低下などでも影響を及ぼす．注意のコントロール機能は複数の情報に対して，注意を向ける配分をしたり切り替えたりする能力である．一方で遂行機能は目標を達成するために計画を立てて実行する能力であり，注意のコントロール機能と大きく重なるとして捉えられている．注意・遂行機能検査では下記のような認知機能検査で評価を行うが検出が難しい場合があり，病歴聴取がより重要になる場合がある．

a）順唱・逆唱

WAIS（Wechsler Adult Intelligence Scale）や WMS の下位検査として用いられている．数字を読み上げて何桁まで覚えることが可能かを評価する．

b）TMT-J（Trail Making Test 日本版）

複数の注意や遂行機能の評価として，総合的に測定できる標準化された検査である[29]．Part A は数字を 1 から 25 まで順番に結んでいき，Part B は数字と五十音を交互に結んでいく課題からなる．本邦における年齢別の健常者の基準値も作成されており，結果は正常，1～2 SD の低下，2 SD の低下で報告される．

c）WAIS（符号課題）

WAIS は成人の知能を測定するための包括的な検査であり，本邦では第 4 版までが出版されている[30]．5 つの合成得点（全検査 IQ，言語理解指標，知覚推理指標，ワーキングメモリ指標，処理速度指標）で算出される．詳細な評価が望まれる場合には WAIS を実施しているが，下位検査である符号課題が遂行機能の評価として使用されることがある．

d）言語流暢性課題

言語機能に加えて遂行機能を反映するといわれている．文字流暢性課題は「か」などから始まる単語を，意味カテゴリー課題は動物などの種類を，1 分間にどの程度言えるかを評価する検査である．本邦における健常者のデータは伊藤らによって報告されている[31]．

視空間認知

　視覚情報は主に2つの経路で処理されている．後頭葉から頭頂葉への背側路ではものの位置を把握して行為を行うことに関与しており，障害を受けると構成障害や着衣障害などが生じる．構成障害は病歴上ではあまり訴えるものではないが，典型的なアルツハイマー型認知症やレビー小体型認知症で認めることが多い．後頭葉から側頭葉への腹側路ではものの意味を理解することに関与しており，障害を受けると視覚性物体失認や相貌失認などが生じる．後部皮質萎縮症（Posterior Cortical Atrophy: PCA）では，他の高次脳機能領域に比して視空間認知障害が顕著に生じやすい．

a）図形模写

　構成障害を評価する検査として，図形模写があげられる．MMSEにおけるダブルペンタゴンは重要な項目であり **図3** ，可能であれば立方体や時計などの描画も追加で行うことが望ましい．Rey-Osterrieth複雑図形検査は視覚記憶のみでなく，構成障害を評価する場合にも用いられている．

b）WAIS（積木課題）

　WAISの下位検査である積木課題は構成障害を評価するために用いられる場合がある．

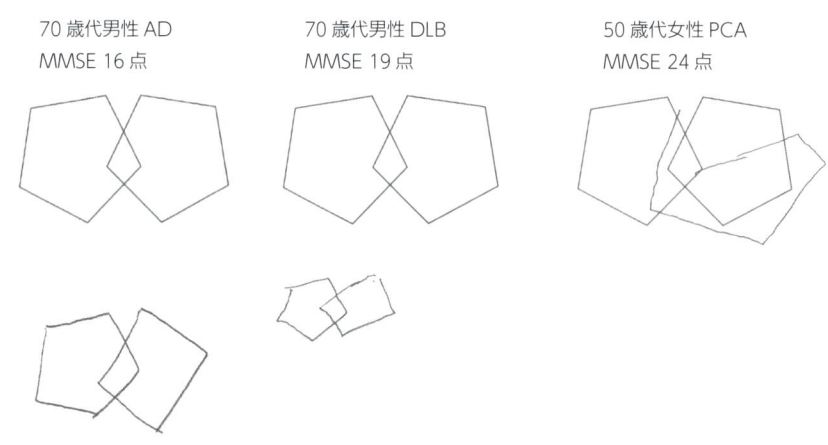

70歳代男性 AD
MMSE 16点

70歳代男性 DLB
MMSE 19点

50歳代女性 PCA
MMSE 24点

図3 MMSE のダブルペンタゴン描画（自験例）
ADとDLBは構成障害を認めることが多い．特にDLBは病初期から出現することがあり，描画が小さくなることがある．後部皮質萎縮症（PCA）はMMSEの点数に比して，構成障害が顕著に出現する．

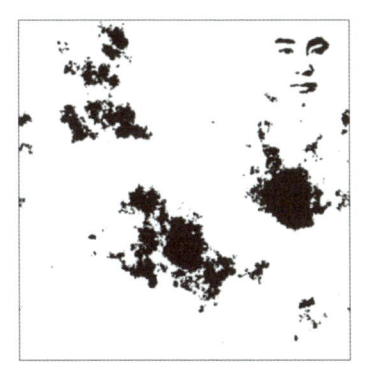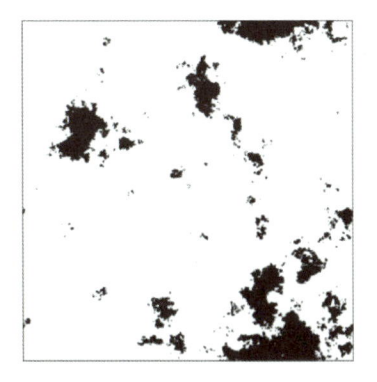

図4 ノイズパレイドリアテスト

左図は右上にヒトの顔が見えるが，それ以外の箇所でヒトの顔が見えた場合に陽性と判定する．

(Mamiya Y, et al. PLoS One. 2016; 11: e0154713[33])

c） 標準高次視知覚検査 （Visual Perception Test for Agnosia: VPTA）

　日本高次脳機能学会が開発した，高次視知覚機能障害を包括的に評価する検査である[32]．VPTA の構成として，① 視知覚の基本機能，② 物体・画像認知，③ 相貌認知，④ 色彩認知，⑤ シンボル認知，⑥ 視空間の認知と操作，⑦ 地誌的見当識に分類する

d） ノイズパレイドリアテスト

　DLB では錯視を訴えることがあり，本検査が非常に有用である **図4** ．検査の絵の模様を見て，ヒトの顔が見えた場合に陽性と判定する．アルツハイマー病との鑑別として，感度 60%，特異度 92% で判別が可能であったと報告されている[33]．

失語

　言語の障害が疑われた際には，診察中の会話で流暢性か非流暢性か，聴覚性理解は問題ないかを確認する．MMSE には呼称，復唱，聴覚性理解，読字，書字が含まれており，失語症のスクリーニングとして有用である．一方で MMSE のみで判断が難しい場合もあり，一部課題を追加して行うことが望ましい．例えば復唱はより複雑な文章の課題を複数実施し，呼称は比較的よく使用する名称に加えて袖や襟などあまり使用しない名称も確認する．失語症が強く疑われた場合には，下記にあげる検査でより詳細に評価を行う．

a）WAB 失語症検査日本語版（Western Aphasia Battery：WAB）

WAB 失語症検査は包括的でかつ実用的な検査であり，Kertesz が作成したもの を本邦用に改訂されたものである[34]．下位検査項目は，自発話，話し言葉の理解，復唱，呼称，読み，書字，行為，構成行為 / 視空間行為 / 計算からなる．口頭言語（自発話，話し言葉の理解，復唱，呼称）の課題に加えて，読みや書字，計算，失行を検出するための非言語性能力も検査される．なお構成行為 / 視空間行為は，図形模写（立方体や時計を含む），WAIS の積木課題とレーヴン色彩マトリクス検査で行われている．言語機能検査で得られる失語指数（AQ），さらに非言語性得点を加えて大脳皮質指数（CQ）で重症度に関する全体的な指数を得ることが可能である．

b）標準失語症検査（Standard Language Teat of Aphasia：STLA）

日本高次脳機能学会が作成した失語症の検査であり，聴く，話す，読む，書く，の評価を行う．本検査は 6 段階による評価で点数づけをされる[35]．

認知症状の重症度と経時的な評価

もの忘れ外来での認知症状の重症度と経時的な評価を行うことは進行程度を把握するうえで大切である．一方で MMSE などは認知症の病初期によく使用されているものの，進行期になるとあまり進行程度に反映がされない場合がある．認知機能検査の再検時期については短期間で行うと練習効果の問題もあり，正確な評価が難しくなる可能性がある．神戸大学医学部附属病院脳神経内科では半年程度の期間を空けて，認知機能検査のフォローアップを行っている．下記は病期や治療推移をみるための評価項目である．

a）FAST（Functional Assessment Staging）

アルツハイマー型認知症における病期を ADL の障害によって分類したものである[36,37] **表3**．FAST stage は 7 段階に分類され，① 正常（主観的および客観的機能低下は認めない），② 年齢相応（物の場所などを忘れるが年齢相応の変化），③ 境界状態（職場での支障を同僚から指摘される，新しい場所への旅行が難しい），④ 軽度アルツハイマー型認知症（夕食の段取りや買い物ができず社会生活で支障をきたす）⑤ 中等度アルツハイマー型認知症（介助なしで適切な洋服を選んで着ることができない，入浴になだめることや説得が必要になる），⑥ やや高度アルツハイマー型認知症（不適切な着衣，入浴介助，尿失禁や便失禁など），⑦ 高度アルツハイマー型認知症（発話量が減少，歩行障害が出現など）となる．臨床診断としては，概ね FAST3 が MCI，FAST4 が軽度認知症とされる．

表3 FAST

臨床診断	FAST における特徴	臨床的特徴
1. 正常	主観的および客観的機能低下は認められない	5〜10 年前と比較して職業あるいは社会生活上，主観的および客観的変化を全く認めず支障をきたすこともない
2. 年齢相応	物の置き忘れを訴える	名前や物の場所，約束を忘れたりすることはあるが年齢相応の変化 複雑な仕事を遂行したり込み入った社会生活には適応可能
3. 境界状態	仕事の場面で機能低下が認められる 新しい場所への旅行が困難	重要な約束を忘れる，旅行などの複雑な作業で機能低下が明らかになる 買い物や家計管理などは支障なし，職業や社会的活動は退職する
4. 軽度 アルツハイマー型 認知症	夕食の段取り，家計の管理，買い物などの仕事で支障きたす	買い物で必要なものを必要な量だけ買うことができず，付き添いが必要 着衣・入浴など日常生活で介助は必要ないが社会生活で支障をきたす
5. 中等度 アルツハイマー型 認知症	介助なしで適切な洋服を選んで着られない 入浴に説得が必要なことあり	家庭での日常生活で自立できない．服の介助が必要．入浴を忘れることがありなだめることがある．大声をあげたり感情障害や睡眠障害のために家庭で不適応あり
6. やや高度 アルツハイマー型 認知症	不適切な着衣，入浴介助・嫌がる 排泄に支障あり	着衣の介助が必要，寝間着の上に普段着を重ねて着てしまう．お湯の温度や量が調節できない．トイレの水が流せず尿失禁や便失禁が見られる
7. 高度 アルツハイマー型 認知症	最大限約 6 語に限定された言語機能 理解しうる語彙はただ 1 つの単語 歩行能力・着座能力・笑う能力の喪失	発語量が減少，「はい」，「いいえ」の返事が区別がつかない，歩行障害が出現，座位保持や笑うことが困難だが眼球運動は可能

(Reisberg B, et al. Ann NY Acad Sci. 1984; 435: 481-3[36])

1

認知機能検査

b）CDR（Clinical Dementia Rating）

本人と普段の生活を知っている家族などの介護者から生活状況を聞き，認知症の重症度を判定する評価指標である[38,39]．記憶，見当識，判断力と問題解決，地域社会活動，家庭生活および趣味・関心，介護状況の6項目からなり，5段階（0: 異常なし，0.5: 認知症の疑い，1: 軽度認知症，2: 中等度認知症，3: 重度認知症）で評価する．治験にはよく使用されている評価指標であり，さらに下位項目である各項目の点数を足したCDR-SOB（Sum of Boxes）が使用されることもある．CDR は総合判定が複雑であるが，Washington University のホームページにある CDR-assignment algorithm で算出が可能である．

c）ADAS-J cog（Alzheimer's Disease Assessment Scale 日本版）

　記憶を中心とする認知機能検査であり，AD に対する抗認知症薬の治療効果を確認するために作成された[40]．本検査における認知機能解尺度の日本版が作成されている[41]．項目として，単語再生，口語言語能力，言語の聴覚的理解，自発話による喚語困難，口頭命令に従う，手指および物品呼称，構成行為，観念運動，見当識，単語再認，テスト教示の再生能力の 11 項目があり，70 点満点で採点される．なお，本検査は得点が高値であるほど，障害が大きくなることに注意する．

問診票と認知機能検査の組み合わせと実際のワークフロー

　神戸大学医学部附属病院脳神経内科における実際のワークフローを示す．2019 年から神戸市では認知症の早期診断を目的とした認知症診断助成制度が実施されており，認知症神戸モデルとよばれている[42]．認知症の早期受診を支援する 2 段階方式の診断助成制度であり，第 1 段階は地域の医療機関が認知症検診目的で認知症の疑いの有無を評価する．認知機能評価は，DASC-21 および神戸市医師会が独自に作成した問診症，HDS-R を実施する．この検診によって認知症の疑いがあると判断された場合，第 2 段階の精密検査を勧める．第 2 段階の医療機関では，第 1 段階での検診結果を参考にして，追加で必要な認知機能検査や頭部画像検査などを行う．もの忘れが主訴の場合には，MMSE や複数の高次脳機能を評価可能な認知機能検

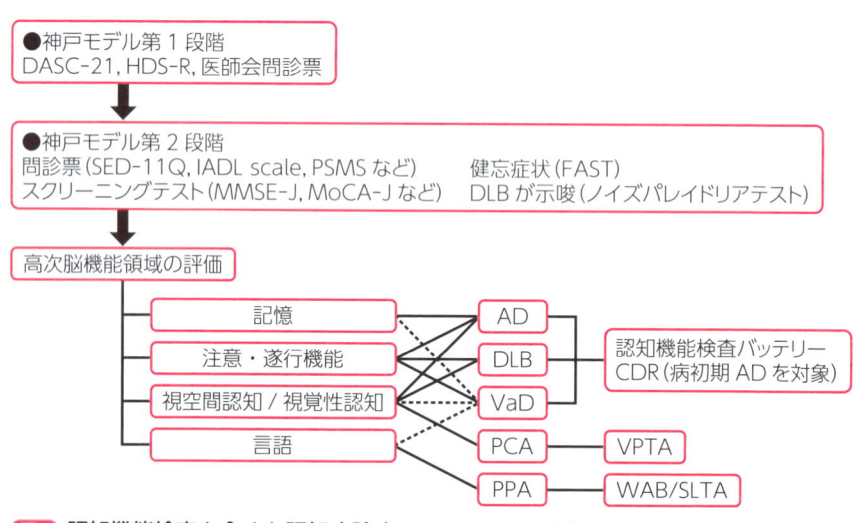

図5 認知機能検査を含めた認知症診療フローチャート例

査バッテリーを行い，頭部 MRI や脳血流 SPECT 検査，血液検査などを実施して評価を行う．従来までの診療のみでなく 2023 年 12 月からレカネマブによる治療も開始となったため，2024 年 4 月 1 日から認知症新薬にも対応した認知症神戸モデルも開始された．これはレカネマブの選択基準である CDR の評価に加えて，アミロイド検査（アミロイド PET/ 髄液検査）も診断助成制度に組み込まれている．このように神戸大学医学部附属病院脳神経内科では問診症やスクリーニングテスト，認知機能検査バッテリーを用いて，病期や背景病態，レカネマブ対応が可能なワークフローで診療を行っている．もの忘れ以外の非典型的な病状に関しても初診時に病歴聴取とスクリーニング検査を行い，どの高次脳機能領域が障害されているかを評価する．例えば失語であれば WAB 失語症検査や標準失語症検査，視空間認知障害であればVPTAなど病状に応じて認知機能検査を選択して診断に役立てている **図5**．

高齢者の運転機能評価

　高齢者における運転機能評価を行うにあたり，認知機能検査は非常に重要なツールである．まずは現在の状態が認知症であるかどうか判断する必要があり，認知症と診断された場合には運転を控える必要がある．一方でMCI の場合には法的には運転は可能であり，半年間の期間を空けて再評価を行う．日本高次脳機能学会からは MCI またはそれが疑われる対象者に対して認知機能検査を行い，自動車運転の可否を判定するフローチャートが作成されている[43] **図6**．認知機能検査を用いた判定の流れとして，① 認知症・MCI などの評価，② 注意と処理速度などの評価（TMT-J，WAIS 符号など），③ 構成・視空間認知の評価（ROCFT，コース立方体，WAIS 積木模様など），④ 総合的判断を行う．認知機能検査を行うことで客観的な評価を行うことができ，かつどうしても悩ましい場合には実際の運転によるプログラムが組み込まれていることも有用である．

🧠 最後に

　もの忘れ外来で使用される認知機能検査の概要について解説した．認知機能検査を学習するには実際に自身の手で実施して経験を積むことが大切であり，これらの検査を臨床の場で使用いただき今後の診療に活用いただくことが重要である．

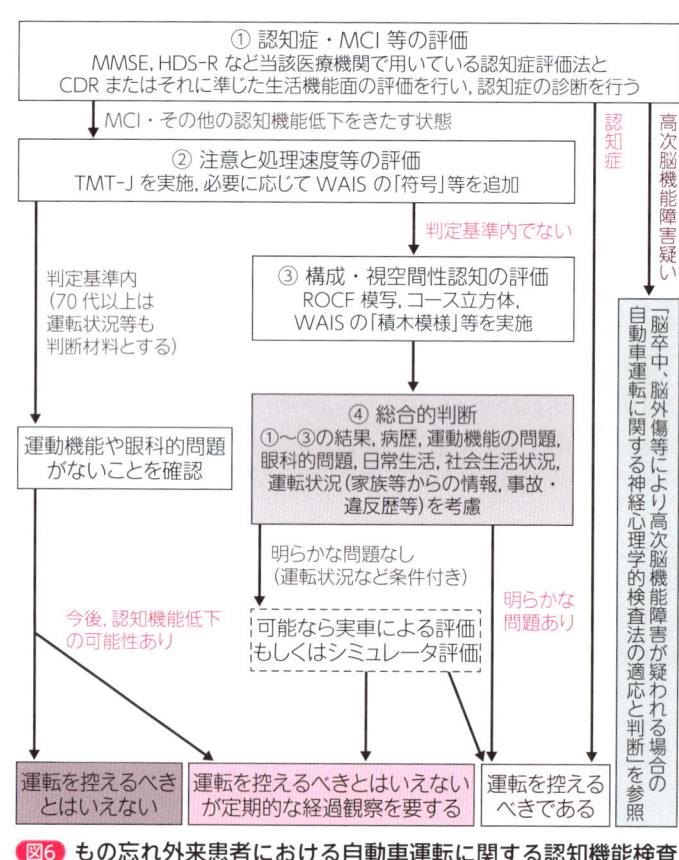

図6 もの忘れ外来患者における自動車運転に関する認知機能検査
の活用

（日本高次脳機能学会 BFT 委員会 運転に関する神経心理学的評価法検討
小委員会．加齢等により認知機能低下が疑われる場合の自動車運転に関
する神経心理学的検査法の適応と判断．2022 年 10 月 1 日版[43]）

■ **文献**

1) Jack CR Jr, Bennett DA, Blennow K, et al. NIA-AA Research Framework: toward a biological defi-
nition of Alzheimer's disease. Alzheimers Dement. 2018; 14: 535-62.

2) McKhann GM, Knopman DS, Chertkow H, et al. The diagnosis of dementia due to Alzheimer's dis-
ease: recommendations from the National Institute on Aging-Alzheimer's Association workgroups
on diagnostic guidelines for Alzheimer's disease. Alzheimers Dement. 2011; 7: 263-9.

3) 日本精神神経学会，日本語版用語監修，高橋三郎，大野　裕，監訳．DSM-5 精神疾患の診断・統計
マニュアル．東京: 医学書院; 2014．p.594-602.

4) Albert MS, DeKosky ST, Dickson D, et al. The diagnosis of mild cognitive impairment due to Alz-
heimer's disease: recommendations from the National Institute on Aging-Alzheimer's Association
workgroups on diagnostic guidelines for Alzheimer's disease. Alzheimers Dement. 2011; 7: 270-9.

5) Ebenau JL, Pelkmans W, Verberk IMW, et al. Association of CSF, plasma, and imaging markers of neurodegeneration with clinical progression in people with subjective cognitive decline. Neurology. 2022; 98: e1315-26.

6) Tsutsumimoto K, Makizako H, Doi T, et al. Subjective memory complaints are associated with incident dementia in cognitively intact older people, but not in those with cognitive impairment: a 24-month prospective cohort study. Am J Geriatr Psychiatry. 2017; 25: 607-16.

7) 松村公蔵, 小澤利男. 総合的日常生活機能評価法―Ⅰ評価の方法. d 老年者の情緒に関する評価. Geriatric Medicine. 1994; 32: 541-6.

8) Cummings JL, Mega M, Gray K, et al. The Neuropsychiatric Inventory: comprehensive assessment of psychopathology in dementia. Neurology. 1994; 44: 2308-14.

9) Maki Y, Yamaguchi T, Yamaguchi H. Symptoms of early dementia-11 questionnaire (SED-11Q): a brief informant-operated screening for dementia. Dement Geriatr Cogn Dis Extra. 2013; 3: 131-42.

10) Awata S, Sugiyama M, Ito K, et al. Development of the dementia assessment sheet for community-based integrated care system. Geriatr Gerontol Int. 2016; Suppl 1: 123-31.

11) Lawton MP, Brody EM. Assessment of older people: self-maintaining and instrumental activities of daily living. Gerontologist. 1969; 9: 179-86.

12) 大塚俊男, 本間 昭, 監修. 高齢者のための知的機能検査の手引. 東京: ワールドプランニング; 1991. p.95-7.

13) 大塚俊男, 本間 昭, 監修. 高齢者のための知的機能検査の手引. 東京: ワールドプランニング; 1991. p.99-101.

14) Folstein MF, Folstein SE, McHugh PR. "Mini-Mental State": a practical method for grading the cognitive state of patients for the clinician. J Psychiatr Res. 1975; 12: 189-98.

15) 杉下守弘. 精神状態短時間検査改訂日本版. 東京: 日本文化科学社; 2019.

16) Kawai Y, Miura R, Tsujimoto M, et al. Neuropsychological differentiation between Alzheimer's disease and dementia with Lewy bodies in a memory clinic. Psychogeriatrics. 2013; 13: 157-63.

17) 長谷川和夫, 井上勝也, 守屋国光. 老人の痴呆審査スケールの一検討. 精神医学. 1974; 16: 965-9.

18) 加藤伸司, 下垣 光, 小野寺敦志, 他. 改訂長谷川式簡易知能評価スケール (HDS-R) の作成. 老年精神医学雑誌. 1991; 2: 1339-47.

19) Nasreddine ZS, Phillips NA, Bédirian V, et al. The Montreal Cognitive Assessment, MoCA: a brief screening tool for mild cognitive impairment. J Am Geriatr Soc. 2005; 53: 695-9.

20) 鈴木宏幸, 藤原佳典. Montreal Cognitive Assessment (MoCA) の日本語版作成とその有効性について. 老年精神医学雑誌. 2010; 21: 198-202.

21) Dubois B, Slachevsky A, Litvan I, et al. The FAB: a frontal assessment battery at bedside. Neurology 2000; 55: 1621-6.

22) Borson S, Scanlan JM, Chen P, et al. The Mini-Cog as a screen for dementia: validation in a population-based sample. J Am Geriatr Soc. 2003; 51: 1451-4.

23) 鈴木匡子. 神経心理学的評価 失語. 神経治療. 2020; 37: 566-70.

24) Wechsler D. 杉下守弘, 訳. 日本版ウエクスラー記憶検査(WMS-R). 東京: 日本文化科学社; 2001.

25) Wilson BA, Cockburn J, Baddeley AD. 綿森淑子, 原 寛美, 宮森孝史, 他訳. 日本版リバーミード行動記憶検査. 東京: 千葉テストセンター; 2023.

26) Zhang X, Lv L, Min G, et al. Overview of the complex figure test and its clinical application in neuropsychiatric disorders, including copying and recall. Front Neurol. 2021; 12: 680474.

27) 山下 光. 本邦成人における Rey-Osterrieth 複雑図形の基準データ―特に年齢の影響について. 精神医学. 2007; 49: 155-9.

28) 船山道隆. 注意機能・ワーキングメモリ・遂行機能～類似点と相違点～. 神経心理学. 2022; 38: 193-200.

29) 日本高次脳機能学会 Brain Function Test 委員会. Trail Making Test 日本版 (TMT-J). 東京: 新興医学出版社; 2019.

30) Wechsler D, 日本版 WAIS-Ⅳ慣行委員会, 訳編. 日本版 WAIS-Ⅳ成人知能検査法. 日本文化科学社, 2018.

1

認知機能検査

31) 伊藤恵美, 八田武志, 伊藤保弘, 他. 健常成人の言語流暢性検査の結果について―生成語数と年齢・教育歴・性別の影響. 神経心理学. 2004; 20: 254-63.

32) 日本高次脳機能学会標準高次視知覚検査 Brain Function Test 委員会. 標準高次視知覚検査(VPTA) 改訂第 1 版. 東京: 新興医学出版社; 2003.

33) Mamiya Y, Nishio Y, Watanabe H, et al. The pareidolia test: a simple neuropsychological test measuring visual hallucination-like illusions. PLoS One. 2016; 11: e0154713.

34) WAB 失語症検査（日本語版）作製委員会. WAB 失語症検査日本語版. 東京: 医学書院; 1986.

35) 日本高次脳機能学会標準高次視知覚検査 Brain Function Test 委員会. 標準失語症検査マニュアル (SLTA) 改訂第 2 版. 東京: 新興医学出版社; 2003.

36) Reisberg B, Ferris SH, Anand R, et al. Functional staging of dementia of the Alzheimer's type. Ann NY Acad Sci. 1984; 435: 481-3.

37) 大塚俊男, 本間 昭, 監修. 高齢者のための知的機能検査の手引. 東京: ワールドプランニング; 1991. p.59-64.

38) Morris JC. The Clinical Dementia Rating (CDR): current version and scoring rules. Neurology. 1993; 43: 2412-4.

39) 大塚俊男, 本間 昭, 監修. 高齢者のための知的機能検査の手引. 東京: ワールドプランニング; 1991. p.65-9.

40) Rosen WG, Mohs RC, Davis KL. A new rating scale for Alzheimer's disease. Am J Psychiatry. 1984; 141: 1356-64.

41) 本間 昭, 福沢一吉, 塚田良雄, 他. Alzheimer's Disease Assessment Scale (ADAS) 日本版の作成. 老年精神医学雑誌. 1992; 3: 647-55.

42) 古和久朋. 神戸から始める認知症の人にやさしいまちづくり. 高次脳機能研究. 2019; 39: 218-21.

43) 日本高次脳機能学会 BFT 委員会 運転に関する神経心理学的評価法検討小委員会. 加齢等により認知機能低下が疑われる場合の自動車運転に関する神経心理学的検査法の適応と判断. 2022 年 10 月 1 日版.

〈森本耕平　古和久朋〉

JCOPY 498-42822

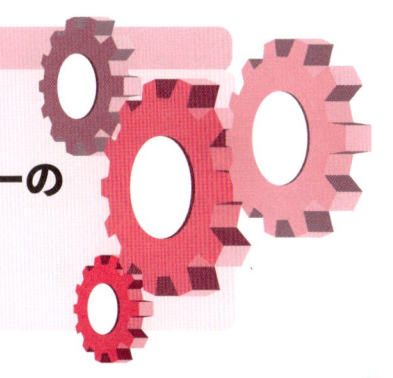

2 認知症の体液バイオマーカーの現状と展望

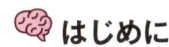 はじめに

　アルツハイマー病（Alzheimer's disease: AD）は，アミロイドβ（Aβ）ペプチドの細胞外沈着，リン酸化が進んだタウ蛋白の細胞内凝集，シナプスや神経細胞の消失によって神経病理学的に特徴づけられる．アミロイドカスケード仮説は，Aβペプチドの産生異常が他の病理学的特徴に先行するとするものである[1]．この仮説は，AD の病態生理学の理解に不可欠であり，その診断および治療において重要な役割を果たしている．アミロイドカスケード仮説は，今回のレカネマブの有効性の検証から強く支持されることとなった[2]．

　現在，AD 診断はゴールデンスタンダードであるアミロイド PET や髄液検査であり，レカネマブの最適使用推進ガイドラインでも推奨されている．アミロイド PET は，死後脳所見との高い一致率からその信頼性は確立しているが，コスト面や施設ごとの一定の制限が存在する[3]．腰椎穿刺を用いた脳脊髄液（CSF）の生化学的評価は，1 検体から多種のバイオマーカーの評価が可能であり，多くのエビデンスが蓄積している．最も一般的に研究されているバイオマーカーには，Aβペプチドモノマー（Aβ42 と Aβ40），リン酸化タウ（p-tau），ニューロフィラメント軽鎖（NfL）があり，それぞれ Aβ プラークの形成，タウの蓄積，神経変性を反映している．しかし，腰椎穿刺の侵襲性，手技上の煩雑性から一定の制限がある．

　近年の質量分析，高感度 ELISA の技術革新により，血液バイオマーカーの開発が進み安価かつ非侵襲的な AD 病理の判定が可能になりつつある．

　本稿では，AD の体液バイオマーカーの現状と展望について概説する．

アミロイドβ沈着

Ⓐ 脳脊髄液

Aβは複数のアイソホームを認めるが，42アミノ酸のアイソフォーム（Aβ42）が凝集性が高く，びまん性プラークや老人斑で他のアイソフォームに先行して蓄積する[4]．ADの髄液ではAβ42の顕著な減少が認められ，そのレベルは死後脳において，皮質老人斑負荷量と逆相関することが示されている[5]．Aβ42の減少は，Aβ42が老人斑に優先的に蓄積しその結果，脳脊髄液（CSF）中のAβ42濃度が減少すると考えられている．実際には，Aβ42とAβ40もしくはAβ38比率を用いることで交絡因子を補正し，正診性をより高めることができる．近年は，自動化タンパク質アッセイシステムが導入され，精度は格段に向上している．本邦で製造販売承認を得ているルミパルスβ-アミロイド1-40/1-42（富士レビオ）の検討では，AD（N＝80）と他疾患患者（N＝40）においてAβ42/40比値 カットオフ0.068で，感度97.5%特異度92.5%と報告されている[6] **表1** ．一方，軽度認知障害を含む検討では，アミロイドEPTとの一致率は，感度81.9%，特異度81.9%，全体一致率81.9%（163/199例）であった．アミロイドPET検査陰性かつAβ42/Aβ40比陽性症例は21例あった．この不一致例の解釈としては，Aβ42/Aβ40比では，より早期ステージのADのアミロイド病理を検出しているとされている[7]．ただし，Aβはその生化学的不安定性から，検体の取り扱いに十分な配慮が必要であることが指摘されている．特に，Aβのガラスやポリスチレン容器への高い吸着性が指摘されており，偽陽性が生じるため検体処理時には上記材質は使用すべきではない[8]．

Ⓑ 血液

免疫沈降質量分析法（IPMS）や自動免疫測定法を用いたいくつかの研究で，有望な結果が示されている．本邦では，IPMSを用いて血漿Aβ測定は，PETを用いたアミロイド状態の予測に非常に高い曲線下面積（AUC）を報告し，大きな注目を集めた[9]．同様に，Elecsysイムノアッセイ（Roche Diagnostics GmbH, Penzberg, Germany）を用いて測定された血漿Aβ42/Aβ40比は，ADの全ステージにおけるAβの状態について高い診断精度を示していた[10]．

一方で，CSF Aβ42/Aβ40と比して，血漿ではAβ陰性者とAβ陽性者の分布の差が小さく臨床応用は難しいとする報告もある（CSF Aβ42/Aβ40では約100%，血漿Aβ42/Aβ40では約10%）[11]．

JCOPY 498-42822

表1 本邦で製造販売承認取得の AD バイオマーカー検査

検体	バイオマーカー	検査名	方法	コホート	standard of truth	cut off 値	精度	文献
髄液	Aβ42/40比値	ルミパルス β-アミロイド 1-40, 1-42 (富士レビオ)	ELISA	臨床診断 AD (n=199)	amyloid PET	0.067	感度 81.9%, 特異度 81.9%	(Nojima H, 2022)
髄液	Aβ42/40比値	ルミパルス β-アミロイド 1-40, 1-42 (富士レビオ)	ELISA	臨床診断 AD	amyloid PET+臨床診断	0.068	感度 97.5%, 特異度 92.5%	(Leitã MJ, 2019)
血漿	APP669-711/Aβ1-40比	Amyloid MS CL AXIMA (島津製作所)	IP-MS	Discovery 認知機能正常 n=62, MCI n=30, AD n=29 Validation (認知機能正常 n=156, MCI n=68, AD n=30)	amyloid PET	Composite bio-marker (APP669-711/Aβ1-42, Aβ1-40/Aβ1-42)	AUC: discovery 96.7%, validation 94.1% 正診率 90%	(Nakamura A, et al, 2018)
血漿	Aβ42/40比値	HISCL™ β-アミロイド 1-42・1-40 試薬 (シスメックス)	ELISA	Discovery early AD (n=197) Validationearly AD (n=200)	amyloid PET	0.102	Discovery: AUC 94.1, 感度 96.0, 特異度 83.5 Validation: AUC 8608感度 88.0, 特異度 72.0	(Yamashita K, et al, 2022)
				認知機能正常 n=58, MCI n=43, AD n=32, other n=41	amyloid PET	0.0942	AUC 95.0, 感度 93.9, 特異度 88.1	(Bun S, et al, 2023)
髄液	リン酸化タウ181	ルミパルス リン酸化タウ181 (富士レビオ)	ELISA	臨床診断 AD (n=199)	amyloid PET	50.6 pg/mL	感度 96.3%, 特異度 95.0% (PET+臨床診断)	(Leitã MJ, et al, 2019)
髄液	リン酸化タウ181	リン酸化タウキット フィノスカラー・ptau (ニプロ)	ELISA	AD n=69, MCI n=45, other n=45, 認知機能正常 n=22	臨床診断	64.1 pg/mL	感度 63.9%, 特異度 87.8%	(荒井啓行, 2013)

本邦で製造販売承認を得ている検査は 2 つある．IPMS 法では，APP669-711/Aβ1-40 の比と Aβ1-40/Aβ1-42 の比を数学的に組み合わせた Composite バイオマーカーでは，アミロイド PET 陽性を標準とした場合，AUC: discovery, 96.7%, validation, 94.1%，精度は約 90% であった[9]．

一方，fully automated high-sensitivity chemiluminescence enzyme（HISCL）immunoassay では，血漿中の Aβ42/Aβ40 比は，アミロイド PET による視覚的読影を標準とした場合，discovery 研究および validation 研究において，AUC: discovery, 94.1%, validation, 86.8% と報告されている[12]．

タウ蓄積

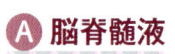 脳脊髄液

脳脊髄液（CSF）の total-tau 高値は，AD で一貫してみられるが，脳卒中や脳外傷などの急性脳障害においても著しい上昇を示す．部分的に，タウ蓄積と関連はあると思われるが，主に神経細胞の傷害や変性を反映し疾患特異性はない．

タウ蛋白質には複数のリン酸化部位が存在するが[13]，リン酸化タウ（p-tau）の最も一般的な測定法はスレオニン 181（p-tau181）でのリン酸化を検出するものである．この測定法を用いると，AD では p-tau の増加が一貫して示されている[14]．当初は CSF p-tau 値は脳内のタウ負荷の指標であると考えられてきたが，近年の PET イメージングの研究より，p-tau 値の上昇は，タウ蓄積より先行して上昇し[15,16]，Aβ 毒性による神経細胞からの可溶性タウの放出を反映すると理解されつつある．また，スレオニン 217 でリン酸化されたタウ（p-tau217）は，アミロイド PET や CSF Aβ42 との相関も高く，AD と非 AD 神経変性疾患との鑑別に p-tau181 より優れているとする報告が多くみられる[17,18]．また，一連の死後脳研究では，p-tau231 は，AD 患者と認知機能正常および非 AD 疾患患者を識別できることが報告されている[19]．

本邦で製造販売承認を得ておりかつカットオフ値が提供されている検査として，ルミパルス リン酸化タウ181（富士レビオ，カットオフ 50.6 pg/mL），AD の診断では，感度 96.3% 特異度 95.0%[6]，MCI due to AD（アミロイド PET 陽性）の診断では，カットオフ 64.1 pg/mL で，感度 63.9% 特異度 87.8% であった．また，リン酸化タウキット フィノスカラー® ・pTAU（カットオフ 50 pg/mL）では，感度 85.1% 特異度 91.0% とされている[20]．CSF p-tau181 は，ウイルス性脳炎や核内封

JCOPY 498-42822

入体認知症などでも上昇するとの報告[21]があるが，他のタウオパチーでは必ずしも上昇せず比較的 AD 特異的と考えられている．

Ⓑ 血液

高感度 ELISA 技術を用いた血漿中の p-tau181 および p-tau217 の測定は，AD の診断において高い精度を持つことが，数多くの研究によって示されている[22-25]．血漿中の p-tau181 および p-tau217 濃度が，CSF 中の p-tau 濃度や PET 画像による Aβ およびタウの蓄積の測定結果と強く関連していることが明らかとなっている[26]．

血漿中の p-tau181 および p-tau217 濃度は，アルツハイマー病連続体（AD と MCI due to AD）で増加し，死後の病理結果を基準とした場合でも，AD と他の認知症とを鑑別するのに高い診断精度を示している[22,27,28]．常染色体優性 AD に関する縦断的観察コホート研究からの知見は，血漿中の p-tau217 濃度が MCI の発症の約 20 年前から増加し始めることを示し[25]，さらに，前臨床期 AD において，tau PET 画像よりも前に血漿 p-tau217 の上昇が観察されると報告されている[29]．安価かつ非侵襲であるため血漿 p-tau181 の測定は，疾患修飾療法を評価する臨床試験において，エントリー選定，薬物効力学のマーカーとしての利用が期待されている．各社の血漿 p-tau 測定法の正診性を head-to-head で比較した検討では，Lilly Research Laboratories（Lilly）と Janssen Research and Development の p-tau217 測定法が，最も優れた AUC を示したと報告されている[30,31]．本邦で製造販売承認を得ている血液リン酸化タウ測定はない．

興味深いことに血漿 p-tau181 は，筋萎縮性側索硬化症でも認められる．これは，CSF p-tau181 の上昇はないことから，下位運動ニューロンの障害を反映するものと考えられている[32,33]．

Ⓒ 神経変性

神経障害に関連するバイオマーカーとして，NfL は神経細胞の軸索突起に豊富に含まれる細胞骨格の成分である．NfL は，軸索の損傷に関連して放出され，CSF 中の NfL は神経変性の一般的な共通マーカーと見なされている．AD においては，CSF 中の NfL 濃度が上昇し，認知機能の低下や脳萎縮と関連している[34]．

血漿中の NfL も重要なバイオマーカーとして注目されている．MCI から AD に至るまで，血漿中の NfL 濃度が上昇することが示されている[35-37]．さらに，DIAN 研究（遺伝性の AD 患者を対象に行われた国際的な臨床研究）から，NfL の増加が AD の初期臨床症状の発現よりも 10 年以上前からみられ，症状が表れる時期にピー

クに達することが報告されている[37,38]．

ニューロン特異性シナプス後蛋白であるニューログラニンも神経変性を反映してAD患者において，CSF中で有意に増加することが報告されている[39]．NfLとニューログラニンの両方を評価した研究では，ニューログラニンとCSF中のt-tauとの強い相関がみられ，これらはADの臨床的進行段階においてAβ蓄積と関連している[40]．それに対し，NfLはAβとは無関係に脳萎縮や認知機能の低下と関連しているとされている．

Ⓓ アストログリオーシス

アストログリア活性化のマーカーであるグリア線維酸性蛋白質（GFAP）は，ADのバイオマーカーとして提唱されている．GFAP発現はAβプラーク密度と相関し，CSF，血漿で上昇する．興味深いことに血漿GFAPは，CSF GFAPよりもAβ陽性者とAβ陰性者をより正確に識別したとされている（血漿GFAPの曲線下面積，0.69〜0.86；CSF GFAPの曲線下面積，0.59〜0.76）[41]．家族性ADでは，血漿GFAP濃度は前臨床期に増加し，その変化は症状発現と推定される10年以上前から検出される[42]．

Ⓔ ミクログリオーシス／神経炎症

sTREM2は脳内炎症におけるミクログリア活性化の指標であり，これまでにTREM2遺伝子の変異が認知症の発症に寄与することが知られている．髄液中のsTREM2レベルの解析から，一般にAD患者ではsTREM2が高いことが明らかになったが，病期によってsTREM2レベルが異なり，一般的にsTREM2濃度は，発症前に増加し軽度認知障害段階でピークに達し，AD認知症ではわずかに減少するようである[43]．久山町研究の追跡調査では，血清sTREM2値の上昇に伴い認知症の累積罹患率は有意に上昇するとされている[44]．

Ⓕ 各種血液バイオマーカーの比較 図1

ADの血漿バイオマーカーは，CSFバイオマーカーや分子神経画像よりも侵襲性が低く，低コストで，時間効率のよい測定が可能である．各種バイオマーカーをhead to headで検討した研究として，AIBL cohortでは，Single molecule array（Simoa）による測定でアミロイドPET陽性の予測（AUC）において，p-tau181，Aβ42/40，GFAP，NfLの順に有効であったと報告している[45]．慶應義塾大学病院メモリークリニックでも同様に，患者コホート〔健常対照者（HC）および認知症

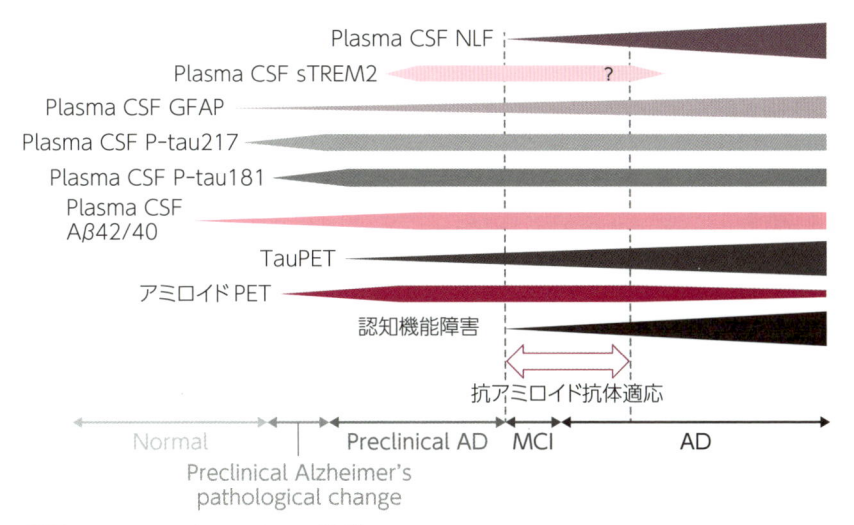

図1 AD のバイオマーカーの動態

を有する患者 174 人を対象〕で，各種 AD バイオマーカー〔血漿 Aβ42/40（HISCL），p-tau181，GFAP，NfL〕を測定し，アミロイ PET の結果予測と比較検討した[46]．結果，Youden Index から導き出された最良のカットオフ値を用いると，血漿 HISCL Aβ42/40 は，^{18}F-Florbetaben アミロイド PET 陽性を良好に予想し，p-tau181，GFAP，NfL に比して優れた AUC: 0.949 を示した **図2**．AIBL cohort より Aβ42/40 で優れた結果が得られた要因は，検体の取り扱いにあると思われる．当研究では，単施設で行い，採血の資材，検体の取り扱いを厳格に行い，生化学的に不安定な Aβ で極めて安定したデータが得られたものと考えられる．HISCL Aβ42/40 は，本邦で製造承認を得ており，実臨床においてアミロイド病態のスクリーニングに有用とされている．

Ⓖ プロテオミクス解析

髄液を用いた網羅的蛋白解析から新規のバイオマーカーの探索がなされている．Johnson ECB らは，DIAN 研究の髄液サンプルを用いて，selected reaction monitoring mass spectrometry（SRM-MS）にて解析し，新規のバイオマーカーとしてSMOC1 と SPON1 が，発症の約 30 年前から AD の髄液中で上昇していることを見出した[47]．また，van der Ende EL らは，CSF 蛋白質の中で，免疫 / 炎症（CHIT1，ITGB2，SMOC2），細胞骨格構造（MAPT，NEFL），組織リモデリング（TMSB10，

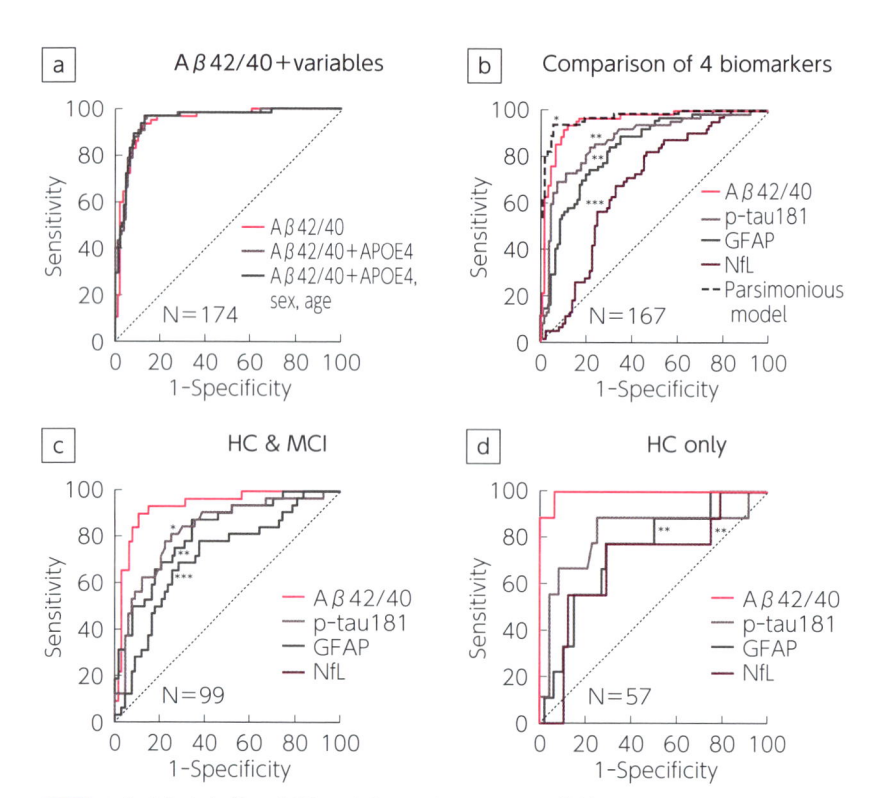

図2 Aβ42/40 と他の血漿バイオマーカーの ROC 曲線

解析モデルは血漿 Aβ42/40，p-tau181，GFAP からなる．＊p＜0.05，＊＊p＜0.01，
＊＊＊p＜0.001 を示す．ROC：受信機動作特性，Aβ42/40：アミロイド β42/40 比，p-
tau181：残基181でリン酸化されたタウ蛋白質，GFAP：グリア線維性酸性蛋白質，NfL：
ニューロフィラメント軽鎖，HC：健常対照，MCI：軽度認知障害
(Bun S, et al. Alzheimers Res Ther. 2023; 15: 149[46])）

MMP-10）が AD で上昇していることを報告している[48]．

Ⓗ 他の神経変性疾患の体液バイオマーカー

　これまで，AD 以外のタウオパチーでは，上記リン酸化タウ上昇は必ずしも観察
されず，信頼のおける体液バイオマーカーは存在しなかった．しかし，Horie らは，
タウのアイソホームのうち 4R アイソホームに特異的なリン酸化（MTBR-tau275，
MTBR-tau282）を IP-MS で測定することにより皮質黒質変性症や前頭側頭葉変性
症（FTLD）-MAPT の鑑別が可能であると報告している[49]．

　パーキンソン病においては，α シヌクレインの internalization に必要な分子であ

る glycoprotein nonmetastatic melanoma protein B（GPNMB）の血漿中濃度が疾患重症度と関連して上昇すると報告されている[50]．Pereira JB らは，DOPA 脱炭酸酵素（DOPA decarboxylase: DDC）の脳脊髄液，血漿レベル測定でレビー小体病（LBD）患者を正確に識別できる〔AUC＝0.89（CSF），0.92（血漿）〕としている[51]．

　ALS では，CSF で TDP-43 の有意な上昇を認め，CSF の TDP-43 と NfL 濃度を併用することにより，ALS の識別が discovery および validation 研究において，AUC: discovery 84.3％，validation 94.9％と報告されている．一般に，神経変性疾患では蓄積する蛋白は CSF で低下するが，ALS では TDP-43 が上昇するのは興味深い[52]．

今後の展望

　これまで，認知症ハイリスクの判定には，アミロイド PET や髄液検査が行われていたが，高価もしくは侵襲性が高く普及していない．上述のごとく，近年の技術革新により，血液バイオマーカーの開発が進み安価かつ非侵襲的な AD 病理の判定が可能になりつつある．すなわち侵襲性の少ない安価な認知症血液バイオマーカーの確立は，大規模スクリーニングを可能として認知症リスクを早期診断し早期治療介入を大きく推進させると期待されている．

　メモリークリニックでは，人間ドック受診者の血液検体を認知症バイオマーカー検査（血漿リン酸化タウ，NfL，血漿アミロイド β42/40 比）にて評価し，前臨床 AD と早期軽度認知障害患者を戦略的に抽出，コホート研究に組み入れる研究を計

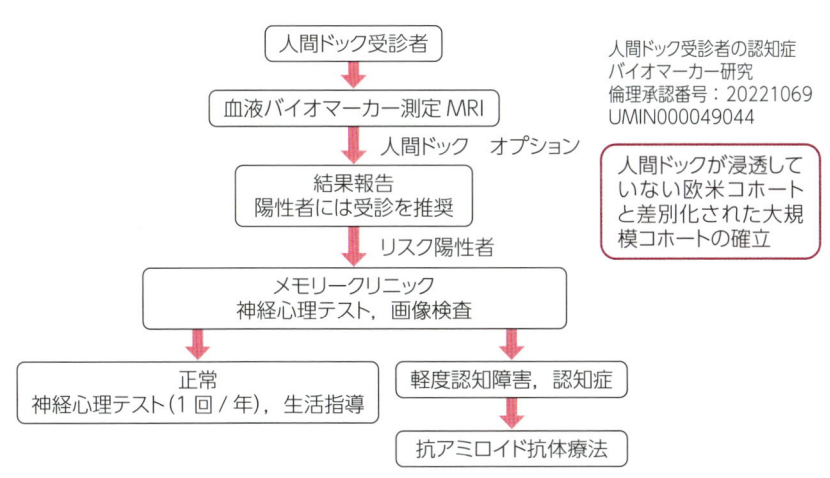

図3 人間ドックでの認知症早期診断（臨床研究）

画している **図3** ．検査陽性患者は認知症リスク者として，メモリークリニックにて認知機能の評価，画像検査を行い，早期からの多角的・多領域的治療介入，抗アミロイド抗体療法の適応を検討する．また，経時的な認知機能の評価，画像検査，バイオマーカー検査を行い長期観察を計画している．余剰検体は，網羅的プロテオーム解析により新たなバイオマーカー探索に利用する．人間ドック／集団健康診断，特に脳ドックは，わが国で強く浸透している医療システムであるが，欧米ではほとんど行われていない．したがって海外のコホート研究とは十分差別化できる．脳ドックへの展開により認知症ハイリスク群への早期治療介入が期待できるとともに，世界的に独創的な大規模長期コホート研究に発展させ，本診断技術の有用性を検証することが可能である．未曽有の超高齢化社会に直面しているわが国から世界に先駆けた認知症予防対策の発信へとつながることが期待される．

■ **文献**

1) Hardy JA, Higgins GA. Alzheimer's disease : the amyloid cascade hypothesis. Science. 1992; 256: 184-5.
2) van Dyck CH, Swanson CJ, Aisen P, et al. Lecanemab in early Alzheimer's disease. N Engl J Med. 2023; 388: 9-21.
3) Clark CM, Pontecorvo MJ, Beach TG, et al. Cerebral PET with florbetapir compared with neuropathology at autopsy for detection of neuritic amyloid-beta plaques : a prospective cohort study. Lancet Neurol. 2012; 11: 669-78.
4) Jarrett JT, Berger EP, Lansbury PT Jr. The carboxy terminus of the beta amyloid protein is critical for the seeding of amyloid formation : implications for the pathogenesis of Alzheimer's disease. Biochemistry. 1993; 32: 4693-7.
5) Strozyk D, Blennow K, White LR, et al. CSF Abeta 42 levels correlate with amyloid-neuropathology in a population-based autopsy study. Neurology. 2003; 60: 652-6.
6) Leitao MJ, Silva-Spinola A, Santana I, et al. Clinical validation of the Lumipulse G cerebrospinal fluid assays for routine diagnosis of Alzheimer's disease. Alzheimers Res Ther. 2019; 11: 91.
7) Nojima H, Ito S, Kushida A, et al. Clinical utility of cerebrospinal fluid biomarkers measured by LUMIPULSE® system. Ann Clin Transl Neurol. 2022; 9: 1898-909.
8) Vanderstichele H, Bibl M, Engelborghs S, et al. Standardization of preanalytical aspects of cerebrospinal fluid biomarker testing for Alzheimer's disease diagnosis : a consensus paper from the Alzheimer's Biomarkers Standardization Initiative. Alzheimers Dement. 2012; 8: 65-73.
9) Nakamura A, Kaneko N, Villemagne VL, et al. High performance plasma amyloid-beta biomarkers for Alzheimer's disease. Nature. 2018; 554: 249-54.
10) Palmqvist S, Janelidze S, Stomrud E, et al. Performance of fully automated plasma assays as screening tests for Alzheimer disease-related beta-amyloid status. JAMA Neurol. 2019; 76: 1060-9.
11) Rabe C, Bittner T, Jethwa A, et al. Clinical performance and robustness evaluation of plasma amyloid-beta (42/40) prescreening. Alzheimers Dement. 2023; 19: 1393-402.
12) Yamashita K, Miura M, Watanabe S, et al. Fully automated and highly specific plasma beta-amyloid immunoassays predict beta-amyloid status defined by amyloid positron emission tomography with high accuracy. Alzheimers Res Ther. 2022; 14: 86.
13) Wesseling H, Mair W, Kumar M, et al. Tau PTM profiles identify patient heterogeneity and stages of Alzheimer's disease. Cell. 2020; 183: 1699-713.e13.
14) Blennow K, Dubois B, Fagan AM, et al. Clinical utility of cerebrospinal fluid biomarkers in the diag-

JCOPY 498-42822

nosis of early Alzheimer's disease. Alzheimers Dement. 2015; 11: 58-69.

15) Mattsson-Carlgren N, Andersson E, Janelidze S, et al. Abeta deposition is associated with increases in soluble and phosphorylated tau that precede a positive Tau PET in Alzheimer's disease. Sci Adv. 2020; 6: eaaz2387.

16) Barthelemy NR, Li Y, Joseph-Mathurin N, et al. A soluble phosphorylated tau signature links tau, amyloid and the evolution of stages of dominantly inherited Alzheimer's disease. Nat Med. 2020; 26: 398-407.

17) Janelidze S, Stomrud E, Smith R, et al. Cerebrospinal fluid p-tau217 performs better than p-tau181 as a biomarker of Alzheimer's disease. Nat Commun. 2020; 11: 1683.

18) Barthelemy NR, Bateman RJ, Hirtz C, et al. Cerebrospinal fluid phospho-tau T217 outperforms T181 as a biomarker for the differential diagnosis of Alzheimer's disease and PET amyloid-positive patient identification. Alzheimers Res Ther. 2020; 12: 26.

19) Buerger K, Ewers M, Pirttila T, et al. CSF phosphorylated tau protein correlates with neocortical neurofibrillary pathology in Alzheimer's disease. Brain. 2006; 129 (Pt 11): 3035-41.

20) 荒井啓行, 吉田 博. リン酸化タウ蛋白キット 「フィノスカラー・pTAU」 の性能評価. 医療と検査機器・試薬 (隔月刊医療と検査機器・試薬). 2013; 36: 713-7.

21) Kurihara M, Komatsu H, Sengoku R, et al. CSF p-tau181 and other biomarkers in patients with neuronal intranuclear inclusion disease. Neurology. 2023; 100: e1009-19.

22) Karikari TK, Benedet AL, Ashton NJ, et al. Diagnostic performance and prediction of clinical progression of plasma phospho-tau181 in the Alzheimer's Disease Neuroimaging Initiative. Mol Psychiatry. 2021; 26: 429-42.

23) Karikari TK, Pascoal TA, Ashton NJ, et al. Blood phosphorylated tau 181 as a biomarker for Alzheimer's disease: a diagnostic performance and prediction modelling study using data from four prospective cohorts. Lancet Neurol. 2020; 19: 422-33.

24) Mielke MM, Hagen CE, Xu J, et al. Plasma phospho-tau181 increases with Alzheimer's disease clinical severity and is associated with tau- and amyloid-positron emission tomography. Alzheimers Dement. 2018; 14: 989-97.

25) Palmqvist S, Janelidze S, Quiroz YT, et al. Discriminative accuracy of plasma phospho-tau217 for Alzheimer disease vs other neurodegenerative disorders. JAMA. 2020; 324: 772-81.

26) Mundada NS, Rojas JC, Vandevrede L, et al. Head-to-head comparison between plasma p-tau217 and flortaucipir-PET in amyloid-positive patients with cognitive impairment. Alzheimers Res Ther. 2023; 15: 157.

27) Thijssen EH, La Joie R, Wolf A, et al. Diagnostic value of plasma phosphorylated tau181 in Alzheimer's disease and frontotemporal lobar degeneration. Nat Med. 2020; 26: 387-97.

28) Palmqvist S, Tideman P, Cullen N, et al; Alzheimer's Disease Neuroimaging Initiative. Prediction of future Alzheimer's disease dementia using plasma phospho-tau combined with other accessible measures. Nat Med. 2021; 27: 1034-42.

29) Janelidze S, Berron D, Smith R, et al. Associations of plasma phospho-tau217 levels with tau positron emission tomography in early Alzheimer disease. JAMA Neurol. 2021; 78: 149-56.

30) Janelidze S, Bali D, Ashton NJ, et al. Head-to-head comparison of 10 plasma phospho-tau assays in prodromal Alzheimer's disease. Brain. 2023; 146: 1592-601.

31) Ashton NJ, Puig-Pijoan A, Mila-Aloma M, et al. Plasma and CSF biomarkers in a memory clinic: head-to-head comparison of phosphorylated tau immunoassays. Alzheimers Dement. 2023; 19: 1913-24.

32) Vacchiano V, Mastrangelo A, Zenesini C, et al. Elevated plasma p-tau181 levels unrelated to Alzheimer's disease pathology in amyotrophic lateral sclerosis. J Neurol Neurosurg Psychiatry. 2023; 94: 428-35.

33) Cousins KAQ, Shaw LM, Shellikeri S, et al. Elevated plasma phosphorylated tau 181 in amyotrophic lateral sclerosis. Ann Neurol. 2022; 92: 807-18.

34) Zetterberg H, Skillback T, Mattsson N, et al. Association of cerebrospinal fluid neurofilament light concentration with Alzheimer disease progression. JAMA Neurol. 2016; 73: 60-7.

2

認知症の体液バイオマーカーの現状と展望

35) Mattsson N, Andreasson U, Zetterberg H, et al; Alzheimer's Disease Neuroimaging Initiative. Association of plasma neurofilament light with neurodegeneration in patients with Alzheimer disease. JAMA Neurol. 2017; 74: 557-66.

36) Mattsson N, Cullen NC, Andreasson U, et al. Association between longitudinal plasma neurofilament light and neurodegeneration in patients with Alzheimer disease. JAMA Neurol. 2019; 76: 791-9.

37) Preische O, Schultz SA, Apel A, et al. Serum neurofilament dynamics predicts neurodegeneration and clinical progression in presymptomatic Alzheimer's disease. Nat Med. 2019; 25: 277-83.

38) Quiroz YT, Zetterberg H, Reiman EM, et al. Plasma neurofilament light chain in the presenilin 1 E280A autosomal dominant Alzheimer's disease kindred: a cross-sectional and longitudinal cohort study. Lancet Neurol. 2020; 19: 513-21.

39) Kraybill ML, Larson EB, Tsuang DW, et al. Cognitive differences in dementia patients with autopsy-verified AD, Lewy body pathology, or both. Neurology. 2005; 64: 2069-73.

40) Mattsson N, Insel PS, Palmqvist S, et al. Cerebrospinal fluid tau, neurogranin, and neurofilament light in Alzheimer's disease. EMBO Mol Med. 2016; 8: 1184-96.

41) Simren J, Weninger H, Brum WS, et al. Differences between blood and cerebrospinal fluid glial fibrillary Acidic protein levels: the effect of sample stability. Alzheimers Dement. 2022; 18: 1988-92.

42) O'Connor A, Abel E, Benedet AL, et al. Plasma GFAP in presymptomatic and symptomatic familial Alzheimer's disease: a longitudinal cohort study. J Neurol Neurosurg Psychiatry. 2023; 94: 90-2.

43) Suarez-Calvet M, Kleinberger G, Araque Caballero MA, et al. sTREM2 cerebrospinal fluid levels are a potential biomarker for microglia activity in early-stage Alzheimer's disease and associate with neuronal injury markers. EMBO Mol Med. 2016; 8: 466-76.

44) Ohara T, Hata J, Tanaka M, et al. Serum soluble triggering receptor expressed on myeloid cells 2 as a biomarker for incident dementia: the Hisayama study. Ann Neurol. 2019; 85: 47-58.

45) Chatterjee P, Pedrini S, Doecke JD, et al. Plasma Abeta42/40 ratio, p-tau181, GFAP, and NfL across the Alzheimer's disease continuum: a cross-sectional and longitudinal study in the AIBL cohort. Alzheimers Dement. 2023; 19: 1117-34.

46) Bun S, Ito D, Tezuka T, et al. Performance of plasma Abeta42/40, measured using a fully automated immunoassay, across a broad patient population in identifying amyloid status. Alzheimers Res Ther. 2023; 15: 149.

47) Johnson ECB, Bian S, Haque RU, et al. Cerebrospinal fluid proteomics define the natural history of autosomal dominant Alzheimer's disease. Nat Med. 2023; 29: 1979-88.

48) van der Ende EL, In 't Veld S, Hanskamp I, et al. CSF proteomics in autosomal dominant Alzheimer's disease highlights parallels with sporadic disease. Brain. 2023; 146: 4495-507.

49) Horie K, Barthelemy NR, Spina S, et al. CSF tau microtubule-binding region identifies pathological changes in primary tauopathies. Nat Med. 2022; 28: 2547-54.

50) Diaz-Ortiz ME, Seo Y, Posavi M, et al. GPNMB confers risk for Parkinson's disease through interaction with alpha-synuclein. Science. 2022; 377: eabk0637.

51) Pereira JB, Kumar A, Hall S, et al. DOPA decarboxylase is an emerging biomarker for Parkinsonian disorders including preclinical Lewy body disease. Nat Aging. 2023; 3: 1201-9.

52) Kasai T, Kojima Y, Ohmichi T, et al. Combined use of CSF NfL and CSF TDP-43 improves diagnostic performance in ALS. Ann Clin Transl Neurol. 2019; 6: 2489-502.

〈伊東大介〉

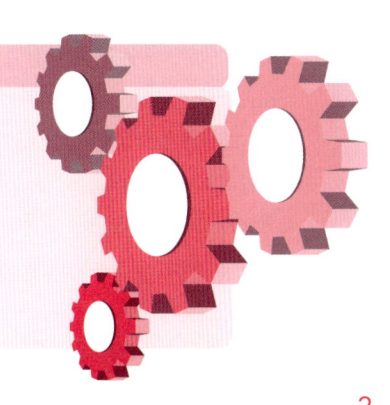

3 画像検査

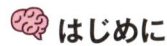 **はじめに**

「認知症疾患診療ガイドライン 2017」の CQ2-7 には「認知症の診断と鑑別の手順」が解りやすく解説されている (https://www.neurology-jp.org/guidelinem/nintisyo_2017.html). その内容を端的に述べると,「病歴聴取と身体的および神経学的診察により認知症の有無, 症状, 重症度を包括的に把握し, 加えて, 認知機能検査, 形態画像検査, 脳機能画像検査, 血液・脳脊髄液検査などを行い, 認知症の病型診断を行う」と要約される. 認知症の原因となる病態はアルツハイマー病（Alzheimer's disease: AD）をはじめとした神経変性疾患に加え, 脳血管障害, 脳腫瘍, 感染症, 内分泌・代謝疾患, 外傷, 特発性正常圧水頭症など非常に多岐にわたる. 病態によっては適切な介入で治癒, 予後改善が可能となるため, 頭蓋内の異常所見を検出しうる画像検査は認知症の病型診断を行う上で欠かせない手段の一つであることは論を俟たない.

従来, AD の臨床診断では臨床症状や神経学的所見が重視されていたが, 主要な病理学的変化である老人斑（senile plaque: SP）, 神経原線維変化（neurofibrillary tangle: NFT）, 脳萎縮を反映したアミロイド（Amyloid: A）, タウ（Tau: T）, 神経変性（Neurodegeneration: N）を基軸としたバイオマーカーの研究が隆盛を極めている[1,2]. 現在, AD の診断基準は改訂が進められており, 従来からの ATN のみならず, 炎症（inflammatory/immune mechanisms: I）, 血管障害（vascular brain injury: V）, αシヌクレイン（Synuclein: S）を含めた ATNIVS が提唱されている (https://aaic.alz.org/diagnostic-criteria.asp). このことは A, T が AD の中心的なバイオマーカーとして位置づけられることは変わりがないものの, 主要な病理のみならず臨床経過を修飾しうる合併病理もバイオマーカーで評価するという試みであると解釈される. ATNIVS それぞれの評価には血液や脳脊髄液バイオマーカーが用

いられるが，画像検査である magnetic resonance imaging（MRI），positron emission tomography（PET）も画像バイオマーカーに位置づけられている．ガイドラインに明言されていないものの，αシヌクレイノパチーに属するレビー小体病理の検出には single photon emission tomography（SPECT）の役割も期待される．ADと他の病態との鑑別を含めた臨床診断を行うにはこれらのバイオマーカーに関連した異常の検出に適した画像検査や解析法の実施が望まれる．

本稿では認知症の診断における画像検査の役割に関して，日常臨床で実施可能な画像検査である MRI，SPECT に加えて，PET などの先進的な画像検査や画像解析法を含めた解説を行う．

画像検査の役割

Ⓐ スクリーニング検査として

抗アミロイドβ（Amyloid β: Aβ）抗体薬であるレカネマブの上市により状況は変わりつつあるが，認知症，特に変性性認知症の多くは根本的な治療法がないのが実情である．それゆえ，画像検査では「慢性硬膜下血腫，特発性正常圧水頭症，代謝性疾患，（一部の）脳腫瘍」のような治療可能な疾患の検出が優先される．このような病態の検出には形態画像検査である computed tomography（CT）や MRI が力を発揮する．CT，MRI は脳の形態変化の検出に最も適した画像検査であり，CT は極めて短時間で実施できることから，粗大な占拠性病変や水頭症の確認をはじめとした頭蓋内や全身のスクリーニングに適している．

Ⓑ 神経障害バイオマーカーとして

治療可能な病態が除外された場合，変性性認知症，血管性認知症を含めた他の病態の鑑別を行うことになる．MRI は CT よりも優れたコントラスト分解能を有し，皮質微小梗塞のような小さな梗塞や大脳白質病変，脳微小出血，プリオン病や脳炎による灰白質障害などの検出に優れている．また，voxel-based specific regional analysis system for atrophy detection（VSRAD）をはじめとした画像統計解析を用いることにより脳萎縮を客観的に評価することが可能である．このように MRI は形態変化の検出に最も優れた画像検査であることは間違いない．脳血流 SPECT は MRI よりも検査時間や検査費用を要するものの，神経障害に伴う脳血流変化を時に MRI よりも鋭敏に捉えうるため，形態画像で診断が困難な場合は実施が考慮

される．

Ⓒ 疾患特異的バイオマーカーとして

　MRIから得られた形態変化の情報での鑑別が困難な場合は，機能画像検査である SPECT や PET の実施を考慮する．SPECT は心臓交感神経の変性，ドパミントランスポーターの異常を評価することが可能であり，AD とレビー小体型認知症（dementia with Lewy bodies: DLB）や進行性核上性麻痺（progressive supranuclear palsy: PSP）をはじめとした他のパーキンソン症候群の鑑別に力を発揮する．また，レカネマブの上市に伴い，^{18}F 製剤のアミロイド PET も保険収載されたことにより，限られた症例であるものの脳内における Aβ 蓄積の評価が日常臨床で実施されつつある．現時点では保険適用がなく，日常臨床での普及という課題があるものの，NFT に特異的な結合を示す第 2 世代タウ PET は AD の臨床診断に非常に有用である．

Ⓓ 動的神経病理として

　画像検査は比較的少ない侵襲で生体内の病変を検出することが可能である．それゆえ，病理診断がなされる最終段階に至るまでの縦断的な変化を検出し，臨床・画像の経時的変化と病理所見を統合する動的神経病理としての重要な役割も担う．

主要な画像検査

【CT】

Ⓐ CT の概要

　CT は X 線を照射し，検出器により人体を通過した X 線を受け取ることにより，体組織における X 線吸収の差異を画像化している．MRI よりもコントラスト分解能が低く，組織間や病変の判別能が高いとはいえないため，病変の性状評価には適していると言い難い．その一方，MRI では検出が困難な空気や骨，石灰化の評価に適していることから，これらの病変が診断の手がかりになりうる病態に関しては積極的に実施すべきである 図1．

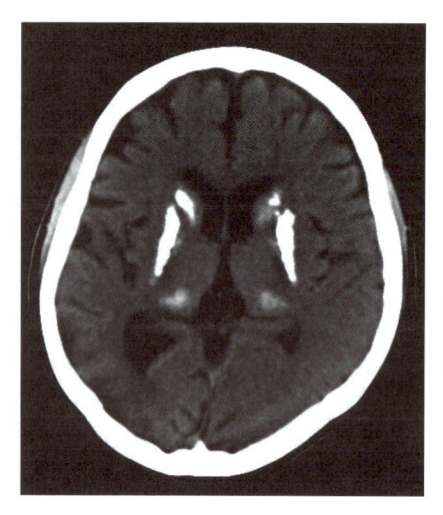

図1 頭部 CT による石灰化の検出

Mitochondrial myopathy, encephalopathy, lactic acidosis, stroke-like episodes (MELAS) の 20 歳代女性. 年齢に比した脳萎縮に加え, 両側の基底核, 視床に石灰化が描出されており, 画像診断の一助になりうる所見である.

Ⓑ CT による画像診断のポイント

　検出器の多列化をはじめとした撮像技術の発展により, 広範囲の領域を短時間で撮像することが可能である. それゆえ, 周辺症状 (behavior and psychological symptoms of dementia) などにより安静を保てない症例の頭蓋内の評価に加え, 全身臓器の確認を含めた形態変化のスクリーニングに最も適している **図2**. 感染症, 膠原病, 血管炎, 傍腫瘍症候群のように頭蓋外にも異常所見が存在しうる病態も認知症の原因になりうることから, 全身性の病態が疑われる場合には CT での頭蓋外の評価を考慮すべきである. また, 認知機能や嚥下機能低下による誤嚥に起因する誤嚥性肺炎や消化管穿孔は病変の程度が軽い場合, 単純 X 線写真での検出が困難であるため, CT による評価が欠かせない **図3**.

　高い空間分解能を活かした多断面再構成 (multiplanar reconstruction: MPR) の手法を用いることにより, CT でも多方向からの脳萎縮の評価を行うことができる. 海馬, 脳幹のような大きさのある構造は CT でも萎縮の有無を確認することができる **図4** [3]. しかしながら, 乳頭体のような小構造に関しては評価が容易ではないのが実情である.

　ヨード造影剤投与によるダイナミック撮像を行い, Deconvolution 法をはじめとした解析を行うことにより, CT でも脳血流量, 脳血液量を含めた血行動態の定量的評価が可能になる. 一般的には脳血管障害の評価に用いられるが, AD と脳血管性認知症の鑑別における有用性も報告されている [4]. ただし, 放射線被曝が多いこ

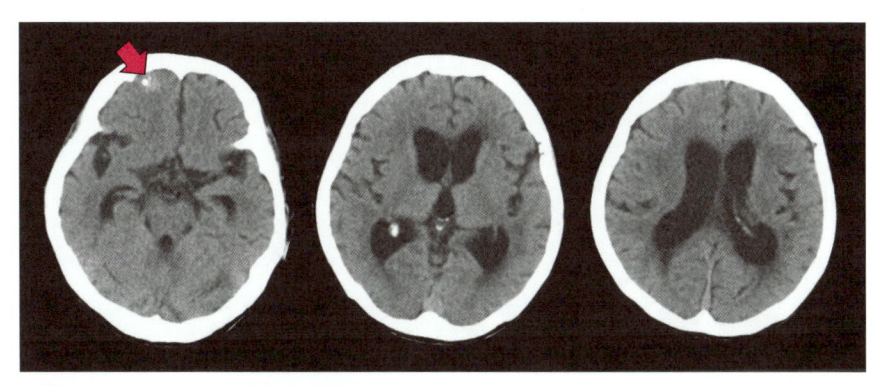

図2 頭部 CT による水頭症の検出

入院中に夜間不穏状態を呈した 70 歳代女性．頭部 CT では全体的な脳室系の拡大に加え，側脳室周囲白質に低吸収値領域があり，水頭症が示唆される．のちに癌性髄膜炎と診断された．右前頭葉の石灰化を伴う軽度高吸収値領域（→）は既存の髄膜腫である．

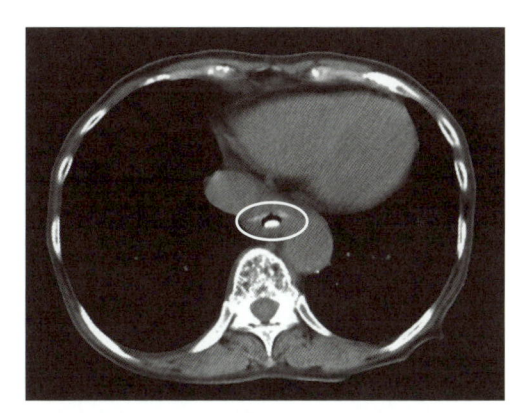

図3 胸部 CT による誤嚥した Press through package の検出

胸部 CT では食道に円形および多角形の高吸収値領域（○）があり，誤嚥した薬剤および Press through package の存在が示唆される．周囲の食道に強い浮腫を伴っている．

とや画像の表示法，解析法が統一されていないという問題点があるため，日常臨床で普及していると言い難い．

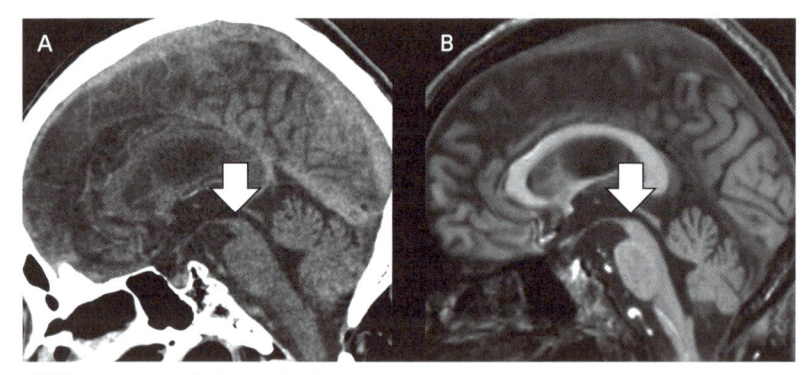

図4 頭部 CT に多段面再構成を組み合わせた脳萎縮の評価

進行性の認知機能障害に加え，歩行障害を呈した70歳代の男性．頭部CTの矢状断再構成像（A，→）はPSPに特徴的な中脳被蓋の萎縮をMRIの3DT1WI（B，→）と同等に描出している．MPRの手法を用いることにより，CTでも多方向からの脳萎縮の検出が可能になる．

ⓒ CT による画像診断の注意点

　MRIよりもコントラスト分解能が劣るため，病変の性状評価が時に困難であることが最大の弱点である．例えば，急性期の出血は高吸収域として描出されるため，病変の検出および解釈は容易である．その一方，亜急性期以降の出血はヘモグロビンの変化に伴い，内部吸収値が低下するため，他の病態との鑑別が困難になりうる **図5**．CTによる病変の性状評価には限界があることを理解し，必要に応じてMRIによる追加評価を考慮する必要がある．

　病変を明瞭に描出するためにはCT値および表示条件に関する理解が必要になる．CT値はボクセル内の物質のX線吸収の程度を定量化した指標であり，Hounsfield Unit（H.U.）で示される．CT値は水の0 H.U. を基準とし，空気を−1000 H.U. と規定しており，物質ごとのCT値の差異を画像上のコントラストの差異として表示することになる．CT値と表示条件を理解していないと，少量の腹腔内遊離ガスや硬膜下血腫などを見落とす危険性が高まる **図6**．

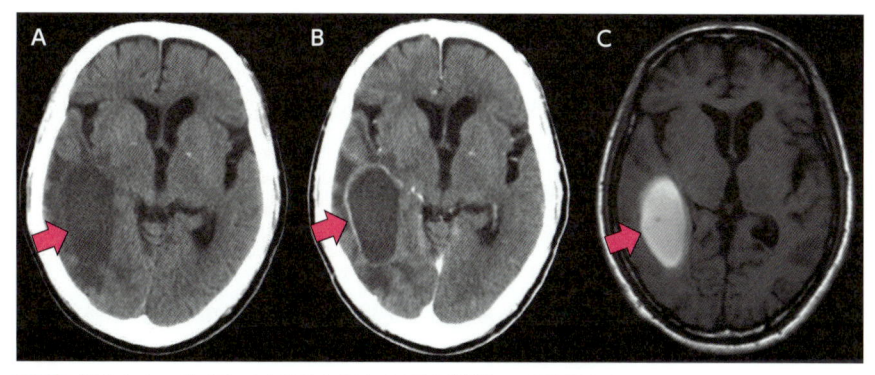

図5 紛らわしい頭部 CT 所見を呈した亜急性期の皮質下出血

右側頭葉皮質下に低吸収値を呈する占拠性病変があり，周囲の浮腫や圧排をきたしている（A, →）．ヨード造影投与後には辺縁にリング状の造影効果（B, →）が認められ，一見すると，脳膿瘍や転移性脳腫瘍などに類似する．しかしながら，MRI T1WI では全体に著明な高信号（C, →）を呈していることから，細胞外メトヘモグロビンを主体とした亜急性期の皮質下出血と診断された．

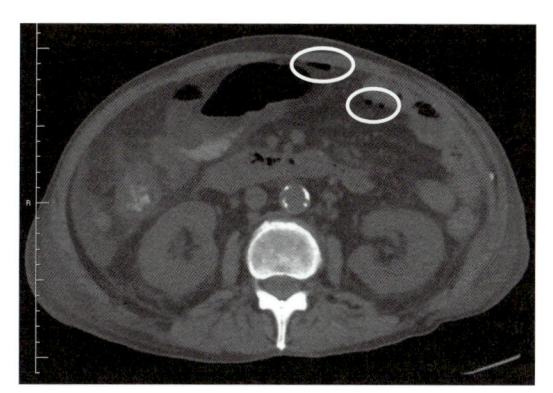

図6 腹部 CT による腹腔内遊離ガスの検出

S 状結腸の憩室が穿孔した症例．単純 X 線写真では検出が難しい少量の腹腔内遊離ガスが描出されている．

【MRI】

Ⓐ MRI の概要

　医療用の MRI は生体内に存在する水素原子（プロトン）に特有の周波数の電磁波を照射し，電磁波とプロトンの相互作用である核磁気共鳴現象を利用している画

像検査である．CT と同様に形態変化を捉えることを主な目的としており，多彩な撮像法に基づく軟部組織の高いコントラスト分解能を有することから，認知症の形態画像診断の中心を担っている．MRI から得られる脳萎縮および信号変化の情報は認知症の鑑別診断を行う際に有用な情報を提供しうる[5]．ただし，撮像時間が比較的長いことや体内金属を有す

表1 基本的な MRI 撮像法

- T1WI
- T2WI
- FLAIR
- T2*WI
- DWI
- Time of flight MRA
- ガドリニウム造影 T1WI

る場合は検査実施が困難なことがあるため，安静保持，禁忌事項の有無を含めた検査前の確認が必須である．

Ⓑ MRI の基本的な撮像法

MRI の基本的な撮像法として，T1 強調像（T1-weighted image: T1WI），T2 強調像（T2-weighted image: T2WI），FLAIR 像（fluid attenuated inversion recovery: FLAIR），T2*強調像（T2*-weighted image: T2*WI），拡散強調像（diffusion-weighted image: DWI），MR angiography（MRA）が普及している．脳萎縮の視覚的評価および画像統計解析には gradient echo 法による 3 次元 T1 強調像（three-dimensional T1WI: 3DT1WI）の使用が推奨される．髄膜炎，悪性腫瘍，脳血管炎のような病態は非造影 MRI による病変の検出が困難なことが多いため，ガドリニウム造影剤投与後の T1WI，FLAIR も考慮される．基本的な MRI 撮像法を 表1 に記載する．

Ⓒ MRI 検査プロトコルの構築

前述した通り，認知症の原因となる病態は神経変性疾患，脳血管障害，脳腫瘍，感染症，内分泌・代謝疾患，外傷，特発性正常圧水頭症など非常に多岐にわたる．自ずとその背景となる病理学的変化も組織の脱落，変性，血管障害，腫瘍細胞浸潤など多彩であることから，通り一遍の MRI 検査を実施しても異常所見を検出できるとは限らない．診断に寄与しうる異常所見の検出には病態に応じた MRI 撮像法の実施が必要になる．

神経変性疾患の診断は脳の萎縮パターンの検出が最も重視されることから，3DT1WI の実施が欠かせない．一方，脳血管障害の診断は信号変化の検出が重視されることから，T2WI，FLAIR に DWI，T2*WI/susceptibility-weighted imaging（SWI）や T1WI を組み合わせる．クロイツフェルト・ヤコブ病（Creutzfeldt-Jakob disease: CJD），神経核内封入体病（neuronal intranuclear inclusion disease:

表2 認知症診断用の MRI 検査プロトコルの例示

MRI 撮像法	使用目的
3DT1WI	多段面再構成の手法を用いて，多方向からの観察により脳萎縮の有無を評価する．また，VSRAD をはじめとした voxel-based morphometry の実施に必要である．
DWI	急性期梗塞に加え，クロイツフェルト・ヤコブ病，神経核内封入体病，神経軸索スフェロイド形成を伴う遺伝性びまん性白質脳症などによる特徴的な信号変化の検出に用いる．
T2WI	虚血，梗塞，グリオーシス，浮腫などの検出に用いる．脳脊髄液に接する部位の検出力は FLAIR に劣るが，視床，脳幹，小脳の小病変の検出に優れる．
FLAIR	T2 FLAIR は大脳皮質，脳室周囲など脳脊髄液に接する部位の病変検出に優れる．
T2*WI/SWI	他の撮像法では評価が困難な微小な出血，鉄沈着など磁化率変化を呈する病態の検出．

NIID），神経軸索スフェロイド形成を伴う遺伝性びまん性白質脳症（hereditary diffuse leukoencephalopathy with spheroid: HDLS），一部の脳炎や脳症では DWI が特徴的な信号変化を検出しうる．頭部 MRI の実施がスクリーニング目的だとしても，種々の病態をある程度は検出が可能な MRI 検査プロトコルを構築すべきである **表2**．

レカネマブ投与開始前の MRI 検査では，禁忌事項である「血管原性脳浮腫」，「5個以上の脳微小血」，「脳表ヘモジデリン沈着症」また「1 cm を超える脳出血」の除外が必要になる（https://www.pmda.go.jp/PmdaSearch/iyakuDetail/GeneralList/1190408）．投与開始後に発症しうるアミロイド関連画像異常（amyloid-related imaging abnormalities: ARIA）はレカネマブ投与続行の可否を決定する非常に大きな要因であるため，極力見落としを避けるべきである．ARIA は脳浮腫，浸出液を反映する ARIA-E，脳実質内の出血，脳表ヘモジデリン沈着を反映する ARIA-H に分類され，それぞれの検出には FLAIR および T2*WI/SWI が欠かせない．しかしながら，程度が軽い ARIA-E，ARIA-H の検出は容易ではなく，程度が軽い病変の場合，40％程度の見落としがあったと報告されている[6]．見落としを防ぐには投与開始前の MRI 検査との比較が有用であるため，推奨された撮像条件の FLAIR や T2*WI/SWI を含めた MRI 検査プロトコルを変更せずに投与前後に続行することが要求される[7]．

D MRI による画像診断のポイント

虚血や梗塞，グリオーシス，浮腫，脱髄，炎症など多くの病態が T2 延長をきたすため，T2WI や FLAIR での評価が基本となる．FLAIR は脳脊髄液の信号を抑制することから，大脳皮質など脳脊髄液に接する領域の病変の検出に最も適してい

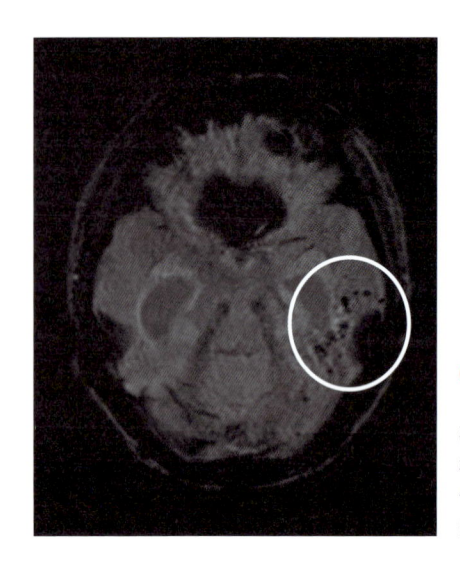

図7 SWI による静脈性梗塞に伴う出血の検出

硬膜動静脈瘻により左側頭葉を中心に静脈性梗塞をきたした症例. SWI では多発する小さな低信号域が描出されており, 静脈うっ血に伴う出血が考えられる（○）.

る. 優れた撮像法であるが, 視床, 脳幹の小病変の検出に関しては T2WI よりもコントラストが劣ることがあるため, T2WI と FLAIR を組み合わせた画像診断が欠かせない. T2WI と FLAIR は多くの病変の検出に有用であるが, これらの turbo spin echo 法に基づく撮像法は出血をはじめとした金属沈着への感度が高いとはいえないことから, 脳アミロイドアンギオパチー（cerebral amyloid angiopathy: CAA）や ARIA に伴う脳微小出血, 脳表ヘモジデリン沈着の検出には $T2^*WI$ や磁化率強調像（susceptibility-weighted image: SWI）による評価が必要になる[8]. 特に SWI は高い磁化率変化への感度および高い空間分解能を兼ね備えており, 脳微小出血のような小病変のみならず動脈内の血栓/塞栓や静脈うっ滞の検出に優れている **図7** [9,10].

spin echo 法の T1WI は脳萎縮の評価に用いられる. 加えて, 石灰化やマンガンなどの金属沈着に加え, 一部の神経変性が高信号として描出されることがあり, 診断に寄与しうる[11].

一方, 脳萎縮の評価には良好な灰白質/白質のコントラストおよび高い空間分解能を有する gradient echo 法による 3DT1WI が最も適している. 代表的な撮像法として MPRAGE（magnetization prepared rapid acquisition with gradient echo）, 3DT1TFE（turbo field echo）, 3DSPGR（spoiled gradient echo）などが使用されている. これらの 3D 法は通常の T1WI と異なり, 1 mm 程度の薄いスライス厚で全脳を撮像する. MPR の手法を組み合わせることにより, 横断, 矢状断, 冠状断と

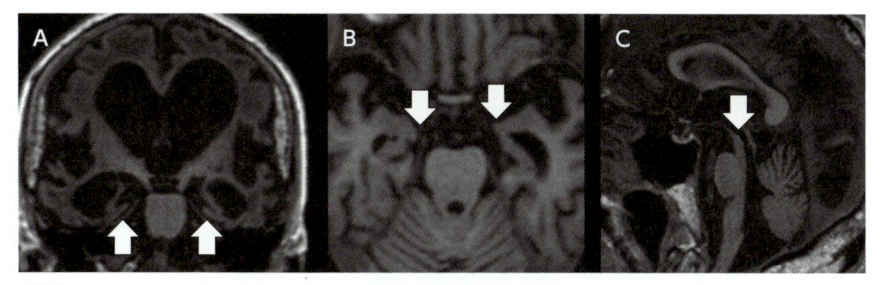

図8 MRI による神経変性疾患に特徴的な脳萎縮の検出

3DT1WI およびその再構成像により，進行した AD における海馬，海馬傍回優位のびまん性脳萎縮（A，→），AGD における迂回回の非対称性萎縮（B，→），PSP における中脳被蓋の萎縮（C，→）が明瞭に描出されている.

異なる断面の画像を得ることができる. 神経変性疾患は海馬をはじめとした辺縁系，側頭葉のみならず前頭葉，頭頂葉，基底核，視床，脳幹とさまざまな部位が障害されるため，3DT1WI およびその再構成画像が脳萎縮分布の評価に最も適している **図8**. 特に嗅内野，迂回回，乳頭体，上小脳脚のような小構造の評価は通常のT1WI では難しいため，3DT1WI および 1〜2 mm スライス厚の再構成画像がこれらの評価に欠かせない **図9**. 3DT1WI は VSRAD をはじめとした画像統計解析にも利用可能であることから，脳萎縮の評価を行う際には積極的に撮像すべきである.

　DWI は生体内での水分子の拡散現象を画像化しており，動きの大きな病変は低信号，小さな病変を高信号として描出する. 通常の T2WI や FLAIR では検出が容易ではない皮質微小梗塞に加え，CJD, NIID, HDLS, 進行性多巣性白質脳症（progressive multifocal leukoencephalopathy: PML）といった種々の病変が DWI で特徴的な高信号を呈する **図10**. 単純ヘルペス脳炎，細菌性やクリプトコッカス髄膜炎といった感染症も DWI における高信号が診断に寄与しうる[12]. また，DWI の信号変化とみかけ上の拡散係数（apparent diffusion coefficient: ADC）を組み合わせることにより，細胞性浮腫や細胞密度という観点での病変の性状評価も可能になる. CAA 関連炎症や ARIA-E も重篤な場合は認知機能低下などの症状をきたしうるが，これらの病態は血管原性浮腫を特徴とするため，T2WI や FLAIR に加え，DWI, ADC を組み合わせた評価を行う. DWI は脳血管障害の画像診断で頻用されているが，認知症の診断においても欠かすことができない MRI 撮像法の 1 つである.

　サイズの大きな腫瘍と異なり，粟粒転移や髄膜播種のような小病変の検出にはガドリニウム造影剤が必須となる. 従来は spin echo 法の T1WI もしくは gradient

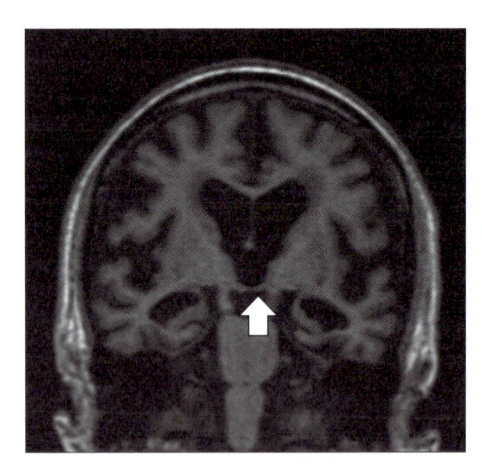

図9 海馬硬化に伴う非対称性の乳頭体萎縮の検出

1mm厚で再構成した3DT1WIの冠状断像により，海馬硬化に伴う左側優位の乳頭体萎縮が明瞭に描出されている（→）.

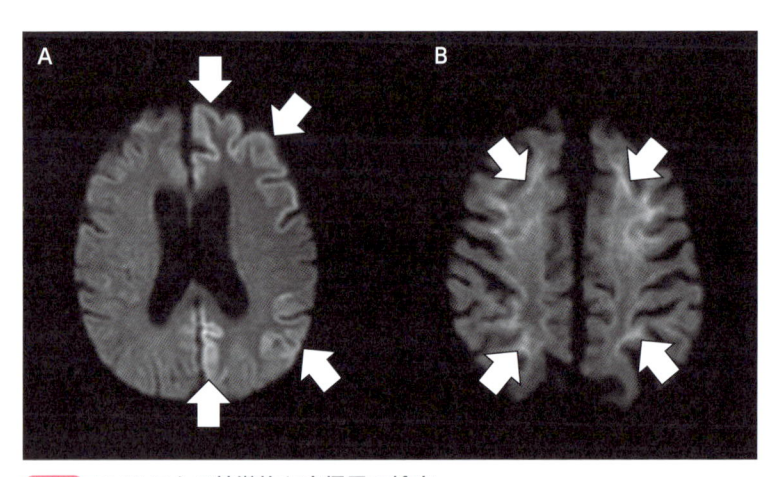

図10 DWI による特徴的な高信号の検出

CJD では左前頭葉，左頭頂葉，左帯状回を中心とした大脳皮質の高信号域が描出されている（A，→）．一方，NIID では両側前頭葉や頭頂葉の皮質下に多発する高信号域が描出されている（B，→）．いずれも診断的価値が高い画像所見である.

echo 法の 3DT1WI が使用されてきたが，近年は variable flip angle turbo spin echo 法の普及が進んでおり，より小さな脳転移の検出に用いられている **図11** [13]．一方，髄膜播種や髄膜炎に関してはガドリニウム造影剤投与後の FLAIR がその検出に非常に有用であり，通常の造影 T1WI では困難な病変を検出しうる **図12** [14]．小さな脳転移や髄膜播種は周囲の浮腫や圧排などの間接所見が乏しいため，ガドリニウム造影剤投与および 3DT1WI や FLAIR の撮像を考慮すべきである.

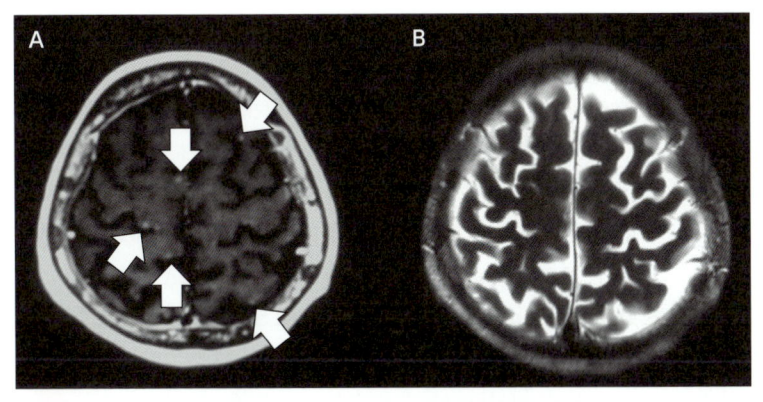

図11 ガドリニウム造影 3DT1WI による粟粒転移の検出

variable flip angle turbo spin echo 法によるガドリニウム造影 3DT1WI は両
側前頭葉や頭頂葉の皮質に複数の小さな脳転移を描出している（A, →）. 病変が
小さいことや脳浮腫が非常に乏しいため, T2WI では病変の存在を把握すること
は困難であった（B）.

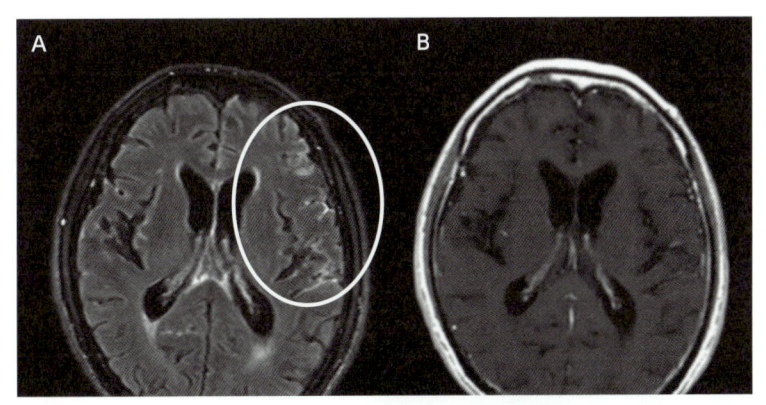

図12 ガドリニウム造影 FLAIR による癌性髄膜炎の検出

脂肪抑制を併用したガドリニウム造影 FLAIR は左弁蓋を中心とした軟膜に沿った
増強効果を描出しており, 癌性髄膜炎の診断が可能である（A, ○）. 一方, 通常
のガドリニウム造影 T1WI では軟膜に沿った造影効果の検出が困難である.

Ⓔ 特殊な MRI 撮像法の解説

　種々の特殊な撮像法を用いて, 前述した一般的な撮像法では検出が困難な形態や
機能変化を捉える試みがなされている. ここでは代表的な撮像法をいくつか紹介す
る.

SWIは一般的なT2*WIのように磁化率効果によるT2*信号減衰を単純に画像化したものではなく，信号強度に位相情報を乗じて画像コントラストを強調した撮像法である[15]．3D法で撮像するため，磁化率変化への鋭敏さのみならず空間分解能の点でもT2*WIを上回っている．磁化率変化に鋭敏であり空間分解能が高いことから，微細な出血，鉄沈着やうっ血した静脈血の検出など種々の病態の評価に用いられている．SWIや類似したMRI撮像法は神経変性疾患における鉄沈着の検出に用いられており，多系統萎縮症（multiple system atrophy：MSA）の被殻病変や筋萎縮性側索硬化症（amyotrophic lateral sclerosis：ALS）の中心前回皮質病変において特徴的な異常信号が報告されている[16,17] **図13**．

物質は外部磁場に対して磁気的反応を示すが，その際，磁界内における物体の磁化と磁界の強さから算出されるのが，磁化率である．磁化率は生体組織の組成に影響されるため，磁化率は組織の状態を反映するバイオマーカーとなりうる指標である．従来のT2*WIやSWIは磁化率変化を鋭敏に検出するMRI撮像法であるが，定量的な評価ができないことが欠点であった．定量性の向上やアーチファクトの克服のために開発されたのが定量的磁化率マッピング（quantitative susceptibility mapping：QSM）である．QSMは周波数分布が磁化率分布とdipole kernelの重畳積分で表されることを利用し，3D gradient echo法などで計測された周波数マップから逆問題解法で磁化率マップを計算している．従来のMRIでは定量的評価が困難であった生体内の磁化率を測定することが可能であり，脳微小出血や静脈の描出のみならずAD，ALS，パーキンソン病（Parkinson's disease：PD）のような神経

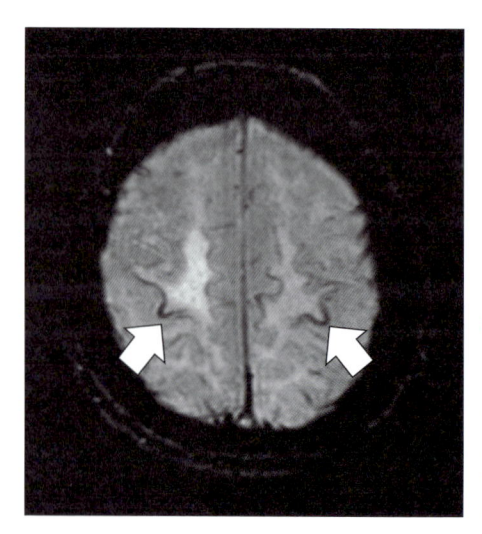

図13 TDP-43 proteinopathyにおける中心前回皮質の鉄沈着の検出

SWIでは両側の中心前回に皮質の後縁に沿った低信号域が認められる（→）．motor band signと呼称されている診断的価値の高い特徴的な画像所見である．

変性疾患における鉄沈着の評価や酸素摂取率の算出など多岐にわたる研究が行われている[18-20].

3T など高磁場 MRI では従来の 1.5T MRI よりも脳組織の T1 緩和時間が延長することにより，脳組織の信号が T1WI にて信号が低下する．一方，神経メラニンは金属と結合すると常磁性体となることから，T1 緩和時間が短縮する．この現象を利用して，最適化された高分解能の T1WI を撮像することにより神経メラニンの評価が可能になる．神経メラニンは黒質緻密部のドパミン作動性神経細胞や青斑核のノルアドレナリン作動性神経細胞の細胞体の中に存在する．これらの神経核は PD で障害されることがよく知られているが，AD においても早期から青斑核の神経細胞にタウが出現しうるため，神経メラニン画像を用いた評価が行われている[21,22]．特に，DLB や PD のように特徴的な脳萎縮や信号変化を呈さない病態では非侵襲的に黒質変性を検出する撮像法が診断の一助になりうる．

MRI には先行パルスとして反転回復（inversion recovery: IR）パルスを用い，ある特定の組織を抑制しコントラストを強調する技術があり，日常臨床で頻用される FLAIR が最も代表的な MRI 撮像法である．この IR パルスを 2 種類使用し，2 種類の組織の信号を抑制する MRI 撮像法が double inversion recovery 法（DIR）である．中枢神経における DIR は主に脳脊髄液と白質を同時に抑制し灰白質を高信号にすることでコントラストを向上させる．また，3D 撮像法を組み合わせることにより空間分解能が向上するため，皮質微小梗塞や多発性硬化症の小さなプラークといった小病変の視認性が向上する[23,24].

MRI には動脈血への磁気的なラベリングを利用して脳血流を描出する技術があり，arterial spin labeling 法（ASL）とよばれている．造影剤や放射性同位体を使用しないことから，非侵襲的に脳の灌流状態を評価することが可能である．ASL は脳梗塞，脳血管攣縮といった脳血管障害や脳腫瘍に加え，AD や前頭側頭葉変性症（frontotemporal lobar degeneration: FTLD）を含めた神経変性疾患における脳血流の変化を検出することが可能である[25,26]．pseudo-continuous ASL の手法に拡散傾斜磁場を印加し，血管と組織の信号比を求めることにより血液脳関門（BBB）の透過性を推測する手法として，diffusion-prepared ASL（DP-ASL）が提唱されている．AD に関与しうる病態として，アミロイド，タウのような蓄積蛋白のみならず BBB の障害も想定されている．高血圧，糖尿病のような血管危険因子による脳血流，Aβ クリアランスなどの減少が神経血管ユニットの障害を引き起こし，低酸素状態，BBB の破綻，神経毒の産生，神経炎症の惹起を経て，神経変性に至る，という仮説が立てられている．従来のガドリニウム造影剤によるダイナミック造影 MRI

と比較して，BBB を通過可能かつ低分子の水のプロトンを内因性トレーサーとして用いているため，AD などによる微細な変化の検出に有用性が期待されている[27]．

【核医学検査】

Ⓐ 核医学検査の概要

核医学検査は特定の組織への結合性が高い放射性同位体で標識されたトレーサーを投与し，体内から放出されるガンマ線を検出器で受け取った後に画像化する画像検査である．このように体内に投与した放射性同位体から放出される放射線を画像化する検査法はシンチグラフィとよばれる．単一光子放出核種（^{99m}Tc，^{123}I，^{111}In など）を用いて断層像を得る SPECT，陽電子放出核種（^{18}F，^{11}C など）を用いて断層像を得る PET に分類される．脳血流，心臓交感神経，ドパミントランスポーター，糖代謝，アミロイド，タウをはじめとした生体内の生理学的・生化学的機能を画像化することにより病態の評価を行うため，CT，MRI では得られ難い脳機能や蓄積蛋白といった観点での情報を得ることができる．また，SPECT–CT や PET–CT の普及が進んでいることから，付随した CT を利用すれば形態変化の情報もある程度入手することができる．

CT や MRI では得難い情報を得ることができ，変性性認知症の鑑別や病態の評価を中心に大きな力を発揮する．しかしながら，投与後の待機時間や撮像時間が比較的長いトレーサーが存在することや検査費用が高額であることを理解した上で検査実施の可否を考慮すべきである．

Ⓑ 主要な SPECT

a）脳血流 SPECT

脳血流 SPECT のトレーサーとして^{99m}Tc–ECD，^{123}I–IMP が主に用いられている．^{99m}Tc–ECD は半減期が約6時間と短いことから後述する^{123}I–IMP よりも投与量を多くすることが可能であり，高い空間分解能を有する脳血流画像を得ることができる．空間分解能が高いことから，基底核，視床，脳幹のような構造の評価に適している．また，投与後早期に脳内の分布が固定されることから，投与後ならば鎮静剤の影響を受けにくいという特徴がある．そのため，事前に^{99m}Tc–ECD を投与しその後に鎮静すれば，使用した薬剤や鎮静の影響を受けないスナップショットとしての検査実施が可能である．^{123}I–IMP は半減期が約13時間と長いことから投与量が少なくなるため，^{99m}Tc–ECD よりも空間分解能が低い脳血流画像となる．その一

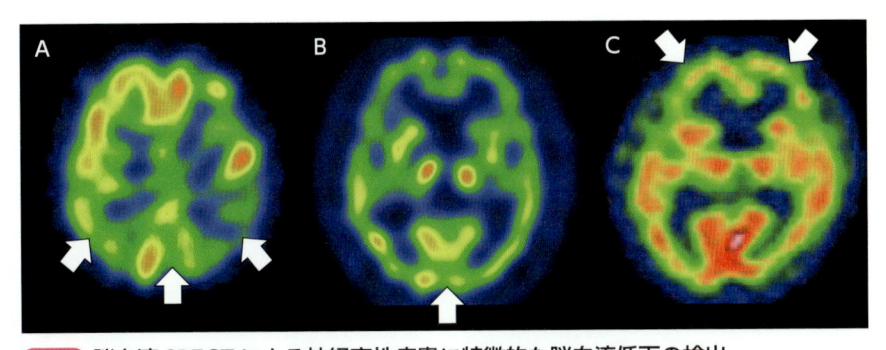

図14 脳血流 SPECT による神経変性疾患に特徴的な脳血流低下の検出

脳血流 SPECT (A: ^{123}I-IMP, B・C: ^{99m}Tc-ECD) は AD に特徴的な楔前部, 両側頭頂葉 (A, →), DLB に特徴的な両側後頭葉 (B, →), FTLD-TDP に特徴的な両側前頭葉 (C, →) の血流低下を検出している.

方, 脳への取込率が高血流領域も含めて高いことから, より正確な脳血流変化の検出に適している. 動脈採血法による定量的評価に優れており, 薬剤負荷試験に用いられる.

　神経変性疾患は病態ごとに障害される部位に差異があることから, 疾患ごとに特徴的な脳血流変化をきたしうる **図14** . それゆえ, 脳血流 SPECT を用いて特徴的な脳血流変化を検出することが重視されている. ただし, 視覚的評価を行う際には, それぞれの薬剤における生理的な集積パターンは異なることを理解しておく必要がある. 世界的に使用されている statistical parametric mapping (SPM) に加え, easy Z score imaging system (eZIS), three-dimensional stereotactic surface projections (3D-SSP) による画像統計解析を用いれば脳血流変化の客観的な評価が可能となる **図15** [28,29]. 疾患の種類によるが, 脳血流 SPECT は MRI よりも高い感度で病態に関連した異常所見を検出しうる. 臨床診断例の検討では脳血流 SPECT のほうが MRI よりも AD に関連した異常所見をより高い感度で診断可能であったと報告されている[30].

b) 心臓交感神経シンチグラフィ

　心臓交感神経の評価には[123]I-MIBG が用いられている. ^{123}I-MIBG は心臓交感神経終末のノルアドレナリン再摂取機構を介して主としてノルアドレナリン貯蔵顆粒に取り込まれることから, 心臓交感神経終末の障害を可視化している. 心臓交感神経の変性を可視化する手段は乏しく, 非常に価値の高い唯一無二の画像検査と言っても過言ではない. 視覚的な評価に加え, 心臓と縦隔の MIBG 集積の比率を測定した心縦隔比 (heart-to-mediastinum ratio: H/M), 洗い出し率による定量的評価が

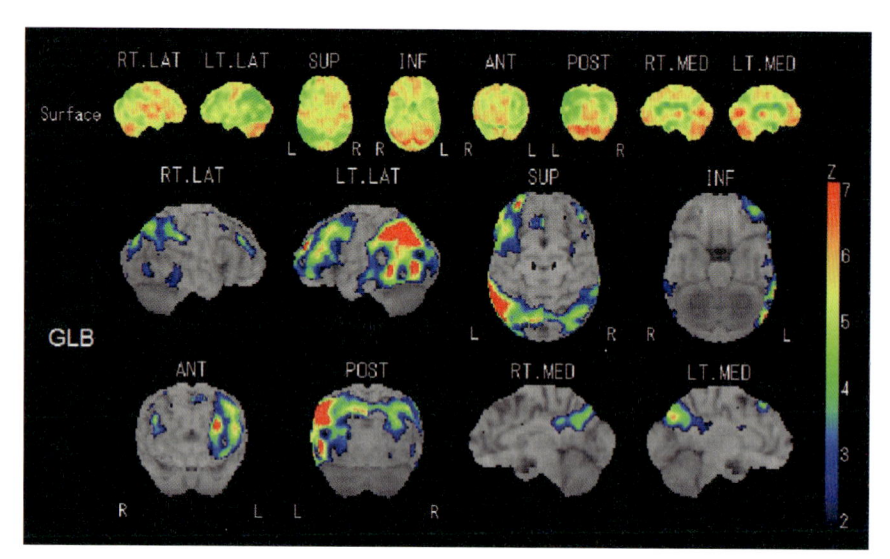

図15 3D-SSP による脳血流変化の客観的な評価

3D-SSP は AD における後部帯状回，楔前部，両側の側頭頭頂葉，前頭葉の血流低下を z 値の上昇として客観的に検出している．

行われている．

　心臓交感神経の障害はレビー小体病に特徴的であり，心臓の MIBG 集積低下は病理学的変化を反映した画像所見と考えられている．病理学的診断がなされた症例群の検討では早期の H/M は感度 70%，特異度 96.2%，後期の H/M では感度 80%，特異度 92.3%でレビー小体病理の存在を検出したと報告されている[31]．DLB，PD を含めたレビー小体病では心臓交感神経の変性により心臓の MIBG 集積は低下するが，PSP をはじめとした他のパーキンソン症候群は心臓交感神経が障害されないために MIBG 集積が保たれる．それゆえ，^{123}I-MIBG はこれらの病態の鑑別において非常に特異的な情報を提供しうる **図16**．

　また，DLB と心臓交感神経が障害されない AD との鑑別においても診断能が検討されており，H/M を用いた検討では感度は 68.9%，72.4%とやや低いものの，特異度は 89.1%，94.4%と高い診断率が報告されている[32,33]．このように心臓交感神経の障害はレビー小体病に特異的であることから，後述するドパミントランスポーターSPECT とともに DLB の臨床診断基準において指標的バイオマーカーに位置づけられている[34]．注意点として，心不全，心筋症などの心疾患やレセルピン，三環系抗うつ薬といった薬剤が心臓の MIBG 集積低下の原因になりうることである．

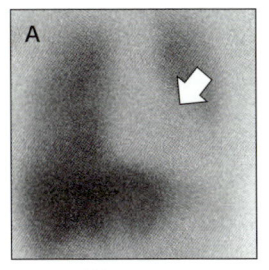
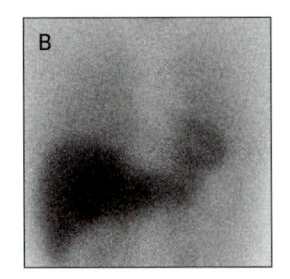
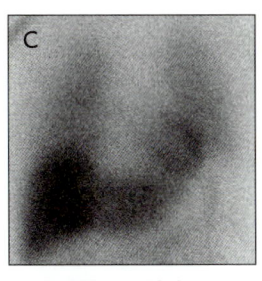

図16 ¹²³I-MIBG 心臓交感神経シンチグラフィによる心臓交感神経障害の検出

¹²³I-MIBG 心臓交感神経シンチグラフィは PD における心臓交感神経の障害を心臓の集積低下として明瞭に検出している（A，→）．一方，MSA（B），PSP（C）では心臓の集積は保たれており，心臓交感神経が保たれていることが示唆される．

c）ドパミントランスポーター SPECT

ドパミントランスポーターの評価には¹²³I-FP-CIT が用いられている．¹²³I-FP-CIT は黒質線条体ドパミン神経終末部のドパミントランスポーターに高い親和性で結合することから，ドパミン細胞節前線維の脱落，変性を可視化した画像所見を得ることができる．線条体の形態から「正常」，「eagle wing」，「mixed type」，「egg shape」，「burst striatum」に区分する視覚的評価法に加え，線条体における特異的結合比（Specific Binding Ratio: SBR）が定量的評価法として用いられている[35,36]．DLB，PD を含めたレビー小体病や PSP をはじめとしたパーキンソン症候群では黒質が障害されるため，ドパミントランスポーター SPECT において線条体の集積に異常が出現する **図17**．その一方，本態性振戦，薬剤性パーキンソニズム，血管性パーキンソニズムでは黒質線条体ドパミン神経が障害されないため，ドパミントランスポーター SPECT はこれらの病態とパーキンソン症候群の鑑別に非常に有用である．PD の診断基準を満たすものの黒質線条体ドパミン機能の異常が認められない状態である SWEDDs（Scans Without Evidence of Dopamine Deficit）が見出されたことは臨床症状のみでは評価し難い症例の診断におけるドパミントランスポーター SPECT の有用性を反映している[37]．加えて，AD と DLB の鑑別においても有用であり，SBR を用いた検討では感度 88.2%，特異度 88.9% と報告されている[33]．

一方，パーキンソン症候群はいずれも線条体の集積低下および SBR 低下をきたすことから，ドパミントランスポーターのみでの鑑別は困難である．また，FTLD の一種である TDP-43 proteinopathy や microtubule-associated protein tau 遺伝子異常でもドパミントランスポーター SPECT の異常所見が報告されている[38,39]．ドパミントランスポーター SPECT は病態の評価に有用な情報を提供しうる画像検

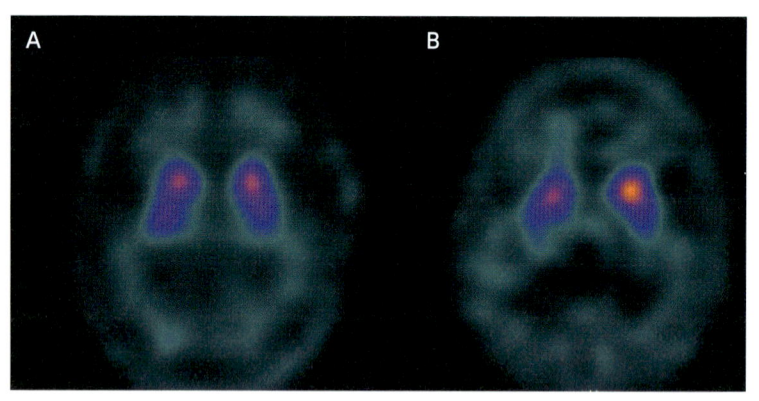

図17 ドパミントランスポーター SPECT によるドパミン細胞節前線維の障害の検出

DLB（A），PSP（B）いずれの症例も両側線条体に被殻優位の低下があり，ドパミン細胞節前線維の障害が示唆される．診断的価値が高い画像所見だが，特異性は乏しいため，これらの病態の鑑別には使用し難い．

査であることに異論はないが，所見の解釈に関しては注意を要する．

C 主要な PET

a）糖代謝 PET

^{18}F-FDG はブドウ糖と同様に神経細胞内に取り込まれるものの代謝を受けずに細胞内に蓄積されることを利用して，神経細胞の糖代謝を画像化している．PET は SPECT よりも空間分解能が高いことが大きな利点の 1 つであるが，半導体検出器の導入により空間分解能の向上はさらに進んでいる．

脳血流 SPECT と比較して，糖代謝 PET は空間分解能が高く，基底核，視床，脳幹のような構造の評価に適している．PSP，MSA，大脳皮質基底核変性症（corticobasal degeneration: CBD）をはじめとしたパーキンソン症候群は中脳，被殻，橋といった領域が障害されるが，FDG-PET は各疾患に特徴的な特徴的な障害部位の検出が可能である[40]．糖代謝 PET と脳血流 SPECT の診断率に関しては，アルツハイマー型認知症を対象に ^{18}F-FDG 糖代謝 PET と ^{99m}Tc-HMPAO 脳血流 SPECT を比較した研究が行われている[41]．側頭頭頂葉，後部帯状回の異常に関しては両検査とも検出可能であった．しかしながら，糖代謝 PET のほうが集積低下をより明瞭に描出し，アルツハイマー型認知症と健常者の鑑別ではより安定した結果を得ることができた，と報告されている．

JCOPY 498-42822

後部帯状回や側頭葉などの糖代謝低下は AD の画像診断を行う上で非常に重視されている所見である．しかしながら，アミロイド陰性である suspected non-AD pathophysiology（SNAP）や海馬硬化でも紛らわしい所見を呈しうる[42,43]．また，CJD でも AD に類似する糖代謝低下を示すことがあるため，糖代謝 PET 単独ではなく MRI と併せた総合的な評価を心がけるべきである[44]．

認知症の画像診断における糖代謝 PET の有用性は大変期待されるところである．しかしながら，認知症の診断目的での糖代謝 PET は保険適用外であるため，日常臨床では実施が困難であることが最大の問題点である．

b）アミロイド PET

アミロイド PET のトレーサーはアミロイドの組織染色に用いられているコンゴーレッドやチオフラビン T に類似した化合物により構成されている．トレーサーの開発により，実験動物や死後脳の病理学的検索に限られていた生体内のアミロイドβ（Aβ）の非侵襲的な評価が可能になった．病理学的所見との対比から老人斑のステージング（Consortium to Establish a Registry for Alzheimer's Disease: CERAD）では CERAD B 以上，Aβ のステージング（Thal）では Thal 4 以上の検出が可能であることが判明している[45-47]．研究目的で最も普及しているのはピッツバーグ大学で開発された Pittsburgh Compound-B（PiB）であり，集積の感度・特異性ともに優れている[48]．ただし，^{11}C 製剤であるため，半減期が約 20 分と非常に短いという問題点がある．また，保険が適用されない点も日常臨床での使用に大きな制限となるため，サイクロトロンを有する専門施設が専ら研究に使用している．アミロイド PET の実施に関しては保険適用できないことが最大の制限であったが，2023 年 12 月以降はレカネマブ投与の要否を判定する際には ^{18}F 製剤である Florbetapir および Flutemetamol は保険適用となった．

アミロイド PET による脳内の Aβ の有無の判定は視覚的に行われるが，トレーサーごと（Florbetapir, Flutemetamol）に異なる表示条件，判定基準が定められているため，それに準拠して実施しなければならない．研究面では視覚判定のみならず定量的評価も実施されている．従来から用いられているのは standard uptake value ratio（SUVR）であり，関心領域の放射線量を参照領域の放射線量で除した簡易的な指標である．これに加えて，近年，Centiloid scale が新たな指標として台頭している[49]．これはトレーサーや施設間の差を代償するために開発された指標であり，同一被検者を異なるトレーサー（^{11}C-PiB と ^{18}F 製剤）で撮像したデータセットに特定の関心領域を組み合わせることにより，トレーサー間での SUVR の差異を補正して算出している．現在，国内では AMYclz, VizCalc, Amyquant, BRAIN-

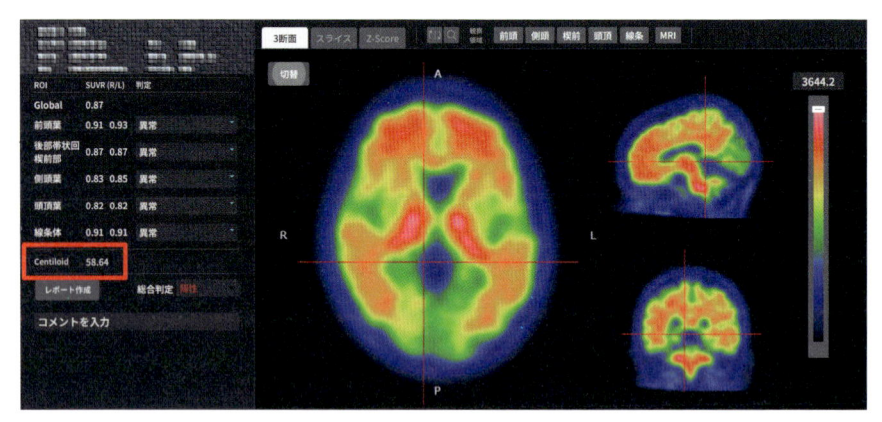

図18 BRAINEER Model A 解析画面
BRAINEER Model A は Florbetapir および Flutemetamol の 2 剤に対応可能な国内唯一の医療機器プログラム（2024 年 6 月執筆時点）であり，簡便な操作での Centiloid scale，各領域の SUVR，z 値の測定に加えて，カラースケールおよび輝度の自動調整や横断，矢状断，冠状断での視覚的な観察にも使用できる多機能的なソフトウェアである．

EER Model A などによる Centiloid scale の定量が可能であり，一部のソフトウェアは世界的に用いられている CapAIBL との一致性が高いことが報告されている**図18**[50]．Centiloid scale は脳内における Aβ の蓄積量を推測することが可能であり，視覚判定を行う際の一助にもなりうる有用な指標である．しかしながら，10〜40 の間では視覚判定が困難な症例が含まれるため，Aβ の有無を決定する確定的な閾値は定められていない．

　アミロイドはタウとともに AD の病理学的変化の根幹となる病態であることから，アミロイド PET による生体内の Aβ 検出は AD の診断や病態の評価において非常に重視されている画像検査の一つである[51]．2023 年に発表された meta-analysis では，AD の診断におけるアミロイド PET の診断能は感度 90%，特異度 80% と高い診断率が報告されている[52]．

c）タウ PET

　AD における NFT は高度にリン酸化されたタウ蛋白が神経細胞質内で凝集した状態であり，アミロイド凝集体である SP とともに主要な病理学的所見と見なされている．タウ凝集体の濃度が低く細胞内に位置することや種々のアイソフォームが存在することなどの要因のため，その画像化は容易ではなかった[53]．しかしながら，2010 年代前半から量子科学技術研究開発機構（旧放射線医学総合研究所）が開発した[11]C-PBB3，シーメンス社が開発した[18]F-AV1451，東北大学が開発した[18]F-

THK5117, ^{18}F-THK5351 といった第1世代のタウ PET トレーサーが複数発表された．これらは生体内における NFT の可視化に成功したものの，モノアミン酸化酵素 B（MAO-B），脈絡叢など種々の off-target binding の存在や不十分な画質という課題が残った[54,55]．2010 年代後半からは off-target binding が少なく，NFT に高い特異性および結合性を有する第二世代タウ PET トレーサーとしてメルク社の ^{18}F-MK6240，ロッシュ社の ^{18}F-RO948 などの開発が進んでいる[56,57]．これらの第二世代タウ PET トレーサーは第一世代よりも AD 連続体における NFT の分布をより明瞭に検出することが報告されている[58]．

量子科学技術研究開発機構が開発した PBB3 シリーズは NFT のみならず，PSP，CBD のタウにも集積することが病理診断例の検討から判明しており，4-repeat tauopathy の診断への有用性が期待される[59,60]．

タウ PET は形態変化が明確ではない時点でも異常を検出しうるため，臨床診断の難しい症例では実施が望まれる画像検査であるが，現時点では保険適用外である．

d）その他の PET

新規のトレーサーである ^{18}F-SPAL-T-06，^{18}F-ACI-12589 は MSA の被殻，橋，中小脳脚や小脳白質病変に一致した集積や autoradiography の所見から生体内におけるα-シヌクレインの検出に成功したと報告されている[61,62]．

タウ PET トレーサーとして開発された ^{18}F-THK5351 はその後の検討により，MAO-B 阻害薬であるセレギリンの投与後にトレーサーの集積が著しく低下することから MAO-B への結合が画像所見に強く影響していることが判明した[63]．^{18}F-THK5351 の集積は NFT のみならずアストログリオーシスも併せて反映していることから，アストログリオーシスをより選択的に検出する ^{18}F-SMBT-1 が開発されており，生体内における神経炎症の評価に有用性が期待されている[64]．

【画像解析法】

Ⓐ 関心領域法

医療用の画像検査は専ら視覚的に評価されるが，視覚に依存した評価は定性的・主観的になる傾向が強く，観察者の習熟度によっては微細な変化を見落とす危険性がある．そのような問題点を補完し，より定量的・客観的な評価を行うために画像から抽出したデータを数学的に解析する手法が研究されている．

形態画像や機能画像の特定の部位に関心領域を設定し，同部位を測定する関心領域法が最も基本的な方法である．関心領域を設定するためには病態に即した仮説が

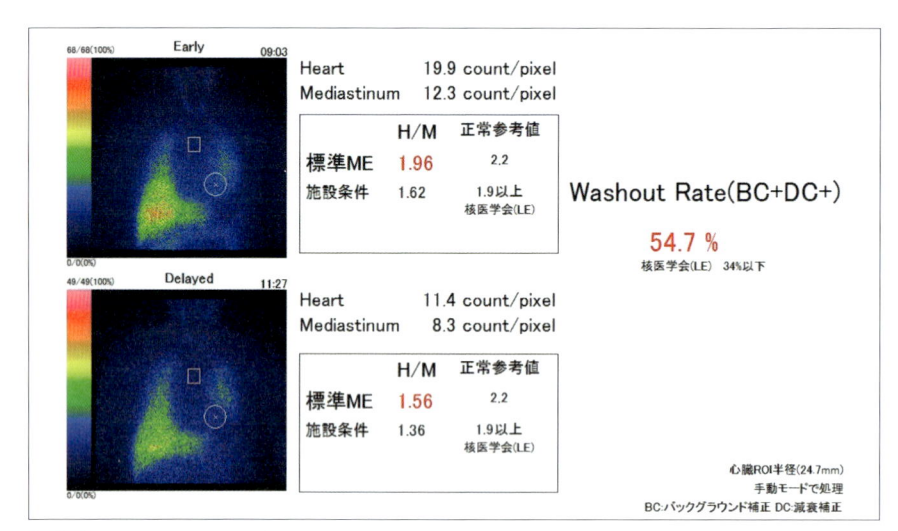

図19 smartMIBG 解析画面

smartMIBG は心臓の関心領域を基に自動的に縦隔の関心領域を設定するため，従来の用手的な測定よりも再現性の高い定量を可能にしている．また，ファントム実験の成果により中エネルギーコリメーターの H/M（標準 ME）に補正することから，正常値の共有化を可能にしている．

必要になるが，簡便に実施することができるため，関心領域内の面積，容積や信号値，放射線量などの定量的評価に広く用いられている．認知症の画像診断でも普及しており，頻用されているのは^{123}I–MIBG 心臓交感神経シンチグラフィの H/M，ドパミントランスポーター SPECT の SBR である．それぞれ，PDR ファーマ株式会社，日本メジフィジックス株式会社が配布している画像解析ソフトウェアで簡便に解析することが可能である **図19** ．また，MRI の解析に用いる VSRAD や脳血流 SPECT の解析に用いる eZIS，3D–SSP でもこれらのソフトウェアで設定された関心領域内の z 値の定量を行っている[65,66]．

B 画像統計解析法

　手動による関心領域の設定は簡便であるが，評価が局所に留まるため，異常所見の3次元的な広がりの把握には適していない．また，設定者の技量，経験に依存した再現性の有無が問題になりうる．これらの問題を克服する手法として，全脳をボクセルレベルで解析する画像統計解析法が開発された．個々の症例の脳画像を標準脳座標系への座標変換および平滑化を行った後に，各解剖学的脳構造が同一の標準座標系に移動したという前提で各ボクセルの数値に対して統計学的な評価を行う．

個々の症例でのz値，t値を用いた解析に加え，より多数の症例群同士の比較では family wise error，false discovery rate のような多重比較補正も行われる．世界的には SPM，FSL のようなソフトウェアが AD，DLB をはじめとした認知症や PSP，MSA，CBD を含めたパーキンソン症候群の画像解析に広く用いられている．特に SPM による voxel-based morphometry（VBM）は脳容積解析の代表的な方法の1つであり，脳研究に欠かせない解析法としての地位を確立している．VBM は AD，DLB や AD との鑑別が容易ではないことで知られる嗜銀顆粒病（argyrophilic grain disease：AGD）をはじめとした種々の病態に特徴的な脳萎縮分布の客観的な描出を可能としている **図20** [67,68]．高画質の 3DT1WI のみならず，MRI 撮影前に実施

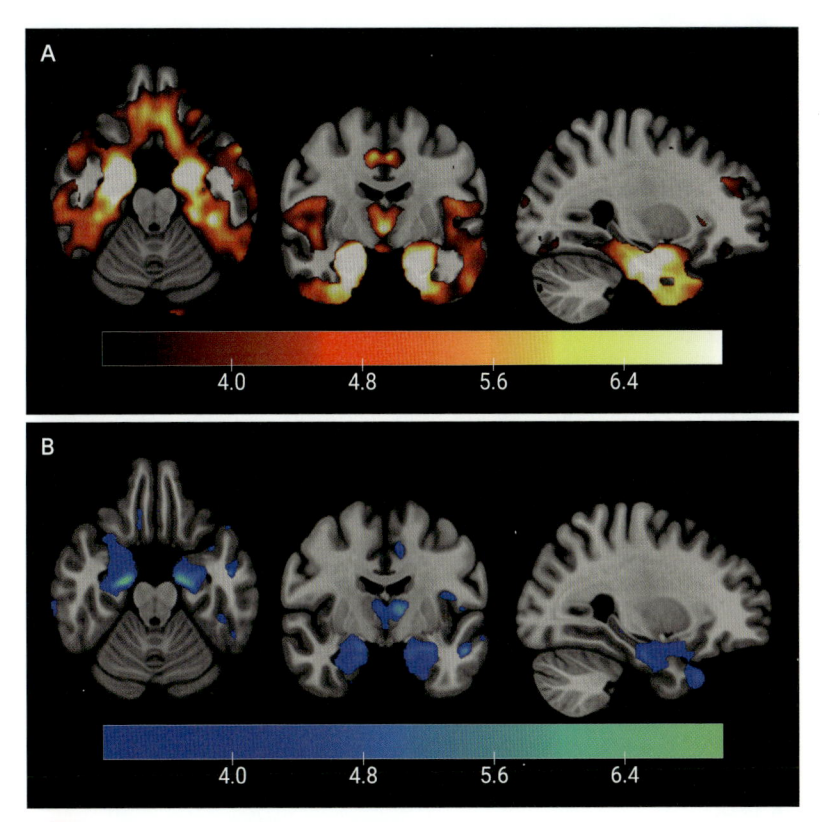

図20 **VBM による脳萎縮分布の評価**
VBM は AD（A），AGD（B）における脳萎縮分布を客観的に評価することが可能である．今回，解析した群では AD のほうが辺縁系のみならず側頭葉，帯状回，前頭葉，頭頂葉などより広範な領域に萎縮が分布しており，AGD のほうが辺縁系を含めた狭い範囲に萎縮が分布していることがわかりやすく描出されている．

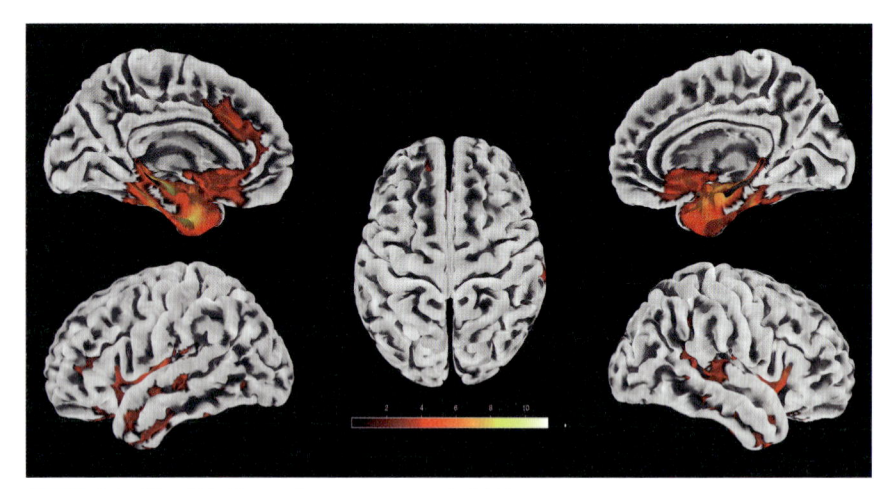

図21 低画質の位置決め画像による VBM 解析結果
通常の 3DT1WI よりも低画質の位置決め画像による VBM だが，AD に特徴的な辺縁系や側頭葉を中心とした脳萎縮の分布を検出することが可能であった．安静を保てず，3DT1WI の撮像が困難な症例では位置決め画像が代用になりうる可能性を示している．

される低画質の位置決め画像でも病態に即した脳萎縮分布を VBM は検出することができる **図21** [69]．

　国内では MRI の解析には VSRAD や BAAD（brain anatomical analysis using diffeomorphic deformation），脳血流 SPECT の解析には eZIS，3D-SSP などのソフトウェアが使用されている．これらのソフトウェアによる解析は視覚的な評価が困難な容積や脳血流低下の検出の補助になりうる．神経変性疾患の画像診断では疾患ごとに特徴的な脳萎縮を検出することが重視されている．しかしながら，AD で障害される嗅内野，海馬傍回や PSP，CBD で障害される前頭葉白質のように視覚評価が容易ではない領域では VBM による解析が診断の一助になりうる．画像統計解析では「減少」のみならず「増加」を検出することも可能であり，高位円蓋部の相対的な脳血流上昇は「convexity apparent hyperperfusion（CAPPAH）sign」と呼称され，特発性正常圧水頭症の画像診断に有用と報告されている[70]．

🧠 まとめ

　画像検査は認知症の背景となる多彩な病態に関連した異常所見を検出することが可能であり，スクリーニング，神経障害バイオマーカー，疾患特異的バイオマーカー，動的神経病理としての役割を果たしうる．認知症性疾患の臨床診断に必要不

可欠な指標になりうるが，病態に応じた適切な画像検査，画像解析法の選択や画像所見の評価に関する知識も欠かすことはできない．

■ 文献

1) Jack CR Jr, Bennett DA, Blennow K, et al. A/T/N: an unbiased descriptive classification scheme for Alzheimer disease biomarkers. Neurology. 2016; 87: 539-47.
2) Kasuga K, Kikuchi M, Tsukie T, et al. Different AT（N）profiles and clinical progression classified by two different N markers using total tau and neurofilament light chain in cerebrospinal fluid. BMJ neurology open. 2022; 4: e000321.
3) Wattjes MP, Henneman WJ, van der Flier WM, et al. Diagnostic imaging of patients in a memory clinic: comparison of MR imaging and 64-detector row CT. Radiology. 2009; 253: 174-83.
4) Dash S, Agarwal Y, Jain S, et al. Perfusion CT imaging as a diagnostic and prognostic tool for dementia: prospective case-control study. Postgrad Med J. 2023; 99: 318-25.
5) Harper L, Barkhof F, Scheltens P, et al. An algorithmic approach to structural imaging in dementia. J Neurol Neurosurg Psychiatry. 2014; 85: 692-8.
6) Sperling R, Salloway S, Brooks DJ, et al. Amyloid-related imaging abnormalities in patients with Alzheimer's disease treated with bapineuzumab: a retrospective analysis. Lancet Neurol. 2012; 11: 241-9.
7) Barakos J, Purcell D, Suhy J, et al. Detection and management of amyloid-related imaging abnormalities in patients with Alzheimer's disease treated with anti-amyloid beta therapy. J Prev Alzheimers Dis. 2022; 9: 211-20.
8) Haller S, Haacke EM, Thurnher MM, et al. Susceptibility-weighted imaging: technical essentials and clinical neurologic applications. Radiology. 2021; 299: 3-26.
9) Shams S, Martola J, Cavallin L, et al. SWI or T2*: which MRI sequence to use in the detection of cerebral microbleeds? The Karolinska Imaging Dementia Study. AJNR Am J Neuroradiol. 2015; 36: 1089-95.
10) Noguchi K, Kuwayama N, Kubo M, et al. Intracranial dural arteriovenous fistula with retrograde cortical venous drainage: use of susceptibility-weighted imaging in combination with dynamic susceptibility contrast imaging. AJNR Am J Neuroradiol. 2010; 31: 1903-10.
11) Tokumaru AM, Saito Y, Murayama S, et al. Imaging-pathologic correlation in corticobasal degeneration. AJNR Am J Neuroradiol. 2009; 30: 1884-92.
12) Kawaguchi T, Sakurai K, Hara M, et al. Clinico-radiological features of subarachnoid hyperintensity on diffusion-weighted images in patients with meningitis. Clin Radiol. 2012; 67: 306-12.
13) Kato Y, Higano S, Tamura H, et al. Usefulness of contrast-enhanced T1-weighted sampling perfection with application-optimized contrasts by using different flip angle evolutions in detection of small brain metastasis at 3T MR imaging: comparison with magnetization-prepared rapid acquisition of gradient echo imaging. AJNR Am J Neuroradiol. 2009; 30: 923-9.
14) Mishra S, Naik S, Bhoi SK, et al. Comparison of post contrast fluid attenuated inversion recovery, 3D T1-SPACE, and T1W MRI sequences with fat suppression in the diagnosis of infectious meningitis. Neuroradiol J. 2023; 36: 572-80.
15) Haacke EM, Xu Y, Cheng YC, et al. Susceptibility weighted imaging（SWI）. Magn Reson Med. 2004; 52: 612-8.
16) Budhu J, Rosenthal J, Williams E, et al. Teaching NeuroImages: the motor band sign in amyotrophic lateral sclerosis. Neurology. 2021; 96: e1092-e3.
17) Sakurai K, Kawaguchi T, Kawai T, et al. Usefulness of 3D-PRESTO imaging in evaluating putaminal abnormality in parkinsonian variant of multiple system atrophy. Neuroradiol. 2010; 52: 809-14.
18) Uchida Y, Kan H, Sakurai K, et al. Voxel-based quantitative susceptibility mapping in Parkinson's disease with mild cognitive impairment. Mov Disord. 2019; 34: 1164-73.

19) Uchida Y, Kan H, Sakurai K, et al. Quantitative susceptibility mapping as an imaging biomarker for Alzheimer's disease: the expectations and limitations. Front Neurosci. 2022; 16: 938092.

20) Lo Russo F, Contarino VE, Conte G, et al. Amyotrophic lateral sclerosis with upper motor neuron predominance: diagnostic accuracy of qualitative and quantitative susceptibility metrics in the precentral gyrus. Eur Radiol. 2023; 33: 7677-85.

21) Kitao S, Matsusue E, Fujii S, et al. Correlation between pathology and neuromelanin MR imaging in Parkinson's disease and dementia with Lewy bodies. Neuroradiol. 2013; 55: 947-53.

22) Galgani A, Giorgi FS. Exploring the role of locus coeruleus in Alzheimer's disease: a comprehensive update on MRI studies and implications. Curr Neurol Neurosci Rep. 2023; 23: 925-36.

23) Bouman PM, Steenwijk MD, Pouwels PJW, et al. Histopathology-validated recommendations for cortical lesion imaging in multiple sclerosis. Brain. 2020; 143: 2988-97.

24) Ishikawa H, Ii Y, Shindo A, et al. Cortical microinfarcts detected by 3-tesla magnetic resonance imaging: differentiation between cerebral amyloid angiopathy and embolism. Stroke. 2020; 51: 1010-3.

25) Kano Y, Inui S, Uchida Y, et al. Quantitative arterial spin labeling magnetic resonance imaging analysis of reversible cerebral vasoconstriction syndrome: a case series. Headache. 2021; 61: 687-93.

26) Ferreira R, Bastos-Leite AJ. Arterial spin labelling magnetic resonance imaging and perfusion patterns in neurocognitive and other mental disorders: a systematic review. Neuroradiol. 2024; 66: 1065-81.

27) Uchida Y, Kan H, Sakurai K, et al. APOE ϵ4 dose associates with increased brain iron and β-amyloid via blood-brain barrier dysfunction. J Neurol Neurosurg Psychiatry. 2022; jnnp-2021-328519.

28) Inui Y, Toyama H, Manabe Y, et al. Evaluation of probable or possible dementia with lewy bodies using ^{123}I-IMP brain perfusion SPECT, ^{123}I-MIBG, and ^{99m}Tc-MIBI myocardial SPECT. J Nucl Med 2007; 48: 1641-50.

29) Sakurai K, Imabayashi E, Ito K, et al. The utility of cerebral perfusion SPECT analysis using SPM8, eZIS and vbSEE for the diagnosis of multiple system atrophy-parkinsonism. Ann Nucl Med. 2015; 29: 206-13.

30) Morinaga A, Ono K, Ikeda T, et al. A comparison of the diagnostic sensitivity of MRI, CBF-SPECT, FDG-PET and cerebrospinal fluid biomarkers for detecting Alzheimer's disease in a memory clinic. Dement Geriatr Cogn Disord. 2010; 30: 285-92.

31) Matsubara T, Kameyama M, Tanaka N, et al. Autopsy validation of the diagnostic accuracy of ^{123}I-Metaiodobenzylguanidine myocardial scintigraphy for Lewy body disease. Neurol. 2022; 98: e1648-59.

32) Yoshita M, Arai H, Arai H, et al. Diagnostic accuracy of 123I-meta-iodobenzylguanidine myocardial scintigraphy in dementia with Lewy bodies: a multicenter study. PloS One. 2015; 10: e0120540.

33) Shimizu S, Hirao K, Kanetaka H, et al. Utility of the combination of DAT SPECT and MIBG myocardial scintigraphy in differentiating dementia with Lewy bodies from Alzheimer's disease. Eur J Nucl Med Mol imaging. 2016; 43: 184-92.

34) McKeith IG, Boeve BF, Dickson DW, et al. Diagnosis and management of dementia with Lewy bodies: fourth consensus report of the DLB Consortium. Neurol. 2017; 89: 88-100.

35) Kahraman D, Eggers C, Schicha H, et al. Visual assessment of dopaminergic degeneration pattern in ^{123}I-FP-CIT SPECT differentiates patients with atypical parkinsonian syndromes and idiopathic Parkinson's disease. J neurol. 2012; 259: 251-60.

36) Sakamoto F, Shiraishi S, Kitajima M, et al. Diagnostic performance of ^{123}I-FPCIT SPECT specific binding ratio in progressive supranuclear palsy: use of core clinical features and MRI for comparison. Am J Roentgenol. 2020; 215: 1443-8.

37) Marek K, Seibyl J, Eberly S, et al. Longitudinal follow-up of SWEDD subjects in the PRECEPT Study. Neurol. 2014; 82: 1791-7.

38) Takeshige H, Nakayama S, Nishioka K, et al. Marked reduction in the striatal dopamine transporter

uptake during the early stage of motor symptoms in patients with the MAPT N279K mutation. Intern Med（Tokyo, Japan）. 2018; 57: 3015-9.

39) Kobayashi R, Kawakatsu S, Ohba M, et al. Dopamine transporter imaging for frontotemporal lobar degeneration with motor neuron disease. Front Neurosci. 2022; 16: 755211.

40) Eckert T, Barnes A, Dhawan V, et al. FDG PET in the differential diagnosis of parkinsonian disorders. NeuroImage. 2005; 26: 912-21.

41) Herholz K, Schopphoff H, Schmidt M, et al. Direct comparison of spatially normalized PET and SPECT scans in Alzheimer's disease. J Nucl Med. 2002; 43: 21-6.

42) Botha H, Mantyh WG, Murray ME, et al. FDG-PET in tau-negative amnestic dementia resembles that of autopsy-proven hippocampal sclerosis. Brain. 2018; 141: 1201-17.

43) Chiaravalloti A, Barbagallo G, Martorana A, et al. Brain metabolic patterns in patients with suspected non-Alzheimer's pathophysiology（SNAP）and Alzheimer's disease（AD）: is [18F] FDG a specific biomarker in these patients? Eur J Nucl Med Mol Imaging. 2019; 46: 1796-805.

44) Miyazawa N. Creutzfeldt-Jakob disease mimicking Alzheimer disease and dementia with Lewy bodies-findings of FDG PET with 3-dimensional stereotactic surface projection. Clin Nucl Med. 2017; 42: e247-8.

45) Clark CM, Pontecorvo MJ, Beach TG, et al. Cerebral PET with florbetapir compared with neuropathology at autopsy for detection of neuritic amyloid-β plaques: a prospective cohort study. Lancet Neurol. 2012; 11: 669-78.

46) Sabri O, Sabbagh MN, Seibyl J, et al. Florbetaben PET imaging to detect amyloid beta plaques in Alzheimer's disease: phase 3 study. Alzheimers Dement. 2015; 11: 964-74.

47) Thal DR, Beach TG, Zanette M, et al.[18F] flutemetamol amyloid positron emission tomography in preclinical and symptomatic Alzheimer's disease: specific detection of advanced phases of amyloid-β pathology. Alzheimers Dement. 2015; 11: 975-85.

48) Klunk WE, Engler H, Nordberg A, et al. Imaging brain amyloid in Alzheimer's disease with Pittsburgh Compound-B. Ann Neurol. 2004; 55: 306-19.

49) Klunk WE, Koeppe RA, Price JC, et al. The Centiloid Project: standardizing quantitative amyloid plaque estimation by PET. Alzheimers Dement. 2015; 11: 1-15.e1-4.

50) Shang C, Sakurai K, Nihashi T, et al. Comparison of consistency in centiloid scale among different analytical methods in amyloid PET: the CapAIBL, VIZCalc, and Amyquant methods. Annal Nucl Med. 2024; 38: 460-7.

51) Jack CR Jr, Bennett DA, Blennow K, et al. NIA-AA research framework: toward a biological definition of Alzheimer's disease. Alzheimers Dement 2018; 14: 535-62.

52) Ruan D, Sun L. Amyloid-β PET in Alzheimer's disease: a systematic review and Bayesian meta-analysis. Brain Behav. 2023; 13: e2850.

53) Villemagne VL, Fodero-Tavoletti MT, Masters CL, et al. Tau imaging: early progress and future directions. Lancet Neurol. 2015; 14: 114-24.

54) Nihashi T, Sakurai K, Kato T, et al. Patterns of distribution of 18F-THK5351 positron emission tomography in Alzheimer's disease continuum. J Alzheimers Dis. 2022; 85: 223-34.

55) Sakurai K, Nihashi T, Kimura Y, et al. Age-related increase of monoamine oxidase B in amyloid-negative cognitively unimpaired elderly subjects. Ann Nucl Med. 2022; 36: 777-84.

56) Hostetler ED, Walji AM, Zeng Z, et al. Preclinical characterization of 18F-MK-6240, a promising PET tracer for in vivo quantification of human neurofibrillary tangles. J Nucl Med. 2016; 57: 1599-606.

57) Kuwabara H, Comley RA, Borroni E, et al. Evaluation of 18F-RO-948 PET for quantitative assessment of tau accumulation in the human brain. J Nucl Med. 2018; 59: 1877-84.

58) Gogola A, Minhas DS, Villemagne VL, et al. Direct comparison of the tau PET tracers 18F-flortaucipir and 18F-MK-6240 in human subjects. J Nucl Med 2022; 63: 108-16.

59) Tagai K, Ono M, Kubota M, et al. High-contrast in vivo imaging of tau pathologies in Alzheimer's and non-Alzheimer's disease tauopathies. Neuron. 2021; 109: 42-58.e8.

60) Endo H, Tagai K, Ono M, et al. A Machine learning-based approach to discrimination of tauopathies

using［^{18}F］PM-PBB3 PET images. Mov Disord. 2022; 37: 2236-46.

61) Matsuoka K, Ono M, Takado Y, et al. High-contrast imaging of α-synuclein pathologies in living patients with multiple system atrophy. Mov Disord. 2022; 37: 2159-61.

62) Smith R, Capotosti F, Schain M, et al. The α-synuclein PET tracer［^{18}F］ACI-12589 distinguishes multiple system atrophy from other neurodegenerative diseases. Nat Commun. 2023; 14: 6750.

63) Ng KP, Pascoal TA, Mathotaarachchi S, et al. Monoamine oxidase B inhibitor, selegiline, reduces ^{18}F-THK5351 uptake in the human brain. Alzheimers Res Ther. 2017; 9: 25.

64) Harada R, Hayakawa Y, Ezura M, et al. ^{18}F-SMBT-1: a selective and reversible PET tracer for monoamine oxidase-B imaging. J Nucl Med. 2021; 62: 253-8.

65) Matsuda H, Mizumura S, Nagao T, et al. Automated discrimination between very early Alzheimer disease and controls using an easy Z-score imaging system for multicenter brain perfusion single-photon emission tomography. Am J Neuroradiol. 2007; 28: 731-6.

66) Matsuda H, Mizumura S, Nemoto K, et al. Automatic voxel-based morphometry of structural MRI by SPM8 plus diffeomorphic anatomic registration through exponentiated lie algebra improves the diagnosis of probable Alzheimer disease. Am J Neuroradiol. 2012; 33: 1109-14.

67) Sakurai K, Kaneda D, Morimoto S, et al. Diverse limbic comorbidities cause limbic and temporal atrophy in lewy body disease. Parkinsonism Relat Disord. 2022; 105: 52-7.

68) Sakurai K, Kaneda D, Morimoto S, et al. Voxel-based and surface-based morphometry analysis in patients with pathologically confirmed argyrophilic grain disease and Alzheimer's disease. J Alzheimers Dis. 2023; 93: 379-87.

69) Inui S, Kaneda D, Sakurai K, et al. Voxel-based morphometry of Alzheimer's disease using a localizer image: a comparative study with magnetization prepared rapid acquisition with gradient echo. Magn reson med. 2024. Advance online publication.

70) Ohmichi T, Kondo M, Itsukage M, et al. Usefulness of the convexity apparent hyperperfusion sign in ^{123}I-iodoamphetamine brain perfusion SPECT for the diagnosis of idiopathic normal pressure hydrocephalus. J Neurosurg. 2018; 130: 398-405.

〈櫻井圭太〉

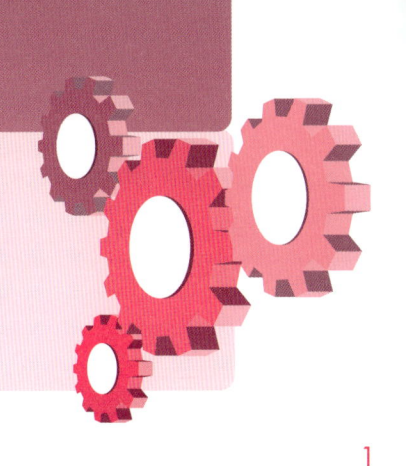

3章 ◆ 認知症をきたす疾患

1 神経変性疾患

 はじめに

　本邦における超高齢社会の進行は今後も続くことが想定されており，認知症および軽度認知障害（MCI）の人数の増加が見込まれている．近年における分子遺伝学，生化学，病理学の成果をもとに，数々の認知症疾患の病態が明らかにされ，背景病理をもとにした診断基準の項目も変化しつつある．また，MCIおよびアルツハイマー型認知症（早期）を対象とした，レカネマブの有効性に関する論文発表と厚生労働省の承認，そして同薬の使用開始は，認知症および認知症疾患の診断の重要性をさらに高めたといえる．このような状況のなかで，神経変性による認知症およびその原因疾患の正確な診断は重要度が増しており，さらに治療やケアなどの対応は認知症専門医のみならず，実臨床において脳神経内科，精神神経科，老年科，脳神経外科など広い領域の医師に必要とされている．

神経変性による認知症疾患

認知症および認知症疾患の診断と鑑別をどのように進めていくべきか

　認知症の臨床診断は，主訴および病歴（臨床経過）の聴取と身体的診察，神経学的診察により，認知症の有無，臨床経過，神経症候，重症度を包括的に把握することが第一である **表1** ．神経心理／認知機能検査，形態学的脳画像（CT，MRI），機能的脳画像（SPECT，PET），脳波検査，血液・脳脊髄液検査による認知症の病型診断を進めていく．いわゆる「治療可能な認知症」を見逃さず，せん妄，うつ病など精神疾患，薬剤誘発性認知機能障害を除外する．血算，血液生化学，甲状腺ホルモン，電解質，空腹時血糖，HbA1c，ビタミンB_1，B_{12}，葉酸などが一般的採血項目であり，診断が疑われる場合には，血清梅毒検査とヒト免疫不全ウイルス

表1 認知症の診断と鑑別はどのように行うのか

> 1) 認知症の有無，臨床経過および神経徴候，重症度を包括的に把握する．
> 2) 神経心理／認知機能検査，形態学的脳画像（CT，MRI），機能的脳画像（SPECT，PET），脳波検査，血液・脳脊髄液検査（バイオマーカー検査も含む）による認知症の病型診断を行う．
> 3) いわゆる"治療可能な認知症"を見逃さない．

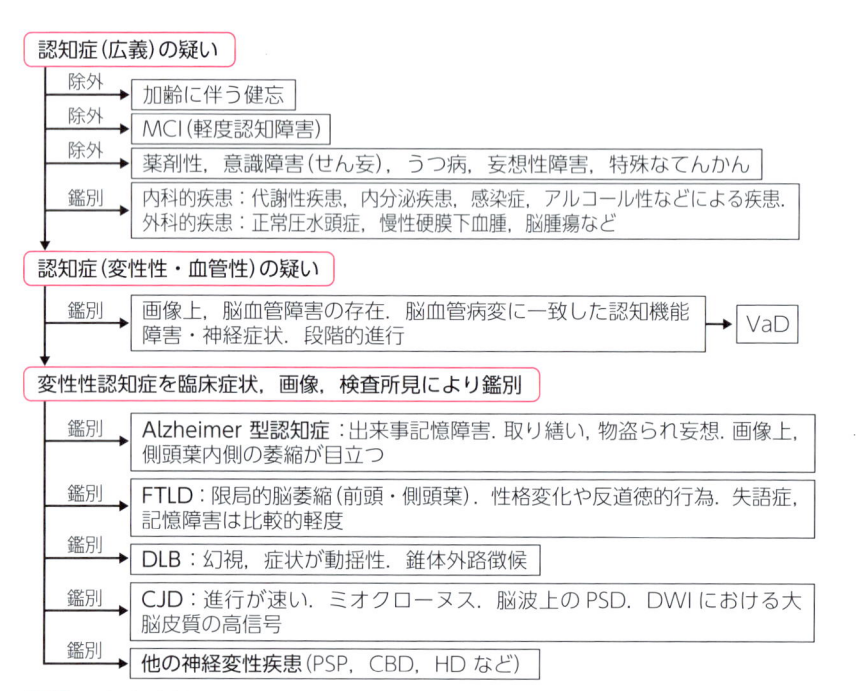

図1 認知症診断のフローチャート

VaD: vascular dementia, FTLD: frontotemporal lobar degeneration, DLB: dementia with Lewy bodies, CJD: Creutzfeldt–Jakob disease, PSD: periodic synchronous discharge, DWI: diffusion weighted image, PSP: progressive supranuclear palsy, CBD: corticobasal degeneration, HD: Huntington's disease
（日本神経学会，監修，「認知症疾患診療ガイドライン」作成委員会，編. 認知症疾患診療ガイドライン 2017. 医学書院; 2017[1]. p.37）

（HIV）など追加の項目を加えていく．これらの検査の結果を確認後，神経変性による認知症疾患の診断を進めていく **図1**．脳・血液のバイオマーカー検査および脳画像のバイオマーカー検査については患者本人および家族の同意を得て，専門的機関において実施されるべきである．最近，アミロイド PET イメージング剤の適正使用ガイドライン（改訂第3版．2023年9月21日）および認知症に関する脳脊髄

液・血液バイオマーカー，*APOE*検査の適正使用指針（改訂第2版．2023年9月30日）が発表された．これらの検査を考える場合，目を通しておくべきと思われる．

アルツハイマー型認知症（AD）

Ⓐ 概念

　アルツハイマー型認知症（Alzheimer's disease: AD）は，大脳皮質や脳血管のアミロイドβ（Aβ）蓄積と神経原線維変化（neurofibrillary tangle: NFT）の2つの病理学的変化を主徴とする AD 病理によって大脳皮質，海馬，前脳基底部で神経細胞死，シナプス減少，アセチルコリン低下が起こり，病的状態としての認知症が発症すると考えられている．主な症状として緩徐進行性の出来事記憶（episode memory）障害に始まる記憶と学習の障害が典型的（typical）な AD の特徴であり，進行するにつれ，失語，遂行機能障害，視空間認知機能障害，さらには人格や行動の変化などの社会的認知機能の障害に進展していく．また，非定型（atypical）AD として，視覚認知障害，構成失行などの症状が前景となる後部皮質萎縮症（posterior cortical atrophy: PCA），特徴的な言語障害をきたすロゴペニック型原発性進行性失語（logopenic variant primary progressive aphasia: lvPPA），前頭葉機能障害による症状で発症する前頭葉型（frontal variant）があり，さらには特殊病型（uncommon）ともいえるロゴペニック型以外の原発性進行性失語（primary progressive aphasia: PPA）や大脳皮質基底核変性症候群（corticobasal syndrome:

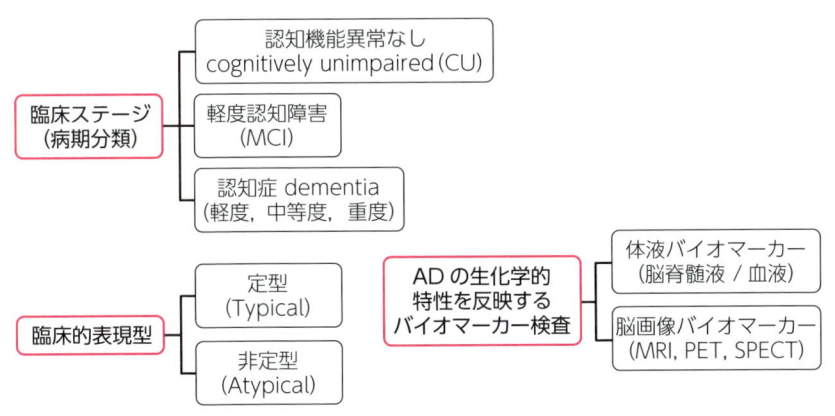

図2 AD の臨床診断において考慮すべき内容

CBS）などがある．AD の診断にあたり，認知機能障害の状態，臨床ステージ（病期）分類，臨床的表現型，AD の生化学的特性を反映するバイオマーカー検査（体液，脳画像）を考慮に入れて，総合的に判断することが重要である 図2 ．

Ⓑ 病態

　孤発性 AD および常染色体優性（顕性）遺伝性 AD では，世界中で *APP*, *PSEN1*, *PSEN2* に多数の遺伝子変異が認められており，いずれの変異も Aβ42 産生亢進を起こすことが明らかにされている．Aβ42 の産生増加，輸送・代謝の低下がみられ，Aβ 凝集体（オリゴマー）がシナプスを障害し，その後，リン酸化タウの蓄積による神経原線維変化と神経細胞死が認められ，脳萎縮，代謝の低下が進んだ過程において，MCI や認知症が発症する機序が考えられている．そして AD の病態の進展においては，認知症が発症する十数年前から脳内における Aβ の蓄積は始まっていることが想定されている（amyloid β–tauopathy 仮説）[2,3] 図3 ．病理学的には，びまん性老人斑，そして典型的老人斑が神経細胞外に認められ，さらに，3 リピートタウおよび 4 リピートタウの蓄積による神経原線維変化が神経細胞内に認められる[4] 図4 ．

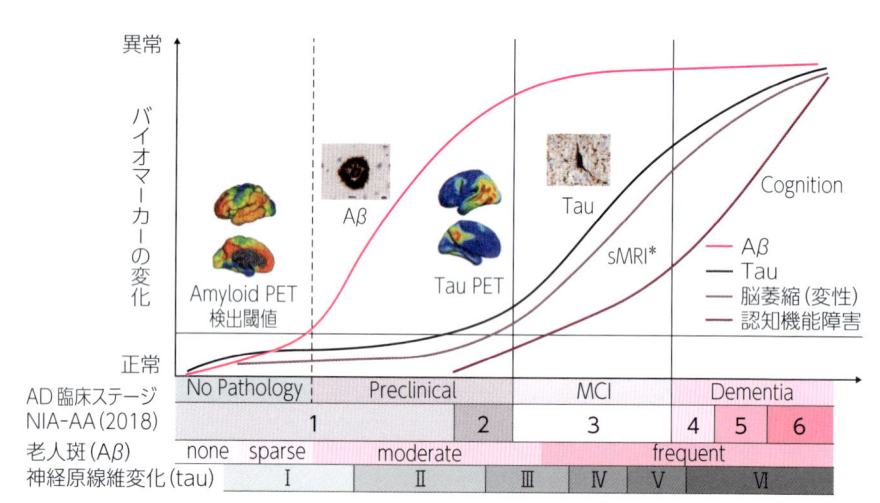

図3 AD におけるバイオマーカー，臨床ステージ，病理の時間的経過
老人斑（Aβ）は CERAD ステージ，神経原線維変化（tau）は Braak ステージを念頭にしたものであるが，個々の症例で臨床と画像を比較すると variation があるため，あくまでも平均的な経過を示している．sMRI*: structural MRI
(Sperling RA, et al. Alzheimers Dement. 2011; 7: 367-85[2] および石井賢二. Brain Nerve. 2023; 75: 933-41[3] に掲載された図より石井賢二先生に許可を得て改変)

アミロイドβ（Aβ）細胞外			3R+4R（タウ）細胞内
びまん性老人斑 (Diffuse plaques)	典型的老人斑 (Dense plaques)	脳アミロイド アンギオパチー (Cerebral amyloid angiopathy)	神経原線維変化 (Neurofibrillary tangles)
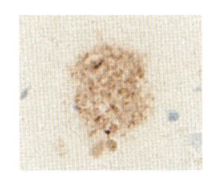	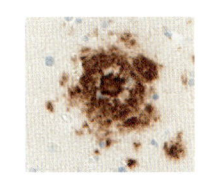	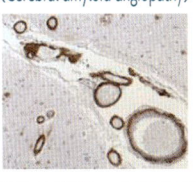	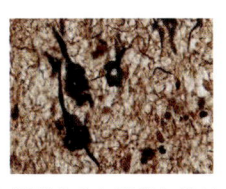
中心部に core をもたないアミロイド斑.（抗Aβ11-28 に対する抗体による免疫染色）	中心部に core を有するアミロイド斑：ほとんどが変性突起を伴う（抗Aβ11-28に対する抗体による免疫染色）	脳表血管壁，皮質小動脈壁に抗Aβ40 抗体や抗Aβ42 抗体による免疫陽性構造を認める.	線維化され異常な折り畳み構造のタウはニューロンの細胞質と突起に蓄積する（鍍銀染色）

図4 AD 関連アミロイド斑と神経原線維変化の形態
3R: 3-repeat, 4R: 4-repeat.
（左 2 図：髙尾昌樹先生ご提供，右 2 図：日本神経病理学会ホームページ．教育コンテンツ[4])

C 症状の進行と経過

　AD の症状は，軽度では，海馬と側頭葉内側の障害による近時記憶障害（数分から数週間の記憶の喪失）が顕著で，数週間以上前の遠隔記憶や身体が動作を覚えている手続き記憶は比較的保たれることが多い．また，出来事（エピソード）記憶障害，記銘力障害，側頭葉・頭頂葉の障害による語健忘，頭頂葉・後頭葉の障害による視空間障害，頭頂葉・前頭葉の障害による失行，側頭葉外側皮質の障害による意味記憶障害，前頭葉障害によるアパシーや自発性低下である．中等度から重度では，即時記憶障害とともに長期記憶障害が進行し，意味記憶障害と失語による単語の減少がみられる．最重度では，ほとんどすべての記憶が障害される[1].

【AD の精神神経症候の特徴】

A 認知機能障害（いわゆる中核症状）

　認知機能障害のうち，初期は記憶障害がみられる．とりわけ，近時記憶の障害が目立ち，また出来事（エピソード）記憶の障害が特徴的である．物を置いた場所を思い出せない，約束を忘れる，自分で言ったことを忘れて同じことを繰り返して言うなどである．AD の記憶障害では，遅延再生の障害が最も鋭敏であり，ヒントを

与えても，正解が出にくいのが特徴とされる．記憶障害に続いて，見当識障害，遂行機能障害，視空間認知機能障害，失語（言語障害）などが加わる．見当識障害では，時間，場所，人の順番に進む場合が多い．遂行機能障害は比較的早い時期から認められることが多く，やや複雑な仕事や家事などに支障をきたす．視空間認知障害のため，図形模写ができなくなり，外出後に道順がわからず帰宅できなくなる．また，失行（指示した動作ができない，普段使っていた物や道具が使えない）も目立ってくる．言語では，物品の呼称障害，語性錯語，遠回しの言い方（迂回操作）がみられ，言語理解が困難になるのが特徴である．発語の流暢性や復唱は比較的保たれる．周囲の刺激を判断して，一貫した行動がとれない，複雑なことを理解，記銘することができない全般性注意障害がみられる．顔の表情を読み取る，自分の置かれた状況を認識することができない，それらに対応した行動がとれない社会的認知の障害も認められるが，前頭側頭型認知症に比べると程度は軽い．日常生活機能については，手段的日常生活動作（IADL）が比較的早期から障害されるが，基本的日常生活動作（BADL）は疾患が進行してから出現する．認知症の悪化とともに全般的な知的機能は低下し，周囲に対する認知ができず，会話が通じにくくなり，コミュニケーションがとりづらくなる．さらに発語量の減少，身体的な動作緩慢や寡動がみられ，最終的には無言無動となる[1] 表2 ．

表2 ADにみられる認知機能障害（いわゆる中核症状）

1) 記憶障害
   近時記憶，出来事（エピソード）記憶
2) 見当識障害
   見当識障害（時間，場所，人）
3) 遂行機能障害
   仕事や家事などの日常業務に支障をきたす
4) 視空間認知機能障害
   図形模写の障害，地理的記憶障害
5) 失語（言語障害）
   物品呼称障害，語性錯語，言語理解障害

（日本神経学会，監修，「認知症疾患診療ガイドライン」作成委員会，編．認知症疾患診療ガイドライン 2017．医学書院; 2017[1] より作成）

B 行動・心理症状（BPSD）

中核症状に加えて，意欲や感情の障害，妄想，幻覚，徘徊，興奮などの認知症の行動・心理症状（behavioral and psychological symptoms of dementia: BPSD）が多くみられるようになる．NPI（Neuropsychiatric Inventory）を用いて評価した検討では，アパシー（情感の喪失，無感情）および自発性や意欲の低下が半数近くから約80％と最も頻度が高いと報告されており，日常生活に大きな支障をきたし，介護者への大きな負担の原因になる．このほか，うつ（42％），妄想（36％），特に，物盗られ妄想が多く，幻視をはじめとした幻覚が多くみられる．中等度以上では，

表3 認知症の BPSD

> **1）活動亢進が関わる症状**
> 　焦燥，易刺激性（irritability），脱抑制，異常行動
> **2）精神病様症状**
> 　幻覚，妄想，夜間行動異常
> **3）感情障害**
> 　うつ，不安，焦燥（イライラ），興奮
> **4）アパシー**
> 　自発性や意欲の低下，情緒の欠如，不活発，周囲への興味の欠如.
> 　（うつとは異なり）悲哀感や自責感はみられない.

（日本神経学会，監修，「認知症疾患診療ガイドライン」作成委員会，
編．認知症疾患診療ガイドライン 2017．医学書院；2017[1]）より作成）

徘徊や興奮，易刺激性が目立つようになり，多動や落ち着きのなさ，繰り返し行動もみられるようになる[1] **表3**.

Ⓒ 局所神経症候

　AD では，家族性 AD や孤発性の早期発症型 AD では，パーキンソン症状，ミオクローヌス，けいれん発作などの神経症候を認めることがあるものの，典型的な AD の早期から目立つことは少ない．病初期から認知機能障害以外の著明な神経症候を認める場合には，他の神経疾患を疑うべきである．

Ⓓ AD の診断基準と病期（ステージ）分類

　2011 年に，米国国立老化研究所（NIA）とアルツハイマー協会（AA）によるアルツハイマー型認知症の診断基準が提案された[5] **表4**．アルツハイマー病（AD）は脳病理を反映する用語になり，病期と臨床症状により無症候性 Preclinical アルツハイマー病（プレクリニカル AD），AD による軽度認知障害（MCI due to AD），認知症を発症したアルツハイマー病（アルツハイマー型認知症：AD）と細分された **図3**．緩徐進行性の記憶あるいは非記憶領域の客観的認知機能の障害が臨床主要基準として提案されている[5]．また，米国精神医学会による DSM-5 による AD も作成されている[6,7] **表5**．2014 年には Dubois らを中心としたグループにより，IWG-2 が作成された[8]．NIA-AA（2011）においては，アミロイド蓄積のバイオマーカーとして脳脊髄液 Aβ42 の低下，アミロイド PET 脳画像による Aβ 蓄積を反映するトレーサー集積の所見，脳脊髄液におけるリン酸化タウの上昇，FDG-PET による糖代謝低下，MRI による進行性脳萎縮，遺伝子検査などが記載された．2018 年には，NIA-AA 研究用診断基準として，臨床ステージが Stage 1 から Stage 6 ま

表4 NIA-AA による AD の診断基準（2011）抜粋

ほぼ確実な Alzheimer 型認知症
1）認知症があり
A. 数カ月前から年余に緩徐進行
B. 認知機能低下の客観的病歴
C. 以下の 1 つ以上の項で病歴と検査の明らかな低下
a. <u>健忘症状</u>，b. 非健忘症状として<u>失語</u>，<u>視空間機能障害</u>，<u>遂行機能障害</u>
D. 以下の所見がない場合
a. 脳血管障害，b. Lewy 小体型認知症，c. 行動障害型前頭側頭型認知症
d. 進行性失語症（意味性認知症，非流暢性失文法型失語）
e. 他の内科疾患・神経疾患の存在，薬剤性認知機能障害
ほぼ確実性の高い Probable Alzheimer 型認知症
認知機能障害低下例，原因遺伝子変異キャリア
Alzheimer 病病理が存在するほぼ確実な Alzheimer 型認知症
脳 Aβ 蓄積のバイオマーカー：CSF Aβ42 低下，アミロイド PET 陽性
2 次性神経変性や障害のバイオマーカー：
脳脊髄液総タウ・リン酸化タウの増加，側頭・頭頂葉の糖代謝低下（FDG-PET）
側頭・頭頂葉の萎縮（MRI 統計画像処理）

（日本神経学会，監修，「認知症疾患診療ガイドライン」作成委員会，編. 認知症疾患診療ガイドライン 2017. 医学書院; 2017[1]，McKhann GM, et al. Alzheimers Dement. 2011; 7: 263-9[5]）

表5 DSM-5 における AD の診断基準

A. 認知症の診断基準に一致
B. 少なくとも 2 つ以上の認知機能領域で障害が潜行性に発症し緩徐に進行する
C. ほぼ確実な Alzheimer 型認知症：1 か 2 のどれかを満たす
1. 家族歴または遺伝学的検査から Alzheimer 病の原因遺伝子変異がある
2. 以下の 3 つすべてがある
a. 記憶・学習の低下および他の認知機能領域の 1 つ以上の低下
b. 着実に進行性で緩徐な認知機能低下で，進行が止まることはない
c. 混合性の原因がない（他の神経変性疾患や脳血管障害，他の神経疾患，精神疾患，全身性疾患など）
疑いのある Alzheimer 型認知症：1 か 2 を満たさない場合
D. 脳血管障害，他の神経変性疾患，物質の影響，その他の精神・神経疾患または全身性ではうまく説明できない

（日本精神神経学会，日本語版用語監修，髙橋三郎，大野　裕，監訳. DSM-5-TR 精神疾患の診断・統計マニュアル. 東京: 医学書院; 2023. p.670-1）

表6 AD の臨床ステージ

IWG 2021[12,13]	Asymptomatic At Risk for AD		Prodromal AD	Mild AD	Moderate AD	Severe AD
NIA-AA 2011[5]	Preclinical AD		MCI due AD	Mild AD	Moderate AD	Severe AD
NIA-AA 2018[9]	CU		MCI	Dementia		
	Stage 1	Stage 2	Stage 3	Stage 4	Stage 5	Stage 6
認知機能	自覚的にも客観的にも機能低下なし	正常範囲内だが，以前より低下．機能低下の自覚あり	異常な範囲			
行動心理症状	なし	気分低下，不安，意欲低下を軽度に伴うことがある	行動心理症状が主症状になることもありうる	日常生活において明らかにみられる		
生活機能障害	自立して生活できる	自立して生活できる	自立して生活できる．複雑な活動に困難が軽度にみられる．日常活動に時間を要し，能率の悪さがみられる	手段的ADL（IADL）に支障があり，日常生活に時々介助を要する	基本的ADL（BADL）に支障があり，日常生活において頻繁に介助を要する	自身のケアを含めた基本的活動に困難を認め，他者の全面的介助を要する

BADL（基本的日常生活動作）の 6 項目：① 排泄，② 食事，③ 着替え，④ 身繕い，⑤ 移動能力，⑥ 入浴
IADL（手段的 ADL）の 8 項目（下線は男性のみの 5 項目）：① 電話，② 買物，③ 食事の支度，④ 家事，⑤ 洗濯，⑥ 移動，⑦ 外出，④ 服薬管理，⑤ 金銭管理

CU: cognitively unimpaired, MCI: mild cognitive impairment
(McKhann GM, et al. Alzheimers Dement. 2011; 7: 263-9[5], Jack CR Jr, et al. Alzheimers Dement. 2018; 14: 535-62[9], Dubois B, et al. Lancet Neurol. 2021; 20: 484-96[12], Dubois B, et al. Alzheimers Res Ther. 2023; 15: 175[13])

で分類され，Preclinical AD としては，Stage 1（自覚的にも客観的にも正常）とStage 2（客観的認知機能の検査では軽微な低下があり，健忘の自覚および認知機能の軽度低下）が設定された[9] 図3 表6．この NIA-AA Stage 分類と FAST[10,11] については 1〜5 までがそれぞれに対応し，Stage 6 が FAST 6 および 7 に対応するものと考えられる 表7．また，研究用 AD 診断のバイオマーカーとして A（Aβ 凝集あるいは関連病態：CSF Aβ42 低下または Aβ42/Aβ40 比率低下，アミロイド PET 陽性），T（タウ凝集あるいは関連病態：CSF リン酸化タウ増加，タウ PET 陽性），

表7 NIA-AA 2018 のステージ分類と FAST の関係

Stage（NIA-AA 2018）	FAST	
1. 認知機能異常なし（CU）	1. 正常	主観的にも客観的にも機能障害なし.
2. 認知機能異常なし（CU）*	2. 年齢相応*	呼称や喚語で言葉が出ないと感じる. 物の置き忘れ, 約束の忘れを自覚的に感じる. 主観的な機能低下あり. 客観的な機能障害なし.
3. 軽度認知障害（MCI）	3. 軽度認知障害（MCI）	職業・社会的な活動で機能低下. 新しい場所への旅行は困難. ADL は自立.
4. 軽度 AD（mild AD）	4. 軽度 AD	複雑な仕事（金銭管理, 買い物, 来客へのもてなし計画・食事の支度）が困難.
5. 中等度 AD（moderate AD）	5. 中等度 AD	日常生活での服選びが困難, 入浴を忘れる. ADL に介助を要する.
6. 重度 AD（severe AD）	6. やや重度 AD	a. 服を正しく着ることができない b. 入浴を自立して行えない c. トイレを自分で行えない d. 尿失禁 e. 便失禁
	7. 重度 AD	a. 意味のある言葉が 6 語以下のみ b. 意味の理解できる言葉は 1 語のみ c. 歩行できない d. 坐位姿勢ができない e. 笑顔がみられない f. 頭部の持ち上げができない

CU: cognitively unimpaired, MCI: mild cognitive impairment. FAST: Functional Assessment Staging of Alzheimer's disease.

＊ Stage 2（NIA-AA2018）と FAST 2 は subjective cognitive decline（SCD: 主観的認知機能低下）に相当すると考えられる.

(Sclan SG, et al. Int Psychogeriatr. 1992; 4 Suppl 1: 55-69[10]), 神﨑恒一. 日老医誌. 2012; 49: 419-24[11])

表8 AT（N）バイオマーカーの一覧

	画像バイオマーカー	脳脊髄液バイオマーカー
A	アミロイド PET*	CSF Aβ42, CSF Aβ42/Aβ40 比*
T	タウ PET	CSF リン酸化タウ*
(N)	形態的頭部 MRI*, FDG-PET	CSF 総タウ, CSF NfL

太字は NIA-AA（2018）に記載された項目及び細字はそれらに準じると考えられる項目.

CSF: 脳脊髄液, NfL: ニューロフィラメント軽鎖.

＊印は保険適用されている項目.

(Jack CR Jr, et al. Alzheimers Dement. 2018; 14: 535-62[9])

表9 **バイオマーカーと認知機能ステージに基づいた短期的認知機能低下のリスクと臨床ステージ**

BM プロファイル	CU (cognitively unimpaired)	MCI	Dementia
A−T−(N)−	AD バイオマーカー正常 認知機能正常	AD バイオマーカー正常である 非アルツハイマー性軽度認知障害	AD バイオマーカー正常である 非アルツハイマー性の認知症
A+T−(N)−	Preclinical アルツハイマー病理を有する，認知機能正常	アルツハイマー病理を有する，軽度認知障害	アルツハイマー病理を有する，AD
A+T−(N)+	アルツハイマー病理と非アルツハイマー病理の併存が疑われる 病理変化を有する，認知機能正常	アルツハイマー病理と非アルツハイマー病理の併存が疑われる病理変化を有する，軽度認知障害	アルツハイマー病理と非アルツハイマー病理の併存が疑われる病理変化を有する，認知症
A+T+(N)− A+T+(N)+	Preclinical アルツハイマー病 認知機能正常	軽度認知障害を示すアルツハイマー病（Prodromal AD）	アルツハイマー病理を有する，AD

右下に行くほど短期間に AD を発症するリスクがある，または既に発症している可能性がある.
(Jack CR Jr, et al. Alzheimers Dement. 2018; 14: 535–62[9])を改変)

N（神経変性あるいは関連病態：形態的 MRI による脳萎縮，FDG-PET による糖代謝低下，CSF 総タウ増加）による AD の背景病理を反映した AT（N）分類が提唱された[9] 表8．この AT（N）プロファイルと CU（cognitively unimpaired：認知機能異常なし），MCI（軽度認知障害），Dementia（認知症）の短期的認知機能低下のリスクを表にまとめた[9] 表9．

2014 年に，Dubois らにより，AD の臨床症状をより明瞭に分類し，バイオマーカー所見を採用したアルツハイマー病先端研究診断基準（IWG-2）が提案され，その後，IWG（2021）として改訂され，AD の臨床病型およびバイオマーカーによる AD の鑑別診断が提唱されている[12,13]．AD の病型では，出来事記憶障害から始まり，他の認知領域の大脳皮質症状に進展するのは典型的（Typical）健忘型 AD である．一方，lvPPA，PCA，前頭葉型（frontal variant）AD（行動異常型および遂行機能障害型）は非定型（Atypical）AD，また，CBS および lvPPA 以外の PPA（意味性認知症および非流暢性失文法型進行性失語）は非定型的特殊病型（uncommon）AD として分類される[5,6,8,13] 表10．

1

神経変性疾患

表10 AD の臨床病型と代表的神経症候

	病型名	代表的な神経症候
典型的 AD Typical	健忘型	近時記憶障害で発症することが多い（記憶の自由再生の低下，手がかり再生の効果低下，再認の障害）．潜行性に発症し，緩徐に進行する．時間・場所の見当識障害，視空間認知障害・視覚的構成失行，失語や遂行機能障害も認める．
非定型的 AD Atypical	ロゴペニック型失語（lvPPA）	1. 自発語および呼称における単語の想起障害，2. 文や句の復唱障害，3. 自発語および呼称における発語の音韻性錯語．
	後部皮質萎縮症（PCA）	視空間認知障害，同時失認，視覚性物体失認，構成失行，街並失認，着衣失行，ゲルストマン症候群，バーリント症候群，（非言語性）相貌失認，失読，同名半盲．
	前頭葉型（frontal variant）	行動異常型：アパシー，脱抑制，共感の喪失，固執的行動または強迫的行動，口唇傾向，食行動の異常．遂行機能障害型：ワーキングメモリの低下，認知機能の柔軟性，脱抑制，行動異常はみられない．
非定型的 特殊病型 AD uncommon	lvPPA 以外の原発性進行性失語（PPA）	非流暢性失文法型進行性失語（naPPA）：発語における失文法，努力性で滞りや不規則な音韻の誤りや歪み（発語失行）を伴う．意味性認知症（svPPA）：物品呼称の障害，単語理解の障害，対象物の知識の障害，表層性失読．
	大脳皮質基底核症候群（CBS）	左右非対称性のジストニア，筋強剛，ミオクローヌス，他人の手徴候，無動，肢失行，失語，皮質性感覚障害，失算，遂行機能障害，視空間認知障害．

ロゴペニック失語，後部皮質萎縮症，前頭葉型は，atypical（非定型）AD と呼称されており[5,6,8,13]，これらに準じて記した．

E 非定型 AD（Atypical AD）

　健忘以外の症候が前景に立つ非定型的 AD は全体の 6〜22% を占めるとされていたが[1]，最近の Dubois らの検討では，典型的健忘型 AD が 78% でそれ以外の病型を示す AD は 22% であった[13] **図5**．非定型的 AD の病型別では，PPA の一型である lvPPA が 7%，PCA が 5%，前頭葉型 AD が 2%，非定型的特殊病型の svPPA が 5%，CBS が 3% の頻度であった[13]．

Atypical AD　① 原発性進行性失語（PPA）

　原発性進行性失語はさまざまな言語障害の症候を呈する症候群である **表11**．PPA の分類は，非流暢性失文法型進行性失語（naPPA），意味性認知症（svPPA），そして lvPPA の 3 病型に分類される[14]．lvPPA の中核症状は，自発語および呼称

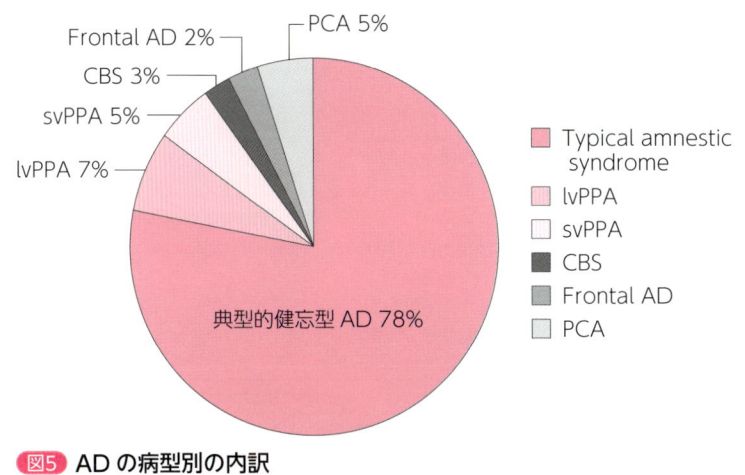

図5 AD の病型別の内訳
(Dubois B, et al. Alzheimers Res Ther. 2023; 15: 175[13])を改変)

における喚語障害と文の復唱障害である．自発語は速度が遅く，喚語障害のため，しばしば小休止（ポーズ pause）がみられるが，発語は比較的流暢であり，明らかな失文法はみられない．非流暢性で努力性の発語がみられる naPPA とは異なる発語様式である．呼称障害は意味性認知症のような重度ではないが，音韻性錯語がみられ，単語理解は保たれるのが特徴である[14]．PPA のうちでは，lvPPA を呈する病型では，56〜86%で Alzheimer 病理を有すると報告されている[15,16]．svPPA では10〜16%や naPPA では 20〜44.1%と低い頻度ながら AD 病理が示される症例が報告されている[15-17]．ここで進行性失語を呈した自験例を紹介する[18]．**図6**．

　症例 1 は非流暢性で努力性の発語がみられ，音韻性錯語が目立つ非流暢性発語の症例で，頭部 MRI では左シルビウス裂前方の前頭葉の萎縮を認め（A），ECD–SPECT 検査（eZIS）では，左前頭葉外側皮質および内側皮質の血流低下を認めた（E）．PiB–PET 検査では陰性であり（I），これらの所見より，naPPA と診断された．

　症例 2 は，単語や文の意味の理解困難，物品の呼称障害がみられたが，短い発語は比較的流暢であった．徐々に発語量が減少し，喚語困難を呈した．その後，右上下肢の筋強剛（固縮）と痙性がみられ，寡動，歩行困難となった．その後，右片麻痺を経て四肢麻痺，無言の状態に至った．頭部 MRI では，左側頭葉前方部の高度な萎縮と左側脳室下角の拡大を認めた（B）．ECD–SPECT 検査（eZIS）では，左側頭葉底部から側頭葉内側および外側，左シルビウス裂前方の前頭に血流低下を

表11 原発性進行性失語の分類と診断基準

		非流暢性失文法型進行性失語 (naPPA)	意味性認知症 (svPPA)	ロゴペニック型失語 (lvPPA)
Ⅰ. 臨床診断	中核症状	1つ以上 ・発語における失文法 ・努力性で滞りのみられる発語 ・不規則な音韻の誤りや歪み（発話失行）を伴う	2つとも ・呼称障害 ・単語の理解障害	2つとも ・自発語における語想起障害とともに呼称障害 ・文や句の復唱障害
	その他の症状	2つ以上 ・文法的に複雑な文の理解障害 ・個々の単語理解は保たれる ・物の知識は保たれる	3つ以上 ・物についての知識の障害（特に低頻度）や低親密のもの ・表層性失読または表層性失書 ・復唱は保たれる ・発語（文法, 運動は保たれる）	3つ以上 ・自発語と呼称における単語の（音韻的）誤り ・単語の理解と物の知識は保たれる ・発語の運動面は保たれる ・明らかな失文法は認められない
Ⅱ. 画像診断	MRI（顕著な萎縮）	臨床診断に合致し, 以下の1つ以上 左前頭葉後部から島	臨床診断に合致し, 以下の1つ以上 左側頭葉前方部	臨床診断に合致し, 以下の1つ以上 左 Sylvius 裂領域後部〜頭頂葉
	SPECT/PET（血流/代謝低下）	左前頭葉後部から島	左側頭葉前方部	左 Sylvius 裂領域後部〜頭頂葉
Ⅲ. 病理診断	病理型	タウ：51%, TDP-43：26%, AD：20〜44.1%*	TDP-43：73%, タウ：15%, AD：10〜16%**	AD：56〜86%***, TDP-43：24%, タウ：11%

＊ naPPA（AD 病理）：21%[15], 20%[16], 44.1%[17]
＊＊ svPPA（AD 病理）：12%[15], 16%[16], 10%[17]
＊＊＊ lvPPA（AD 病理）：56%[15], 86%[16]

（日本神経学会, 監修,「認知症疾患診療ガイドライン」作成委員会, 編. 認知症疾患診療ガイドライン 2017. 医学書院; 2017[1]. p.34, Gorno-Tempini ML, et al. Neurology. 2011; 76: 1006-14[14], Harris JM, et al. Curr Neurol Neurosci Rep. 2014; 14: 466[15], Bergeron D, et al. Ann Neurol. 2018; 84: 729-40[16], Alladi S, et al. Brain. 2007; 130: 2636-45[17]）

認めたが, 後部帯状回や楔前部, 頭頂葉における血流低下はみられなかった（F）. PiB-PET 検査では陰性であった（J）. この症例は, 呼称障害, 語の意味理解障害を主体とする意味性認知症を呈し, その後, 大脳皮質基底核変性症（corticobasal degeneration: CBD）に移行したと考えられた.

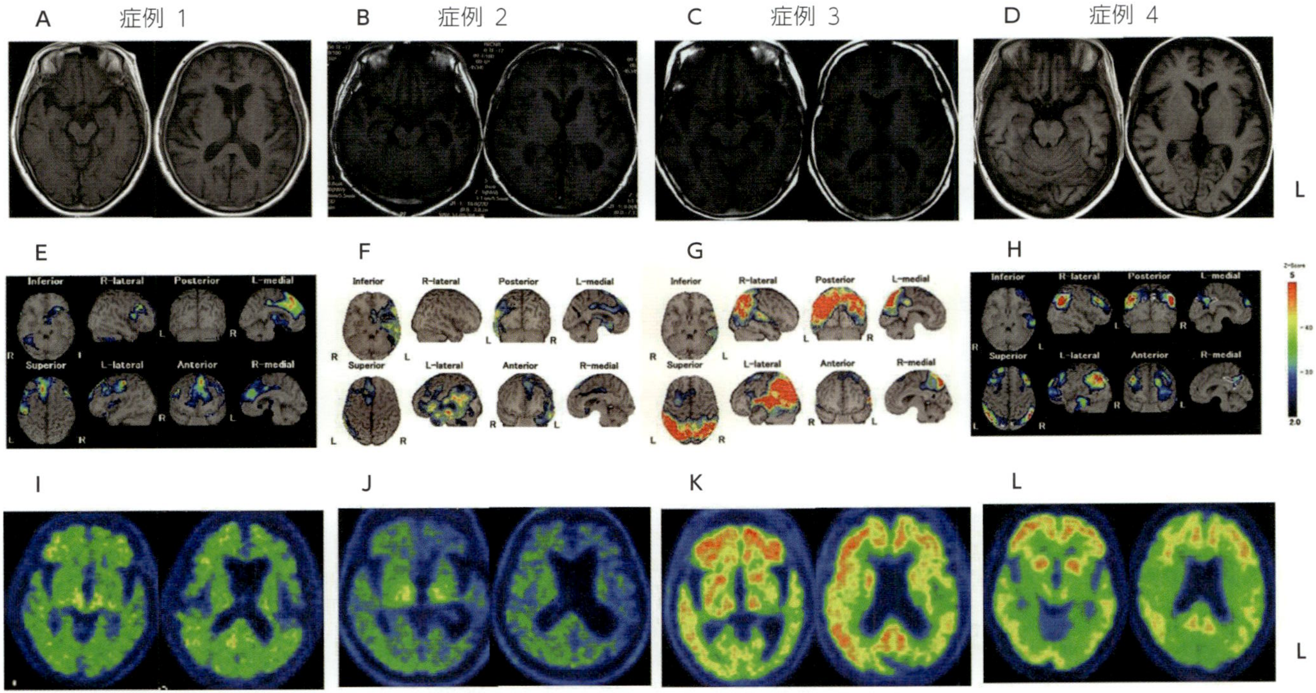

図6 原発性進行性失語の 3 病型と健忘型早期発症型 AD の脳画像

(A) (B) (C) (D) : 頭部 MRI (T1WI), (E) (F) (G) (H) : ECD-SPECT (eZIS), (I) (J) (K) (L) : ^{11}C PiB-PET の各脳画像検査.

(A) (E) (I) : naPPA, (B) (F) (J) : svPPA から CBD に移行した症例, (C) (G) (K) : lvPPA (AD), (D) (H) (L) : EOAD (早期発症型 AD).

(Ikeda M, et al. Amyloid. 2014; 21: 238-45[18] を改変)

1

神経変性疾患

症例 3 は，記憶障害とともに発語量減少と発語速度の低下が目立ち，復唱ができず，語健忘とともに喚語障害がみられた症例である．記憶障害とともに発語困難と言語理解障害も悪化した．頭部 MRI では，左優位に両側の側頭葉の萎縮を認めた（C）．ECD–SPECT 検査（eZIS）では，左優位に両側の側頭葉から角回，頭頂葉および後部帯状回，楔前部の血流低下を認めた（G）．^{11}C PiB–PET 検査で両側の後部帯状回および大脳皮質に PiB 集積が認められた（K）．以上の経過と所見より，アルツハイマー病理を有するロゴペニック型失語（lvPPA）と診断した．

症例 4 は，50 歳代前半で記憶障害とともに，今までできていた仕事ができなくなった．原因としては手順や段取り，注意や配慮，判断ができないためであった．記憶障害，見当識障害，遂行機能障害，アパシーがみられたが，明らかな失語，行動異常はみられなかった．精神科からは，うつ病，統合失調症は否定されていた．頭部 MRI では，両側のシルビウス裂の開大がみられ，また，両側の側頭葉と前頭葉の萎縮を認める（D）．ECD–SPECT 検査（eZIS）では，両側の角回，前頭葉前野の一部，頭頂葉および後部帯状回，楔前部の血流低下を認めた（H）．^{11}C PiB–PET 検査で両側の後部帯状回および大脳皮質に PiB 集積が認められた（L）．以上の経過と所見より，早期発症型 AD（EOAD）と診断し，前頭葉症状（遂行機能障害）が示唆された症例である．

症例 1（naPPA），症例 2（svPPA → CBD）は非 AD 病理を背景とする進行性失語を呈し，症例 3（lvPPA）は症例 4（EOAD）と同様，AD 病理を背景とすることが認められた[18]．

Atypical AD　② 後部皮質萎縮症（PCA）

頭頂後頭葉の限局的萎縮により視覚認知機能障害が前景に立つ病型は後部皮質萎縮症（posterior cortical atrophy）と呼称されている．1988 年，Benson らは自験例 5 例の症候をまとめ，posterior cortical atrophy（PCA）と提唱した[19]．その後，Crutch らにより PCA の Consensus classification がまとめられた[20] 表12 ．視覚性失認や街並失認，バーリント（Bálint）症候群，視空間認知障害，読字障害を呈する症候群である．発症後，進行期になるまで記憶障害をきたさないことも多い．Tang–Wai らの報告によれば，臨床診断の PCA の 9 例において 7 例は AD 病理を認め，典型的 AD に比較してブロードマン 17 野（一次視覚野）・18 野（二次視覚野）に神経原性線維変化の所見が高度に認められ，海馬での病理変化は比較的軽度であった．PCA の 2 症例では，CBD の病理診断であり，タウ陽性のグリア病変が後部頭頂葉とブロードマンの 17 野・18 野に認められた[21]．Alladi らの報告では，臨床診断の PCA 7 例の病理診断は全て AD であった[17]．PCA は症候群の名称であり，

表12 **PCA の診断基準（要点）**

臨床的特徴	潜行性の発症，緩徐進行性，早期からみられる視覚認知機能障害±後方脳による顕著な認知機能障害.
認知機能の特徴	初期または提示された特徴として下記の3つ以上： 　空間認知障害，同時失認，物体認知障害，構成失行，環境失認，眼球運動失行，着衣失行，視覚性失行，失読，左右失認，失算，（肢節運動ではない）肢失行，知覚性相貌失認，失書，同名視野欠損，指失認. 以下の項目は比較的保存され，すべてを満たす： 　前向性記憶障害，発語機能と非視覚性言語機能（文字言語を除いた言語機能），遂行機能障害，行動と性格の変化.
脳画像	MRI/FDG-PET/SPECT にて後頭・頭頂部の萎縮/代謝低下/血流低下を認める.
除外基準	脳腫瘍または腫瘤性病変，局在性脳卒中を含む脳血管病変. 求心性の視覚障害の病変（視神経，視交叉，視索など）. 認知機能障害の原因になる特定可能な原因（腎不全など）.

(Crutch SJ, et al. Alzheimers Dement. 2017; 13: 870-84[20])

AD 以外に，CBD，DLB，プリオン病の可能性もあり，鑑別疾患として精査が必要である．物が見えづらい，あるいは見えているが，実体がわかりにくいといった症状があり，眼科受診で眼疾患を否定された場合，そして幻視・錯視，妄想やパーキンソンソン症状がない場合には PCA を疑うべきである（認知症専門医にたどり着くまで時間がかかっている場合が多い）．特に漢字が読めない，書けない，図形模写ができない，枠内に字が書けず，大きく逸脱してしまう，文章が大きく斜めになってしまうなどの症状を呈する．さらには着衣失行，肢失行，視野欠損などの症候を認める．ここで自験例を紹介する．

　症例は，ごく軽度の健忘ともに，漢字の読字，書字がうまくできなくなり，文章をきちんと書けなくなった．目の前の右側にあるおかずに気が付かず，左側にある離れたおかずにばかり箸を伸ばそうとするといったことがみられた．眼科受診では眼疾患は否定されていた．検査では，五角形の組合わせの図形模写ができず，（指示した線上に字を書けず）文章が下方に移動してしまう状態がみられた **図7**（A）．他の図形模写では，図の右および右下半分を欠いて模写する右半側空間無視がみられた **図7**（B，C）．やや緩徐な発語だが流暢であり，会話は可能であったが，着衣失行，相貌失認がみられた．DLB でみられる幻視や錯視，妄想，パーキンソン症状，自律神経障害は認めなかった．頭部 MRI ではやや左側優位の両側頭頂葉後頭葉の萎縮を認め **図8**（A），ECD-SPECT 検査（eZIS）にて左優位に両側の頭頂葉，左後頭葉から角回および右後頭葉の一部，両側の後部帯状回・楔前部に血流低下を認めた **図8**（B）．^{11}C PiB-PET 検査では両側の後部帯状回，大脳皮質の広範な部位に

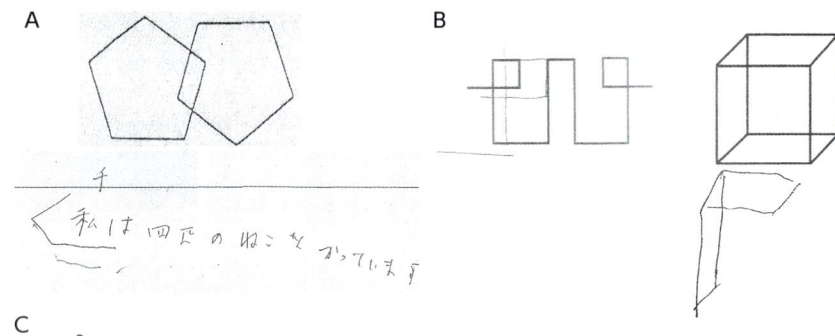

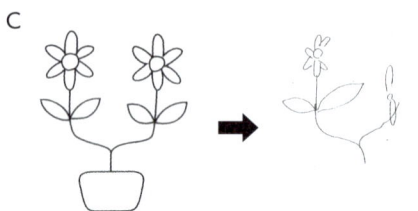

図7 PCA-AD の患者にみられた所見

A: 五角形の組み合せ図形が描けていない（左側の一部のみ）．線上に文章を書くことができず，別の場所に文章を書いたが，下方にずれてしまっている．

B，C: 図形の模写ができていない．右および下方を欠いた不完全な図形になっている（右側下方の半側空間無視によると思われる）．

著明な PiB 集積を認めた **図8** (C)．MIBG 心筋シンチグラフィ検査では異常なく，PCA-AD と診断した[22]．

Atypical AD　③ 前頭葉型 AD（frontal variant AD）

前頭葉の変性による行動異常型（behavioral variant）や遂行機能障害型（dysexecutive variant）の 2 つの病型が知られている[23]．前頭葉型 AD の半数以上は最初に認知機能障害を呈することであり，あとになってから，行動変化，もしくは，運動症候，あるいは行動，認知もしくは運動症状の混合症状が認められる．

行動異常型ではアパシー（apathy），脱抑制（disinhibition），共感（empathy）の喪失がみられ，やや低い頻度で，保続的あるいは強迫的行動，口唇傾向，食行動変化などがみられる．

一方で，遂行機能障害型では行動異常はみられず，遂行機能の低下として，作業記憶の低下や認知機能の柔軟性低下がみられる[23]．健常対象者，典型的健忘型 AD，前頭葉型 AD（行動異常型と遂行機能障害型），行動障害型前頭側頭型認知症（behavioral variant frontotemporal dementia: bvFTD）の灰白質容量の Voxel-wise 比較分析では，典型的健忘型 AD，前頭葉型 AD では萎縮部位に差はみられず，bvFTD では，前頭葉と側頭葉に限局した顕著な萎縮を認め，後部帯状回，楔前部の萎縮はみられなかった[23]．これらの非定型 AD 3 病型（lvPPA，PCA，frontal

JCOPY 498-42822

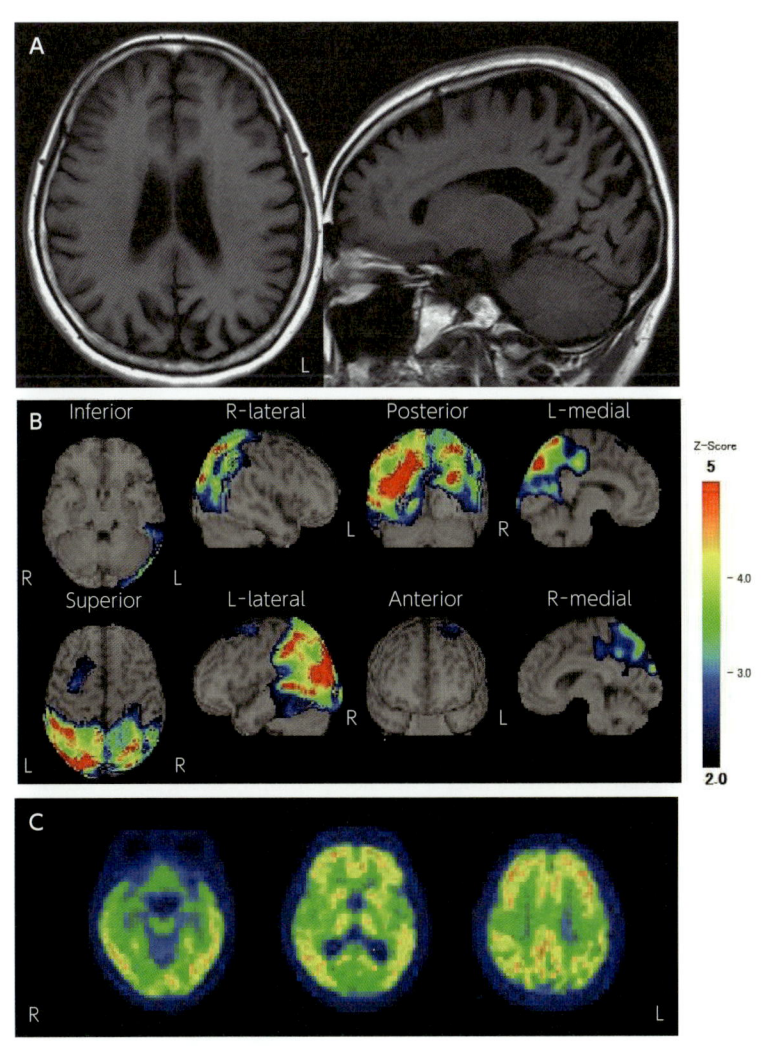

図8 PCA-AD 症例の脳画像
A: 頭部 MRI（水平断［左］，矢状断［右］），B: ECD-SPECT（eZIS），
C: ^{11}C PiB-PET の各画像検査.
（Ikeda M, et al. Front Neurol. 2021; 12: 543866[22]）において検討を行った
症例）

variant AD）の脳画像マーカー検査では，アミロイド（^{11}C PiB）PET ではアミロ
イド蓄積部位および Global SUV スコアに有意差は認めなかった一方，タウ（^{18}F
AV1451）PET では神経症候に対応する部位にタウトレーサーが集積し，また，同

部位に萎縮を認める報告がなされている[23,24]．また，脳脊髄液バイオマーカーの総タウおよびリン酸化タウは，早期発症型 AD，後期発症型 AD，lvPPA，PCA に群間有意差を認めなかった[22,25]．

F 非定型的特殊病型 AD（uncommon AD）

lvPPA 以外の PPA では，naPPA（NFPA）と svPPA（SD）があるが，FTLD に分類され，部位特異的な言語障害の症候を呈するのが特徴である[14]．AD 病理を示す症例がそれぞれ，20～44.1%，10～16%の頻度で報告されている **表11**．CBD は後述する．

非 AD 病理を有する神経変性認知症疾患群（SNAP）

80 歳以上の神経変性疾患による認知症の場合，臨床診断は AD であっても，病理診断が原発性年齢関連タウオパチー（PART）/ 神経原線維性変化型老年期認知症（SD-NFT），嗜銀顆粒性認知症（AGD），前頭側頭型認知症，レビー小体型認知症（dementia with Lewy bodies: DLB）/ 認知症を伴うパーキンソン病（Parkinson's disease with dementia: PDD），海馬硬化症 / LATE（limbic-predominant age-related TPD-43 encephalopathy）などの疾患群が増加し，これらの疾患群は SNAP（suspected non-Alzheimer's disease pathophysiology）と称され[26]，AD との鑑別は難しい症例が多い．AD とともに SNAP の多様な病態の理解は，今後さらに増加する高齢者認知症の診療を行う上で重要であり[27]，これから使用される抗アミロイド抗体 AD 治療薬を使用するにあたり，また，さらなる新規認知症治療薬を検討するためにも，SNAP について理解しておきたい．

A 嗜銀顆粒病（AGD）

AGD（argyrophilic grain disease）は，側頭葉内側面から大辺縁系にみられる嗜銀性顆粒状構造物を病理学的特徴とする変性疾患である[28]．平均発症年齢は81歳であり，認知症に占める頻度として約5～9%と推定され，稀な疾患ではない[1]．神経細胞の突起（軸索）内に蓄積する4リピートタウ構造物であり，迂回回・扁桃核が最も変性の強い部位とされ，年齢とともに増加する病理変化であることが明らかにされている[29]．AD，DLB，進行性核上性麻痺（progressive supranuclear palsy: PSP），CBD，bvFTD（ピック病）に高率で合併するが，特に CBD との合併が高頻度である[30]．嗜銀顆粒のみで認知症をきたす症例は嗜銀顆粒性認知症（argyro-

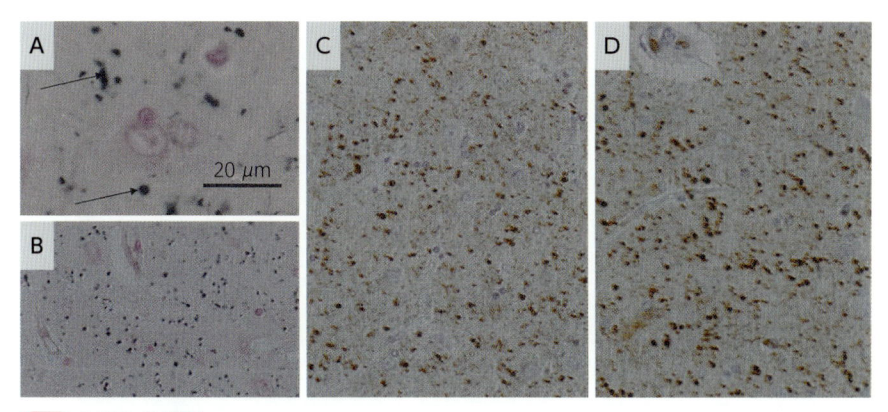

図9 AGD の病理
A: Gallyas-Braak 染色による嗜銀顆粒（→）の拡大像.
B: 嗜銀顆粒性認知症の側頭葉内側皮質. 多数の Gallyas-Braak 染色陽性の嗜銀顆粒を認める.
C: 同部位の抗リン酸化タウ抗体（AT8）免疫染色.
D: 同部位での抗 4 リピートタウ抗体（RD4）免疫染色. AT8 よりも粒が大きく描出される.
（齊藤祐子. 嗜銀顆粒性認知症の臨床と診断. 老年精神医学雑誌. 2016; 27　増刊-Ⅰ: 80-7[29]）より改変）

philic grain dementia）とよばれる 図9 .

嗜銀顆粒性認知症の臨床的診断

　齊藤らは，嗜銀顆粒病変の進展様式の解析により，ステージ 1（迂回回のみの病変），ステージ 2（側頭葉内側面を後方および前方に進展して認められる），ステージ 3（前頭基底部，前帯状回に及ぶ病変）として，進展ステージを分類した．ステージ 3 では，71%に認知症，21%に軽度認知障害，8%に何らかの精神症状が認められた．加齢とともに進展ステージが上昇する傾向がみられ，嗜銀顆粒は年齢依存性老化性変化であることが示唆された[31,32]．ステージ 3 の症例を抽出し，側頭葉内側面前方の CT/MRI の形態画像における萎縮，機能画像による左右差を検討した結果，病理学的には 90.8%，形態画像では 42.8%，PET/SPECT では全例に左右差が認められた[32,33] 図10 ．剖検例より嗜銀顆粒性認知症の臨床徴候として，記憶障害に加えて，易怒性，頑固な性格，嫉妬妄想など特徴的な精神神経症状が報告され，緩徐進行性である．これらの臨床的な所見をもとに，足立らは嗜銀顆粒病の臨床診断基準をまとめている[33] 表13 ．脳脊髄液の分析では，タウ，リン酸化タウ，Aβ42 は大部分が正常で，PiB-PET は陰性であり，抗コリンエステラーゼ阻害薬の効果は限定的である[34]．

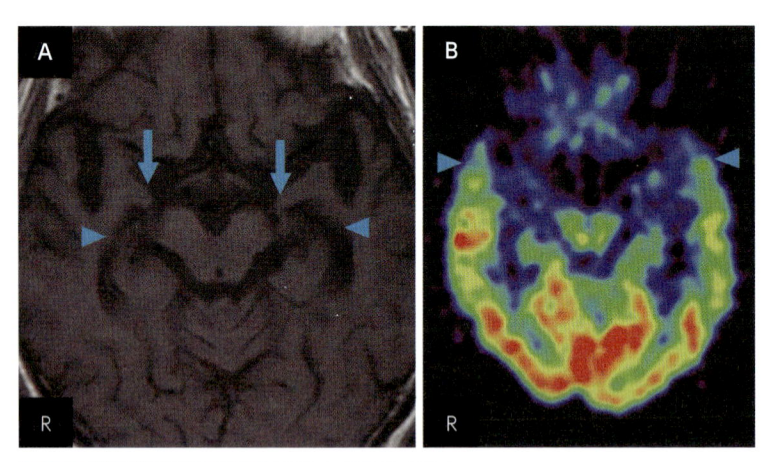

図10 嗜銀顆粒病の頭部 MRI と FDG-PET

A: 左側優位に扁桃核・迂回回（矢印）の萎縮と側脳室下角の開大（矢頭）を認める．B: 左側優位に側頭葉内側前方から側頭葉外側の代謝低下（矢頭）を認める．
（足立　正，他．嗜銀顆粒病．診断と治療．2023; 110: 593-97[33])

表13 嗜銀顆粒病の臨床診断基準

1）高齢で進行が緩徐である
2）記憶障害が前景に立つ
3）頑固，易怒性，性格変化，暴力などの BPSD がある
4）画像上は，機能画像優位に左右差を伴う側頭葉内側面前方の萎縮・機能低下を認める
5）コリンエステラーゼ阻害薬の効果は限定的である
6）脳脊髄液リン酸化タウは AD のような高値は示さない

（足立　正，他．Dementia Japan. 2014; 28: 182-8[34])

Ⓑ 原発性年齢関連タウオパチー（PART）/ 神経原線維変化型老年期認知症（SD-NFT）

　多数の NFT が内側側頭葉，海馬を中心に分布し，老人斑がないか，極めて少数にとどまる病理を示す老年期認知症であり，神経原線維変化型老年期認知症（SD-NFT）[35] **図11**，辺縁系神経原線維変化認知症（limbic NFT dementia），神経原線維優位型認知症（NFT dominant dementia）とよばれていたが，国際的には PART として提唱されている[36]．発症は年齢とともに増加し，久山町研究においては認知症症例の 2.9%，剖検例では 4.9% であった[37]．海馬領域は加齢に伴い，NFT が出現しやすいが，SD-NFT では脳の加齢が加速された病態であると考えられており，山

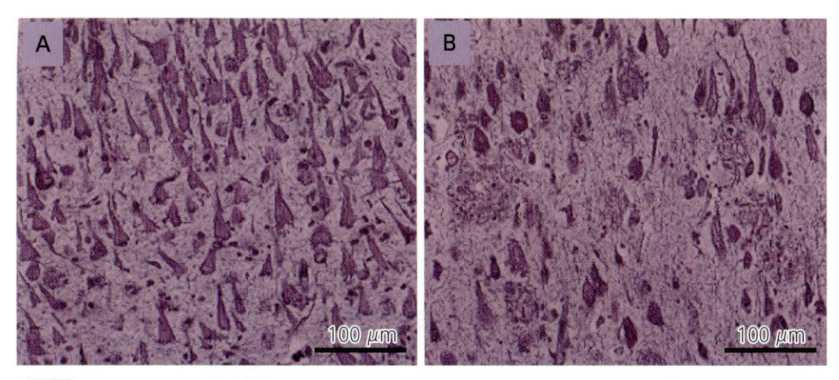

図11 SD-NFT の病理所見

海馬 CA1 にみられる（A）SD-NFT と（B）AD の病理所見の違い:
　・SD-NFT では大量の神経原線維変化（NFT）があるが，老人斑はない（A）.
　・AD では NFT と老人斑がみられる（B）.
A，B: メセナミン-ボディアン染色.
（山田正仁. Brain Nerve. 2018; 70: 533-41[38]を改変）

表14 SD-NFT の神経病理学的診断基準と臨床診断ガイドライン（抜粋）

a) 神経病理学的診断基準

A. 下記の神経病理学的特徴を有する老年期発症の認知症である
　1. 海馬領域に多数の神経原線維時変化（NFT）がある
　2. 脳全体にわたり老人斑（Aβ沈着）をほとんど欠く
B. NFT が出現する他の認知症性疾患を除外できる

b) 臨床診断ガイドライン

1. 発症: 老年期（特に後期老年期）に記憶障害で発症
2. 臨床症状と経過:
　初期は記憶障害を主体とし他の認知機能や人格は比較的保たれる（軽度認知障害段階）. 非常に緩徐に進行し，見当識や他の認知機能も障害されている（認知症段階）
3. 頭部画像（CT/MRI）: 海馬領域の萎縮と側脳室下角の拡大
4. 鑑別診断: Alzheimer 病および他の非 Alzheimer 型変性認知症を鑑別

（山田正仁. Brain Nerve. 2018; 70: 533-41[38]を改変）

田らにより神経病理学的診断基準がまとめられている 表14 a）.

　さらには，SD-NFT の臨床的特徴に基づく臨床診断ガイドラインが報告されている[38] 表14 b）. ① 後期高齢者に多い，② 緩徐進行性の経過をとる，③ 記憶障害で発症する，④ 他の認知機能領域の障害や人格変化は軽度，⑤ 稀にせん妄，軽度の錐体外路症候がみられる，⑥ 画像にて海馬領域の萎縮，側脳室下角の拡大がみられるが，大脳のびまん性萎縮は軽度である. さらに，PART では，記憶障害があっても

軽度であり，意味記憶が保たれやすいという報告がある[39]．

鑑別診断

SD-NFT は高齢認知症者に少なからず認められ，AD，嗜銀顆粒性認知症や血管病変との重複病理も多い．高齢発症の AD では，記憶障害が主体であること，病変が側頭葉内側に強調されることなど，SD-NFT に共通点も多いが，SD-NFT のほうが緩徐進行性であり，アミロイド PET では陰性を示す．嗜銀顆粒性認知症では内側側頭葉の萎縮が左右非対称であり，前方優位であるのに対して，SD-NFT では同部位の比較的後方に萎縮が目立つのも鑑別に役立つとされる[34,38]．

Ⓒ 大脳辺縁系優位型老年期 TDP-43 脳症（LATE）

海馬の萎縮に伴って海馬の神経細胞死，グリオーシスを認める病態は従来，海馬硬化症とよばれてきたが，そのような例の多くは TDP-43 陽性封入体を細胞質に有しており，TDP-43 陽性封入体が海馬をはじめとする大脳辺縁系に認められる病理変化を LATE-NC（limbic-predominant age-related TDP-43 encephalopathy neuropathological change）とよび，このような病理変化を有する脳症を LATE という[40]　表15．海馬硬化症は LATE と重複が大きいが，海馬硬化症を認めない LATE の存在も報告されている[40]　図12．その病理学的特徴は，扁桃体（ステージ 1），扁桃体から海馬（ステージ 2），さらに中前頭回（midfrontal cortex: MFC）に TDP-43 蛋白の蓄積が認められ（ステージ 3），海馬硬化症の有無は問わない．80 歳以上の 20％以上，20％から最大 50％に LATE 病理〔LATE-NC（neuropathological change）〕が認められるとされている[40]．症状は AD と類似しており，しばしば AD や PART など種々の神経変性疾患にも併存する[41,42]　図13．LATE の臨床的特徴としては，① 80 歳以上の高齢者に多い，② AD よりも緩徐進行性の記憶障害，

表15 LATE and LATE-NC に関する要約

LATE 病理の進展分布によるステージ分類
・ステージ 1: 扁桃体のみ
・ステージ 2: 扁桃体＋海馬
・ステージ 3: 扁桃体＋海馬＋中前頭回
・海馬病変の有無は LATE-NC の病理診断には問われない
LATE の臨床的特徴
・LATE 病理は 80 歳以上の高齢者連続剖検によれば，20％以上 50％以下の頻度で認められる
・LATE は AD にみられるような認知機能障害が示される
・LATE はしばしば AD 病理と併存し，症例により病状を増悪させる
・LATE の特異性を有するバイオマーカーは存在しない

(Nelson PT, et al. Brain. 2019; 142: 1503-27[40])

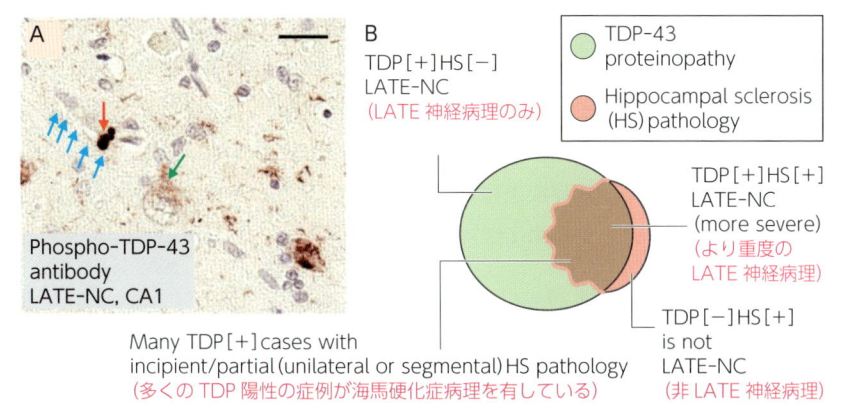

Phospho-TDP-43 antibody LATE-NC, CA1

B
TDP［+］HS［−］
LATE-NC
（LATE 神経病理のみ）

TDP-43 proteinopathy

Hippocampal sclerosis (HS) pathology

TDP［+］HS［+］
LATE-NC
(more severe)
（より重度の
LATE 神経病理）

TDP［−］HS［+］
is not
LATE-NC
（非 LATE 神経病理）

Many TDP［+］cases with
incipient/partial（unilateral or segmental）HS pathology
（多くの TDP 陽性の症例が海馬硬化症病理を有している）

図12 LATE の TDP-43 免疫染色と海馬硬化症/LATE 神経病理の関係性

A: LATE-NC の海馬 CA1 における抗リン酸化 TDP-43 抗体による免疫染色. リン酸化 TDP-43 封入体（赤→）とリン酸化された TDP-43 沈着物（緑→）が毛細血管（青→）近傍に観察される. また，細胞質内の点状構造物（緑→）を有する細胞の存在はリン酸化 TDP-43 病理の初期変化である可能性を示唆している. Scale bar＝4 mm. B: 海馬硬化症（HS）と LATE 神経病理との関係性の模式図.
（Nelson PT, et al. Brain. 2019; 142: 1503-27[40)]を改変）

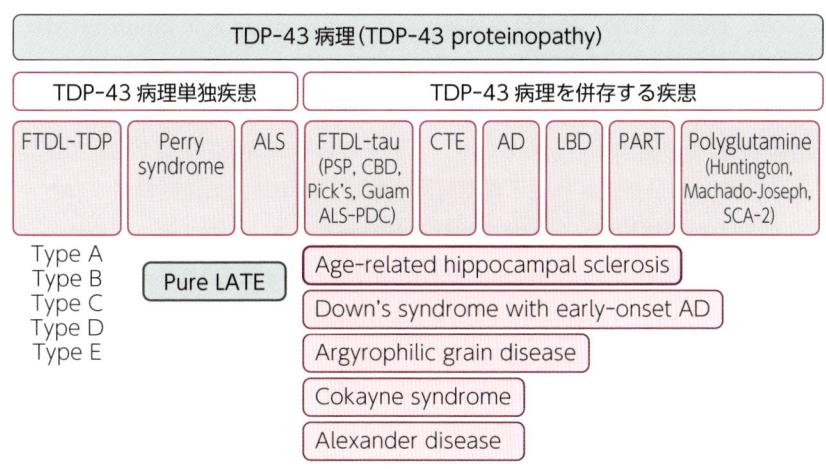

図13 TDP-43 病理を含む疾患
（Nelson PT, et al. Brain. 2019; 142: 1503-27[40)], Liu KY, et al. Brain. 2020; 143: 3842-9[41)]を改変）

③扁桃体から海馬，さらには中前頭回にも萎縮が進む，④特異的なバイオマーカーは報告されていない，⑤AD病理およびPARTにTDP43病理が併存する症例では認知症が増悪する[41,42]，また，ADにLATE病理が加わった場合，AD単独より易怒性（agitation）が高まったとの報告がある[42]．LATEのTDP-43病理についての病的意義には，主たる認知症疾患に併存する病理変化との考えや加齢による影響などの議論があり，LATEは疾患名ではなく病理学的所見として用いられるべきとの慎重な意見もある．

レビー小体型認知症（DLB）と認知症を伴うパーキンソン病（PDD）

小阪が大脳皮質に広範なレビー小体の病理学的所見と進行性認知症を特徴とする症例群を報告し[43]，その後，1995年の国際ワークショップでレビー小体型認知症（DLB）の病名としてよばれるようになった．神経病理診断では，認知症疾患の約20％が同疾とされ，ADに次いで多い神経変性疾患である[1]．厚生労働省の班研究によると，DLBとPDDと診断されたのは4.3％であった（2013厚労科研研究）[1]．LBDはレビー小体の存在を特徴とする病態のすべてを有している疾患概念である．病理学的には，レビー小体とレビー神経突起が認められる 図14 ．LBDには，パーキンソン病，DLB，PDD，純粋自律神経不全症（pure autonomic failure: PAF）なども含まれる[1]．またレビー小体は，病理学的検討により，中枢神経系以外，心臓など末梢交感神経節や消化管などの内臓自律神経系の存在が報告されており，全身の諸臓器の疾患の原因にもなっている．これまでの診断基準を改訂して，2017年にDLBの診断基準が発表された[44] 表16 ．2つ以上の中核的臨床的特徴が存在するか，1つ以上の中核的（core）臨床的特徴が存在するか，1つ以上の支持的バイオマーカーが存在する場合，probable DLBと診断される．このDLB診断基準(2017)においてレム期睡眠行動異常症（RBD）は中核的臨床的特徴として位置づけられた．DLBは病初期に記憶障害が目立たない場合が少なくないため，記憶障害以外に注意障害，遂行機能障害，視空間認知障害などの有無を検討することが重要である．また認知機能障害のほかにも多様な臨床症状を呈する．これらの臨床症状に注目することはDLBの早期診断の手がかりとして重要である．RBDは発症前の前駆段階から，しばしばみられる症状である．このほか，ADの早期や発症前駆段階との比較では，パーキンソン症状，歩行障害，自律神経症状（特に便秘），嗅覚障害，幻視，せん妄，睡眠障害や精神症状などがDLBの早期から多くみられることが報告されている[1]．DLBなどのα-シヌクレイノパチーとタウオパチーとの比較では，

レビー小体 (Lewy bodies)	レビー神経突起 (Lewy neurites)

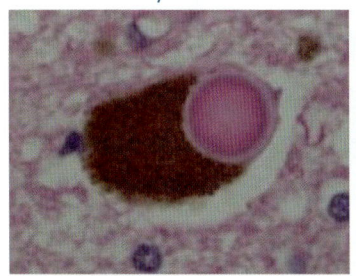 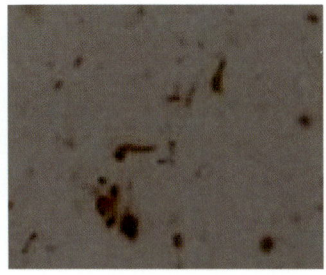

球状の神経細胞質内 封入体（HE 染色）	α-synuclein は神経突起に蓄積する （抗 α-synuclein 抗体免疫染色）

図14 DLB とパーキンソン病にみられる病理所見
（日本神経病理学会ホームページ．教育コンテンツ[4]を改変）

表16 DLB

1）中核的特徴（最初の 3 つは早期から出現し，臨床経過を通して持続する）
- 注意や明晰さの著明な変化を伴う認知の変動
- 繰り返し出現する構築された具体的な幻視
- 認知機能の低下に先行することもあるレム期睡眠行動異常症
- パーキンソニズムの症状のうち，1 つ以上：動作緩慢，寡動，静止時振戦，筋強剛

2）支持的特徴
抗精神病薬に対する重篤な過敏性；姿勢の不安定性；繰り返す転倒；失神または一過性の無反応状態のエピソード；高度の自律神経障害
（便秘，起立性低血圧，尿失禁など）；アパシー；不安，うつ

3）指標的バイオマーカー
- SPECT または PET で示される基底核におけるドパミントランスポーターの取り込みの低下
- MIBG 心筋シンチグラフィでの取り込みの低下
- 睡眠ポリグラフ検査での筋緊張低下を伴わないレム睡眠の確認

4）支持的バイオマーカー
- CT や MRI で側頭葉内側部が比較的保たれる
- SPECT，PET における後頭葉の活性低下を伴う全般的な取り込みの低下（FDG-PET により cingulate island sign を認める）
- 脳波における後頭葉の著明な徐波活動

（日本神経学会，監修，「認知症疾患診療ガイドライン」作成委員会，編．認知症疾患診療ガイドライン 2017. 医学書院；2017[1]. p.239, McKeith IG, et al. Neurology. 2017; 89: 88–100[44]を改変）

α-シヌクレノパチーは幻覚，妄想，RBD をきたしやすく，タウオパチーでは，脱抑制やアパシーを呈しやすい．核医学検査では，ドパミントランスポーター（DAT）シンチグラフィ 図15 とともに MIBG 心筋シンチグラフィ 図16 が DLB の診断に

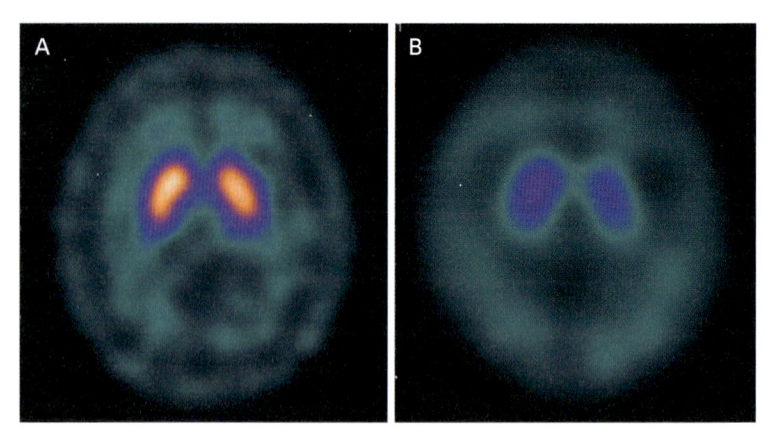

図15 DAT シンチグラフィ

DAT シンチグラフィでは，非 PD 非 DLB 被検者に比べ，DLB では両側線条体におけるトレーサーの集積が低下している．

非 PD 非 DLB 被検者 　　　　　　　　DLB 患者

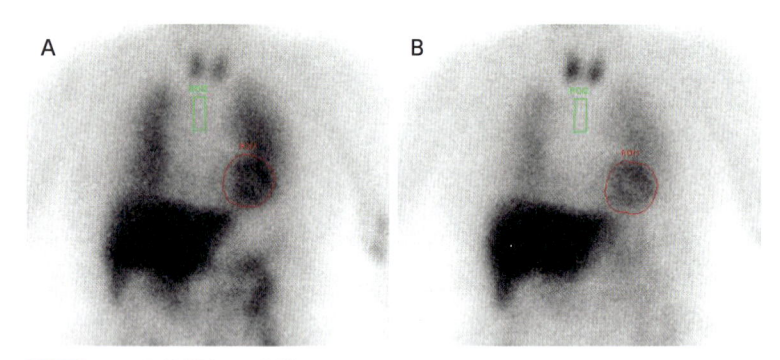

図16 MIBG 心筋シンチグラフィ

DLB では早期像（A）に比べ，後期像（B）において集積の低下を認める．心臓交感神経の脱落を反映している．

有用であることが報告され[45]，DLB 診断基準（2017）の指標的バイオマーカーとして取り入れられた[44]．DLB では抗精神病薬への過敏性や失神，転倒など，予後悪化に直結する因子の症状が多く，正確な診断とともに適切な対応やマネジメントが必要とされる[46]．

Ⓐ DLB と PDD の診断（One year rule について）

　過去の DLB 国際ワークショップにおいて，パーキンソン症状が認知症発症の 1 年以上前から存在する場合を PDD とし，認知症発症がパーキンソン症状前，あるいはパーキンソン症状発症 1 年以内であれば DLB とした（1 年ルール）[44]．この基準はあくまで人為的なルールであり，臨床的な観点あるいは研究などで用いられる操作的な基準として作成されたものである．

DLB と PDD の臨床的病理学的異同

　病理学的に，DLB のほうがアルツハイマー病理の併存が多く[47]，また PDD の黒質の細胞脱落は DLB よりも高度であることが報告されている[48]．2006 年に行われた PDD と DLB の境界に関するカンファレンスでは，「PD と DLB の臨床症状と経過の違いから両者を区別することは正当化されるが，両者はα-シヌクレイン封入

1　神経変性疾患

表17　PDD の診断基準

> **Ⅰ）中核的な特徴**
> 1. Parkinson 病の存在
> 2. 認知症は，Parkinson 病の経過中に潜在性に発症し，緩徐に進行する．病歴，臨床，認知機能検査によって，1 つ以上の認知領域が障害され，認知機能は病前のレベルよりも低下し，運動障害あるいは自律神経障害とは無関係に，日常生活（社会，職業，パーソナルケア）に支障をきたす程度の障害から診断される．
>
> **Ⅱ）関連する臨床的特徴**
> 1. 認知面の特徴
>   注意：自発的注意，焦点的注意の障害，注意課題の遂行能力の低下，遂行能力は，1 日のうちでも，また日によっても変動する．
>   遂行能力：発動，計画，概念形成，規則性の発見，注意シフト，注意の保持を必要とするタスクにおける障害，精神活動の緩慢化
>   視空間機能：視空間見当識，知覚または構成を必要とする課題における障害
>   記憶：最近の出来事についての自由再生，あるいは新しいことを学習することが必要な課題の障害．記憶は通常ヒントがあれば改善する．再認は自由再生よりも保たれる．
>   言語：中核的な機能はたいてい保たれる．喚語障害や複雑な文章を理解できない障害がみられることもある．
> 2. 行動面の特徴
>   アパシー：自発性の低下，動機，興味，努力を要する行動の喪失
>   　　　　　人格の変化と，抑うつ症状や不安を含む気分の変化
>   幻覚：複雑な，構築された人物，動物，物体などの幻視
>   妄想：被害的な妄想，不貞妄想または幻の同居人
>   　　　日中の過度な眠気

（Emre M, et al. Mov Disord. 2007; 22: 1689-707[49]．日本語訳は，水上勝義．パーキンソン病型認知症．岡崎祐士，総編集，中根允文，山内俊雄，監修，ICD-10 精神科診断ガイドブック．東京: 中山書店; 2013. p.63-9を改変）

表18 PDD と DLB の神経症候の異同

類似点	相違点
・固縮，無動，認知機能低下（認知症） ・前頭葉障害による遂行機能障害 ・視覚構成能力の低下 ・中等度の言語障害 ・気分障害（うつ，焦燥） ・レム期睡眠行動異常（RBD） ・自律神経障害，嗅覚障害 ・PDD の進行期にはアパシー，幻視，妄想，日中の過眠が DLB 同様に認められる.	・認知機能障害: DLB では認知機能の変動がより大きい. ・DLB では視空間認知と記憶の低下を早期から認めるが，PDD では経過につれて視空間認知，記憶，思考機能の低下はより速い. DLB では PDD よりも言語機能の低下が速く，情報処理速度の低下が大きい. ・DLB では振戦，左右差が少なく，パーキンソン症状が目立たないこともある.

（常深泰司，他，Clin Neurosci. 2023; 41: 1182-5[50]）を改変）

体という共通の病変を有することから，病因研究のためには単一の LBD モデルがより有用であると考えられる」と結論づけられ，PDD の診断基準が提唱されている[49] **表17** ．中核的特徴としてのパーキンソン病とパーキンソン病の経過中に出現し進行する認知機能障害があげられ，アパシー，抑うつ気分あるいは不安感，幻視，錯視，被害妄想，関係妄想あるいは幻の同居人などの人的妄想，過度の日中の眠気は PDD に関連する臨床的特徴にあげられている[1]．DLB のパーキンソン症状は，PDD と比較して静止時振戦や左右差が少なく，処理速度，視空間認知機能，遂行機能，注意機能などの認知機能障害は DLB のほうが強く認められる[50] **表18** ．

前頭側頭型認知症（FTD）／前頭葉側頭葉変性症（FTLD）

前頭側頭型認知症（frontotemporal dementia: FTD）は行動異常，精神症状，言語症状を特徴とする進行性の神経変性疾患である．大脳前方である前頭葉・側頭葉に限局的変性による萎縮が認められ，病理学的には前頭葉側頭葉変性症（frontotemporal lobar degeneration: FTLD）と呼称される[51]．FTD は，病変部位の変性と萎縮に伴い，前頭前野の障害が優位な病型を bvFTD，側頭極と中・下側頭回などの限局的萎縮を主体とする意味性認知症（semantic dementia: SD; PPA の分類では svPPA），左優位でシルビウス裂周囲の限局的萎縮を主体とする進行性非流暢性失語（progressive non-fluent aphasia: PNFA; PPA の分類では naPPA）の 3 病型とされる[51] **表19** ．

Ⓐ 病態

FTLD には病理学的にいくつかの病理学的分類が含まれる．これらは共通して凝

表19 前頭側頭型認知症（前頭葉側頭葉変性症）の臨床的分類

> 行動障害型FTD（behavioral variant FTD: bvFTD）
> 意味性認知症（semantic dementia: SD*）
> 進行性非流暢性失語（progressive non-fluent aphasia: PNFA**）

SD および PNFA は，原発性進行性失語（primary progressive aphasia）の分類[14]における semantic variant of PPA（svPPA）*，non-fluent/agrammatical variant of PPA（naPPA）**と同義である．
（Neary D, et al. Neurology. 1998; 51: 1546-54[51]）

表20 FTLD の分子・病理学的分類

> **A) タウ陽性: FTLD-Tau（タウ陽性封入体を有する）: タウオパチー**
> 1. 孤発性:
>   a. 3リピートタウ: Pick 病（Pick 球を有する）
>   b. 4リピートタウ: 大脳皮質基底核変性症（CBD），進行性核上性麻痺（PSP），嗜銀顆粒性認知症（AGD），グリア細胞内小球状封入体タウオパチー（GGT）
>   c. 3リピート&4リピートタウ: 慢性外傷性脳症（CTE），PART（SD-NFT など）
> 2. 遺伝性:
>   染色体 17番に連鎖しパーキンソニズムを伴う FTD（FTDP-17）（*MAPT* 遺伝子変異）: 4リピートタウまたは 3リピート&4リピートタウ
>
> **B) タウ陰性 FTLD**
> (1) FTLD-TDP（TDP-43 陽性封入体，ユビキチン陽性封入体を有する）
> 1. 孤発性:
>   a. 運動ニューロン疾患（MND）を伴う FTD（FTD-MND）
>   ＝認知症を伴う筋萎縮性側索硬化症（ALS with dementia）
>   b. MND を伴わないもの
> 2. 遺伝性: *progranulin*（*GRN*），*TDP-43*，valosin 含有蛋白（*VCP*），*C9orf72* の遺伝子変異
> (2) FTLD-FUS（TDP 陽性封入体陰性，ユビキチン陽性封入体と FUS 陽性封入体を有する）
> 1. 神経細胞性中間径フィラメント封入体病（NIFID），好塩基性封入体病（BIBD），非定型的 FTLD
> 2. 遺伝性: *FUS* 遺伝子変異
> (3) FTLD-UPS（TDP-43 陽性封入体陰性，ユビキチン陽性封入体を有する）
> *CHMP2B* 遺伝子変異の報告例あり
> (4) FTLD-Other（TDP-43 封入体，FUS 封入体，ユビキチン封入体はいずれも陰性）
> 明らかな組織像を欠く認知症（DLDH［FTLD-NI］）

DLDH: dementia lacking distinctive histology, FTLD-NI: FTLD without inclusions
（Lashley T, et al. Neuropathol Appl Neurobiol. 2015; 41: 858-81[52]）

集し，不溶化した蛋白質が神経細胞やグリアに封入体を形成し異常蓄積する特徴を有している．FTLD の蓄積蛋白は，タウ（tau），TDP-43，FUS などがあり，それぞれ FTLD-tau，FTLD-TDP-43，FTLD-FUS などの病型として位置づけられている[1,52]．**表20**．FTLD-tau は，孤発性の Pick 病や，遺伝性でタウ遺伝子（*MAPT*）に変異を有する FTDP-17 などがある．Pick 病は神経細胞内にみられる嗜銀性封入体（Pick 小体）であり，3リピートタウとよばれるタウ isoform が凝集している

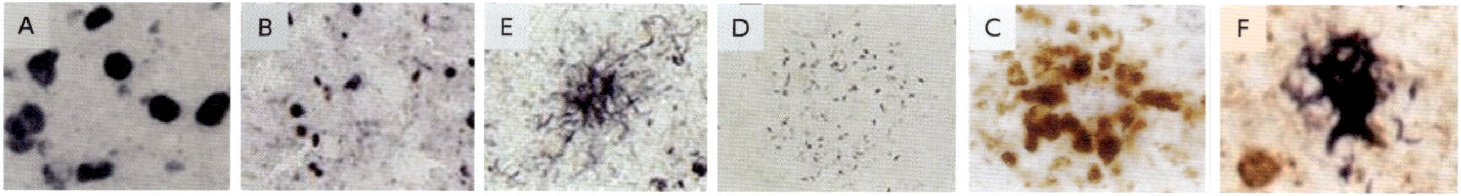

3R tau	4R tau				
ピック病 (PiD) [Pick bodies]	嗜銀顆粒性認知症 (AGD) [Argyrophilic grains]	進行性核上性麻痺 (PSP) [Tufted astrocytes]	大脳皮質基底核変性症 (CBD) [Astrocytic plaques]	グリア細胞内小球状封入体タウオパチー (GGT) [Globular glial inclusions]	加齢関連タウ星状膠症 (ARTAG) [Thorn−shaped astrocytes TSAs：(下図) / fuzzy astrocytes]
ニューロン（およびグリア）の細胞体に球形の封入体（ピック小体）を認める（Gallyas-Braak 染色）	ニューロンの神経突起に球状の封入体（嗜銀顆粒）を認める（RD4 免疫染色）	アストロサイトの神経突起近位にタウを房付きアストロサイトを認める（AT8 免疫染色）	アストロサイトの神経突起遠位にタウによるアストロサイト斑を認める（AT8 免疫染色）	グリア細胞体に球状封入体を認める（AT8 染色）	アストロサイトの細胞体と神経突起にタウを認める（Ex10 免疫染色）

図17　タウオパチーにみられる疾患特異的な封入体の形態

Pick body: Pick 小体, Tufted astrocytes: 房付きアストロサイト, Astrocytic plaques: アストロサイト斑, 3R: 3-repeat, 4R: 4-repeat.
(A, B, D, E, F: 日本神経病理学会ホームページ．教育コンテンツ[4]を改変, C: 他田真理, 他. Brain Nerve. 2018; 70: 501-16[53]を改変)

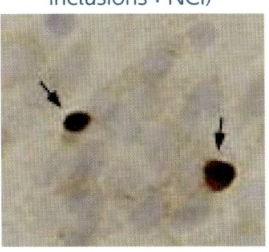
神経細胞内封入体
(Neuronal cytoplasmic
inclusions : NCI)

神経細胞質内に球形の
封入体を認める
(pTDP-43 免疫染色)

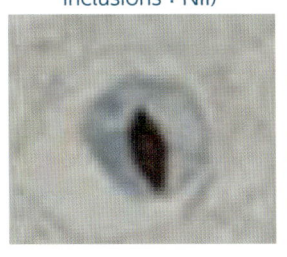
神経核内封入体
(Neuronal intranuclear
inclusions : NII)

神経細胞の核内に封入体を
認める〔猫の目状の形態〕
(pTDP-43 免疫染色)

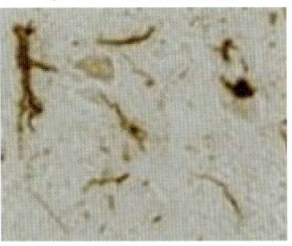
TDP-43 神経突起
(TDP-43 neurites)

神経突起内に TDP-43
が蓄積する
(pTDP-43 免疫染色)

図18 **TDP-43 病理における細胞内封入体**
(日本神経病理学会ホームページ. 教育コンテンツ4)を改変)

図17 . 一方, 4 リピートタウが凝集する CBD, PSP, AGD, グリア細胞内小球状封入体タウオパチー (globular glial tauopathy: GGT), 加齢関連タウ星状膠症 (age-related tau astrogliopathy: ARTAG), FTDP-17 (*MAPT 変異*) があり, 3 リピートタウ＆4 リピートタウには慢性外傷性脳症 (chronic traumatic encephalopathy: CTE), PART (SD-NFT など), FTDP-17 (*MAPT 変異*) が報告されている **表20** . FTLD-TDP-43 (Type A, Type B, Type C, Type D) は, FTLD の約半数を占め, 孤発性が多いが, このなかには筋萎縮性側索硬化症 (ALS) など運動ニューロン疾患 (MND) を伴う前頭側頭型認知症 (FTD-MND) も含まれている[1]. 病理学的には神経細胞内封入体 (NCI), 神経核内封入体 (NII), TDP-43 神経突起が認められる **図18** .

Ⓑ 臨床症候

bvFTD では, 早期から行動異常である脱抑制がみられ, 社会的に不適切な行動, 礼儀正しさの喪失, 衝動的で突発的, また軽率で不注意な行動が目立つ. さらには, 無関心, 無気力, 共感の喪失, 社会的関心や人間関係への反応の減少, 常同行動・保続的行動・常同言語がみられる. さらに口唇傾向 (口運び) や食行動の異常 (嗜好の変化, 異食行為) も認められる. 認知機能では, 遂行機能障害がみられ, 記憶や視空間認知は保たれやすい **表21** . SD (svPPA) は, 物品の呼称障害および単語理解の障害が主体であり, 対象物に関する知識が障害される. 漢字の読みとは本来の異なる読み方をする表層性失読 (団子を「だんし」, 三日月を「さんかつき」と

表21 bvFTD の診断基準（要約）

> **Ⅰ）神経変性疾患**
> bvFTD では進行性の異常行動と認知機能障害の両方またはいずれか一方を認める．もしくは病歴を（よく知っている人からの情報提供から）確認できる．
>
> **Ⅱ）Possible bvFTD 基準を満たすには次のうち 3 項目以上を満たし，持続もしくは繰り返す**
> A．早期の脱抑制行動
> 1）社会的に不適切な行動，2）礼儀やマナーの欠如，3）衝動的で無分別や無頓着な行動
> B．早期の無関心または無気力
> 1）無関心，2）無気力
> C．共感や感情移入の欠如
> 1）他者の要求や感情に対する反応性欠如，2）社会的な興味や他者との交流，または人間的な温かさの低下や喪失
> D．固執・常同性
> 1）単純動作の反復，2）強迫的または儀式的な行動，3）常同言語
> E．口唇傾向と食行動の変化
> 1）食事嗜好の変化，2）過食，飲酒，喫煙行動の増加，3）口唇的探究または異食症
> F．神経心理学的検査：記憶や視空間認知能力は保たれているが，遂行機能障害がみられる．
> 1）遂行課題の障害，2）エピソード記憶の相対的保持，3）視空間技能の相対的保持

(Rascovsky K, et al. Brain. 2011; 134: 2456-77[54])

表22 SD の診断基準（要約）

> 1）必須項目：次の 2 つの中核症状の両者を満たし，日常生活が阻害されている．
> 　　A．物品呼称の障害
> 　　B．単語理解の障害
> 2）以下の 4 つのうち少なくとも 3 つを認める．
> 　　① 対象物に対する知識の障害（低頻度／低親密性のもので顕著）
> 　　② 表層性失読・失書
> 　　③ 復唱は保たれる．流暢性の発語は保たれる．
> 　　④ 発語（文法や自発語）は保たれる．
> 3）高齢で発症する例も存在するが，70 歳以上で発症する例は稀である．
> 4）画像検査：前方優位の側頭葉に MRI/CT で萎縮を認める．

（難病情報センター．前頭側頭葉変性症〔指定難病 127[55]〕）

いう）がみられる．復唱は保たれ，流暢性の発語を呈する **表22**．PNFA（naPPA）は，発語における失文法と，不規則な音韻の誤りや歪み（発語失行）が主体であり，文法的に複雑な文の理解は障害されるが，単語の理解は保たれる **表23**．SD（svPPA）と PNFA（naPPA）は PPA に属する 2 病型でもある[14] **表11**．

表23 PNFA の診断基準

以下の3つすべてを認める.
1. 言語の障害が最も顕著である.
2. 言語障害は日常生活の障害の主要原因である.
3. 失語は初発症状で，罹病早期は主症状である.

Ⅰ）臨床診断
中核症状：以下の1つ以上を認める.
1. 発語における失文法.
2. 努力性で滞りのある発語，不規則な音韻の誤りや歪み（発語失行）を伴う.

その他の症状：以下の2つ以上を認める.
1. 文法的に複雑な文の理解障害.
2. 個々の単語理解は保たれる.
3. ものについての知識は保たれる.

Ⅱ）画像を含めた診断：以下の2つを認める.
1. 臨床診断が非流暢性／失文法型失語である.
2. 画像は，以下の結果の1つもしくはそれ以上を認める.
　a. MRIにて左前頭葉後部から島優位の萎縮
　b. SPECTないしはPETにて左前頭葉後部から島優位の血流低下もしくは代謝低下

(日本神経学会，監修，「認知症疾患診療ガイドライン」作成委員会，編．認知症疾患診療ガイドライン 2017. 医学書院; 2017[1]. p.268, Gorno-Tempini ML, et al. Neurology. 2011; 76: 1006-14[14])

進行性核上性麻痺（PSP）

　頭部，体幹に強くみられる体軸性筋強剛を認め，姿勢保持障害の結果，後方への転倒が早期からみられる．動作緩慢や寡動がみられるが，振戦は少ない．初期には，眼球運動の随意的上下方向運動が遅くなり，ついには下方視ができなくなる垂直性核上性眼筋麻痺を認める．頭部を動かすと，眼球も同時に動く人形の眼現象が知られている．偽性球麻痺による構音障害，嚥下機能障害がみられるが，球麻痺ではないので舌の萎縮や線維束攣縮は認めない．記憶障害とともに，思考の緩慢，発語失行，アパシー，うつや易刺激性，計算や抽象的能力の低下を認める．また，前頭葉徴候として，把握反射，模倣運動，視覚性探索反応（目の前に提示された物をとろうとして手を伸ばす），さらには人格の変化がみられる[1,56] 表24 ．

A 病態

　病理学的変化は，皮質下神経核，とくに視床下核，黒質，淡蒼球内節，上丘を含む中脳被蓋，小脳歯状核に，神経細胞の変性・脱落とグリオーシスを認められる．鍍銀染色あるいは抗リン酸化タウ抗体による染色により，神経細胞内およびグリア

細胞内にタウ凝集体を認める．神経細胞内には NFT, アストロサイトには房付きアストロサイト（tuft-shaped astrocyte），オリゴデンドロサイトにて coiled body が認められる．tuft-shaped astrocyte は本疾患に特異的で診断的価値が高いとされる[1] **図17**．

Ⓑ 診断・臨床病型分類

2017 年に新しい臨床診断基準（Movement Disorder Society Clinical Diagnostic Criteria for PSP: MDS-PSP Criteria）が作成された[57]．4 つの機能的領域として眼球運動障害，姿勢保持障害，無動，認知機能障害により，レベル 1〜3 に分類された．典型的な Richardson 症候群（PSP-RS）に加え，非典型的な 7 つの異型症候群に分類された．病理と照らし合わせた PSP の臨床診断の Suggestive の感度は 87.9%，Probable 特異度は 85.7% と診断された[58]．臨床的には PSP であるが，病理では PSP ではない症例を PSP mimics とよんでいる．MRI における中脳被蓋や大脳萎縮，第三脳室に拡大のほか，DAT-SPECT によるトレーサー集積低下も PSP 診断の一助になる[59]．

大脳皮質基底核変性症（CBD）

大脳皮質基底核変性症（CBD）は左右非対称性の運動障害（筋強剛，寡動），大脳皮質徴候（失行，非流暢性失語，皮質性感覚障害，他人の手徴候など），錐体外路徴候（筋強剛，無動，ジストニア，ミオクローヌス）を呈する **表25**．大脳皮質と皮質下神経核に神経細胞が脱落し，神経細胞およびグリア細胞に異常リン酸化されや 4 リピートタウが蓄積する．病理診断名として大脳皮質基底核変性症（CBD），臨床診断名として，大脳皮質基底核変性症候群（CBS）が用いられる．

表25 CBD の主要臨床症候

1) 肢節運動失行（前頭葉や頭頂葉の障害）
2) 他人の手徴候（前頭葉内側面や脳梁の障害）
3) 失語症（前頭葉，側頭葉や頭頂葉の障害）
4) 皮質性感覚障害（頭頂葉の障害）
5) パーキンソン症状（左右差のある筋強剛や無動）
6) 認知症
7) ジストニアやミオクローヌスなどの不随意運動

（日本神経学会，監修，「認知症疾患診療ガイドライン」作成委員会，編．認知症疾患診療ガイドライン 2017．医学書院；2017[1]，池田佳生．老年内科．2021；3：716-24[56]より作成）

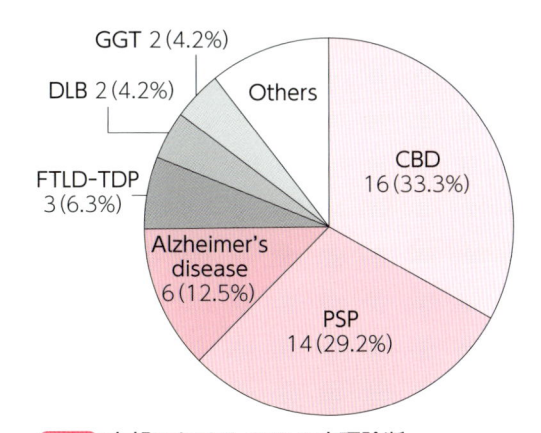

図19 本邦における CBS の病理診断

(Aiba I, et al. Brain Commun. 2023; 5: fcad296[60])

Ⓐ 病態

　病理学的変化と脳萎縮は左右非対称であり，神経症候に影響を与える．大脳皮質の病変は，傍矢状裂，ローランド裂，シルビウス裂の近傍に認められる．皮質下の病変は，基底核として中脳黒質，淡蒼球，視床下核および視床に変性がみられる．病理所見として，腫大した神経細胞（balooned neuron），アストロサイトにはアストロサイト斑（astrocytic plaque）を認め，CBD において診断的意義が高いとされる **図17**．本邦の多施設共同研究により，臨床診断の CBS の病理解析では CBD 33.3％，PSP 29.2％，AD 12.5％，FTLD-TDP-43 6.3％，DLB 4.2％と報告された **図19** [60]．CBS の臨床診断であっても，背景病理に PSP や AD が多く含まれていることは大いに注意すべき点である．

Ⓑ 検査

　頭部 MRI では，前頭葉・頭頂葉優位，左右非対称性脳萎縮，同側の大脳脚萎縮，中脳被蓋の萎縮，大脳白質の異常信号が認められる．頭部 MRI では，前頭葉・頭頂葉の左右非対称性の萎縮，同側の大脳脚および中脳被蓋の萎縮を認める．脳血流 SPECT では前頭頭頂葉の非対称的血流低下，DAT SPECT にて両側の線条体のトレーサー集積低下を認める[59]．また，一部の CBS では，アミロイド PET やタウ PET による陽性所見の報告がみられており，これらは非定型特殊病型 AD とすべき症例（CBS-AD）である 表10．ここで，CBS-AD の自験例について紹介する[22]．

　症例は，記憶障害とともに書字障害，読字障害，更衣失行，アパシーがみられ，左手の観念運動失行・観念失行，左上肢の筋強剛，発語減少と喚語障害，左半側空間無視がみられた．その後，認知症の増悪とともに左上肢優位の左片麻痺と左上下肢の筋強剛（固縮）による歩行障害がみられ，さらには，四肢麻痺，構音障害・嚥下障害，無言無動に至った．頭部 MRI にて，軽度ながら右側優位に両側頭頂葉・前頭葉の萎縮を認め 図20（A〜D），海馬の萎縮は軽度であった（C）．ECD-SPECT 検査（eZIS）では，右優位に両側の頭頂葉・前頭葉，角回，楔前部における脳血流低下を認めた（E）．^{11}C PiB-PET 検査では楔前部，両側の大脳皮質に著明な PiB 集積を認め，これらの所見より CBS-AD と診断した[61]．

加齢関連タウ星状膠症（ARTAG）

　認知症疾患に関連するタウの沈着がアストロサイトにみられる病理学的変化を示す病型である．疾患特異性の高い病理所見として，進行性核上性麻痺にみられる房付きアストロサイト，CBD のアストロサイト斑，globular glial tauopathy の globular astroglial inclusion（GGI グリア細胞内小球状封入体）があり 図17，そしてピック病のアストロサイトでは ramified astrocyte がみられ，以上の計 4 種類である．このほかに，高齢者にみられるアストロサイトのタウ病変として，ARTAG（age-related tau astrogliopathy）が提唱され，その病理像として，thorn shaped astrocyte（TSA）と granular or fuzzy astrocyte（GFA）に大別される[62] 図17．GFA は内側側頭葉，扁桃核，前頭葉，基底核，側脳室近傍と軟膜下に認められるが，神経細胞内封入体がみられない．ARTAG は他のタウオパチー（PSP，CBD，GGT および AD）にも併存して認められており，90 歳以上の認知症者の検討では，ARTAG が海馬硬化や脳血管疾患とともに認知症発症に関連していた[63]．タウオパ

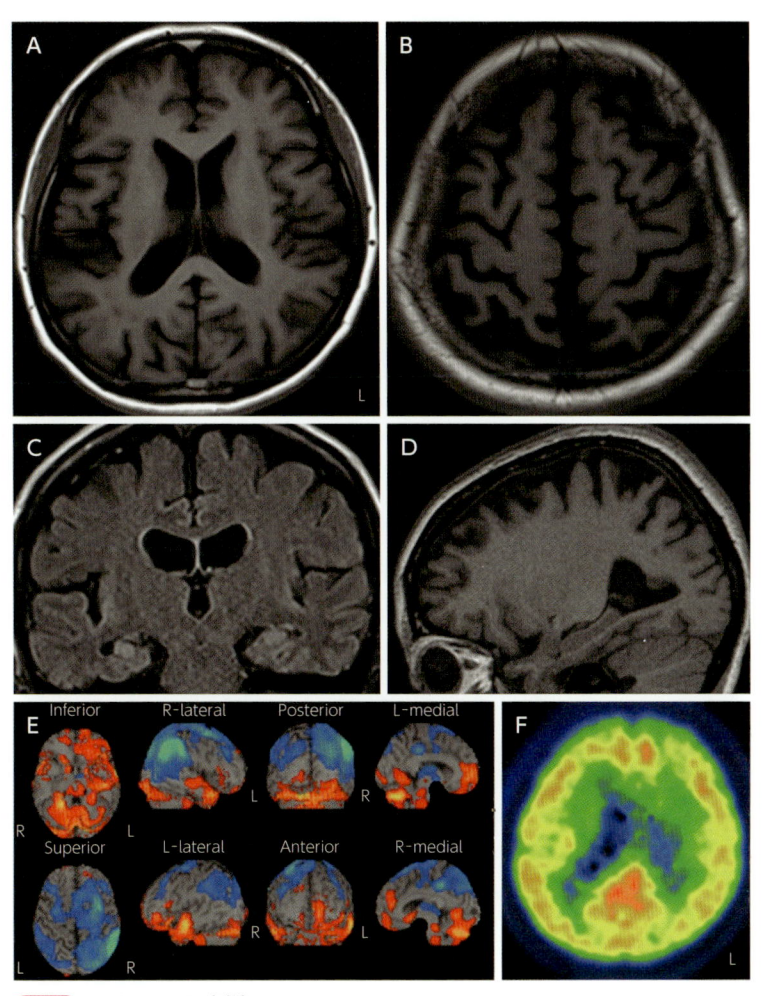

図20 CBS-AD の症例

頭部 MRI　A，B: T1 強調画像（水平断），C: FLAIR（冠状断），D: T1 強調画像
（矢状断: 右大脳），E: ECD-SPECT（eZIS），F: ¹¹C PiB-PET
（池田将樹. Brain Nerve. 2020; 72: 323-30[61]）

チーの関連因子としてさらなる検討が待たれる．現在のところ，ARTAG について
は独立した疾患というより，主たる認知症疾患に併存する病理学的概念として考え
るべきと思われる．

ハンチントン（Huntington）病

常染色体顕性遺伝形式をとる，進行性の神経変性疾患であり，主に成人期に発症し，舞踏運動などの運動機能障害，認知機能障害，精神機能障害がみられる．

Ⓐ 分類

古典型と固縮型（rigid form）に2つの病型があり，全体の90%が古典型であり，その多くは成人発症で舞踏運動（chorea）を呈する．固縮型は筋強剛（固縮）をきたし，病初期よりパーキンソン病を思わせる症例もある．20歳以前の発症例は若年性ハンチントン病とよばれ，全体の約10%に相当し，このうちの1/3が固縮型で，主に父親からの遺伝である[1]．

Ⓑ 病態

染色体第4番に存在するHTT（huntingtin）遺伝子のCAGリピート数の異常伸長である．遺伝形式は常染色体顕性遺伝であるが，世代を経るごとに，リピート数は伸長しやすく，発症年齢との間に負の相関を認める（表現促進現象）[1]．

Ⓒ 臨床症状

舞踏運動を中心に不随意運動がみられ，四肢から始まり，体幹，顔面，舌に広がる．固縮型では，高度の筋強剛を認める．精神症状として，性格変化や人格変化，無関心，注意障害，易怒性，易刺激性，強迫神経症様の症状がみられ，また，不安，うつにより，約10%に自殺企図，自殺がみられる．幻聴，妄想など統合失調症様の症状を認める．遂行機能障害，言語機能障害などを呈し，皮質下性認知症をきたす[1]．

Ⓓ 画像検査

形態画像（CT，MRI）では，両側の線条体，特に尾状核の萎縮を認め，さらに大脳皮質の萎縮，脳室拡大を認める．機能画像（SPECT，PET）では，発病初期より線条体での血流低下，代謝の低下を認める[1]．

慢性外傷性脳症（CTE）

頭部への衝撃や接触の多い競技（ボクシング，フットボール，ホッケーなど）の選手にみられる遅発性の認知症として，慢性外傷性脳症（chronic traumatic

表26 CTE

1）抑うつ，アパシー，不安，焦燥，不眠，攻撃性，自殺企図などの精神症状
2）記憶障害，集中困難，遂行機能障害，社会性の障害などの認知機能障害
3）歩行困難，振戦，動作緩慢，筋力低下，構音障害などの運動障害
＊若年では精神症状，高齢では認知機能障害が出やすい

(Stern RA, et al. Neurology. 2013; 81: 1122-9[64])

encephalopathy：CTE）は臨床病理学的概念として提唱された[64,65]．脳震盪をきたさない程度の頭部外傷を繰り返し，後年に認知症を発症する病型である**表26**．若年者では精神症状，高齢者では認知機能障害が出やすく，うつ病や妄想などの精神症状が出やすい．初期から自殺のリスクが高く，進行性ではパーキンソン症状などの錐体外路症状が出現しやすい．脳の広範な部位にタウ蓄積による神経原線維変化が主病変とされ，ADと同様に3リピートタウおよび4リピートタウの蓄積を認める．CTEでは神経原線維変化が大脳皮質表層にみられるのが特徴で，ADが大脳皮質の中層から深層にみられるのと対照的である．CTEの多くの症例でTDP-43が陽性であり，進行例ではAβやα-synucleinの変化もみられる[65]．若年でのCTE発症者においては，タウ病変は臨床症候に関連する主要な神経病理変化であるが，老年発症者では，併存しているAD関連のタウ病変として観察される可能性も指摘されている[66]．従来の診断基準を進化させた，CTEの病理学的診断のための推奨プロトコルが作成されており，今後，CTEの網羅的研究に寄与することになると思われる**図21**[67]．

神経変性認知症疾患のみかた

私見ではあるが，ふだんの診療においては下記のことに心がけている**表27**．

① 診断する際には，発症の内容および時期，症状の進展をよく聞き取る．

初診の段階で診断を決めつけない．その時点で診断がつかなくても，その後の経過で，他の症候が現れて，診断がつくこともある（あるいは診断名が変わることもある）．家族や介助者から聴取される情報は重要である．

② 神経学的診察所見や神経心理検査のデータの時間的な変化を重視する．

③ 本人・家族の同意が得られれば，各種検査（画像および体液バイオマーカー）を行い，情報を得る．

④ 脳神経内科医の場合，精神症状が主体となる症例では，精神科医師と連携し，助言を受けたり，紹介することを厭わない．また，ふだんから脳神経外科，整形外

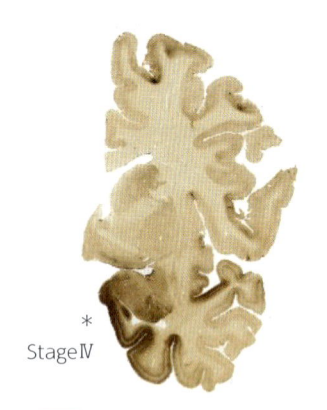
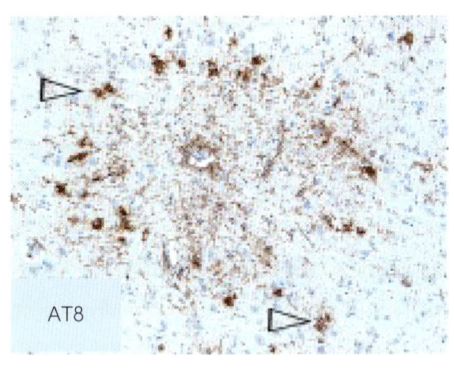

*
Stage Ⅳ

AT8

図21 慢性外傷性脳症 stage Ⅳ

慢性外傷性脳症の stage Ⅳ の病理所見（AT8 による免疫染色）．

左：大脳皮質の広範囲にわたり AT8 免疫陽性変化が認められ，内嗅皮質（entorhinal cortex）に強い染色性がみられる（*）．

右：AT8 免疫陽性の神経原線維変化が多数認められ，また，AT8 陽性のアストロサイトが認められた（矢頭）．

(McKee AC, et al. Acta Neuropathol. 2023; 145: 371-94[67])

表27 認知症疾患のみかた，考えかた

① **発症の内容および時期，症状の経過の聴取**
初診の段階で診断を決めつけない．その後の経過で，他の症候が顕著になり，診断がつくことがある．家族や介助者からの情報は貴重である．

② **神経学的所見，神経心理検査のスコアおよびその経時的変化**
神経症候やスコアの時間的変動を注視し，患者の状態を把握する．

③ **バイオマーカー検査（画像，髄液 / 血液）**
本人・家族の同意が得られれば，検査を行い，診断に役立てる．

④ **背景病理あるいは原因遺伝子 / 危険因子の考察**
診療する際には，認知症状や神経症候と関連づけて考察を行っていく．

⑤ **精神症状が重度な症例では，精神科医と連携することを厭わない**
脳神経内科医においては，重度の精神症状を有する患者の場合，精神科医との連携により患者の利益に適うことが優先される．

科，循環器内科など他科との連携が重要であることも言うまでもない．

🧠 まとめ

　アルツハイマー病をはじめとした各種の神経変性認知症疾患の解説を行った．まだ位置づけが明確ではない病態もあるが，今後解明されることを期待したい．今後さらに上市される新規認知症治療薬にも対応できるため，常に最新情報のアップ

デートを行い，認知症に悩める患者，家族に有益で質の高い診療を施せるよう心がけたい．

謝辞　群馬大学大学院医学系研究科脳神経内科学の池田佳生教授，笠原浩生講師，公益財団法人老年病研究所附属病院の諸先生方，国立精神・神経医療研究センター病院特命副院長／臨床検査部・総合内科部長の髙尾昌樹先生に感謝申し上げます．

■ **文献**

1) 日本神経学会，監修，「認知症疾患診療ガイドライン」作成委員会，編．認知症疾患診療ガイドライン 2017．医学書院; 2017.
2) Sperling RA, Jack CR Jr, Black SE, et al. Amyloid-related imaging abnormalities in amyloid-modifying therapeutic trials: recommendations from the Alzheimer's Association Research Roundtable Workgroup. Alzheimers Dement. 2011; 7: 367-85.
3) 石井賢二．核医学診断法はどれくらい役に立つか．Brain Nerve．2023; 75: 933-41.
4) 日本神経病理学会ホームページ．教育コンテンツ．https://www.jsnp.jp/contents/kyouiku/
5) McKhann GM, Knopman DS, Chertkow H, et al. The diagnosis of dementia due to Alzheimer's disease: recommendations from the National Institute on Aging-Alzheimer's Association workgroups on diagnostic guidelines for Alzheimer's disease. Alzheimers Dement. 2011; 7: 263-9.
6) American Psychiatric Association. Diagnostic and statistical manual of mental disorders, fifth edition (DSM-5). Washington DC: American psychiatric Publishing; 2013.
7) 日本精神神経学会，日本語版用語監修，髙橋三郎，大野　裕，監訳．DSM-5精神疾患の診断・統計マニュアル．東京: 医学書院; 2014. p.602-3.
8) Dubois B, Feldman HH, Jacova C, et al. Advancing research diagnostic criteria for Alzheimer's disease: the IWG-2 criteria. Lancet Neurol. 2014; 13: 614-29.
9) Jack CR Jr, Bennett DA, Blennow K, et al. NIA-AA research framework: toward a biological definition of Alzheimer's disease. Alzheimers Dement. 2018; 14: 535-62.
10) Sclan SG, Reisberg B. Functional assessment staging (FAST) in Alzheimer's disease: reliability, validity, and ordinality. Int Psychogeriatr. 1992; 4 Suppl 1: 55-69.
11) 神﨑恒一．アルツハイマー病の臨床診断．日老医誌．2012; 49: 419-24.
12) Dubois B, Villain N, Frisoni GB, et al. Clinical diagnosis of Alzheimer's disease: recommendations of the International Working Group. Lancet Neurol. 2021; 20: 484-96.
13) Dubois B, von Arnim CAF, Burnie N, et al. Biomarkers in Alzheimer's disease: role in early and differential diagnosis and recognition of atypical variants. Alzheimers Res Ther. 2023; 15: 175.
14) Gorno-Tempini ML, Hillis AE, Weintraub S, et al. Classification of primary progressive aphasia and its variants. Neurology. 2011; 76: 1006-14.
15) Harris JM, Jones M. Pathology in primary progressive aphasia syndromes. Curr Neurol Neurosci Rep. 2014; 14: 466.
16) Bergeron D, Gorno-Tempini ML, Rabinovici GD, et al. Prevalence of amyloid-β pathology in distinct variants of primary progressive aphasia. Ann Neurol. 2018; 84: 729-40.
17) Alladi S, Xuereb J, Bak T, et al. Focal cortical presentations of Alzheimer's disease. Brain. 2007; 130: 2636-45.
18) Ikeda M, Tashiro Y, Takai E, et al. CSF levels of Aβ1-38/Aβ1-40/Aβ1-42 and [11]C PiB-PET studies in three clinical variants of primary progressive aphasia and Alzheimer's disease. Amyloid. 2014; 21: 238-45.
19) Benson DF, Davis RJ, Snyder BD. Posterior cortical atrophy. Arch Neurol. 1988; 45: 789-93.
20) Crutch SJ, Schott JM, Rabinovici GD, et al. Consensus classification of posterior cortical atrophy. Alzheimers Dement. 2017; 13: 870-84.

21) Tang-Wai DF, Graff-Radford NR, Boeve BF, et al. Clinical, genetic, and neuropathologic characteristics of posterior cortical atrophy. Neurology. 2004; 63: 1168-74.

22) Ikeda M, Kodaira S, Kasahara H, et al. Cerebral microbleeds, cerebrospinal fluid, and neuroimaging markers in clinical subtypes of Alzheimer's disease. Front Neurol. 2021; 12: 543866.

23) Ossenkoppele R, Pijnenburg YA, Perry DC, et al. The behavioural/dysexecutive variant of Alzheimer's disease: clinical, neuroimaging and pathological features. Brain. 2015; 138: 2732-49.

24) Ossenkoppele R, Schonhaut DR, Schöll M, et al. Tau PET patterns mirror clinical and neuroanatomical variability in Alzheimer's disease. Brain. 2016; 139: 1551-67.

25) Ossenkoppele R, Mattsson N, Teunissen CE, et al. Cerebrospinal fluid biomarkers and cerebral atrophy in distinct clinical variants of probable Alzheimer's disease. Neurobiol Aging. 2015; 36: 2340-7.

26) Jack CR Jr, Knopman DS, Weigand SD, et al. An operational approach to National Institute on Aging-Alzheimer's Association criteria for preclinical Alzheimer disease. Ann Neurol. 2012; 71: 765-75.

27) 髙尾昌樹. 超高齢期の認知症. Brain Nerve. 2020; 72: 1353-9.

28) Braak H, Braak E. Argyrophilic grains: characteristic pathology of cerebral cortex in cases of adult onset dementia without Alzheimer changes. Neurosci Lett. 1987; 76: 124-7.

29) 齊藤祐子. 嗜銀顆粒性認知症の臨床と診断. 老年精神医学会雑誌. 2016; 27 増刊 I: 80-7.

30) Tatsumi S, Mimuro M, Iwasaki Y, et al. Argyrophilic grains are reliable disease-specific features of corticobasal degeneration. J Neuropathol Exp Neurol. 2014; 73: 30-8.

31) Saito Y, Ruberu NN, Sawabe M, et al. Staging of argyrophilic grains: an age-associated tauopathy. J Neuropathol Exp Neurol. 2004; 63: 911-8.

32) Adachi T, Saito Y, Hatsuta H, et al. Neuropathological asymmetry in argyrophilic grain disease. J Neuropathol Exp Neurol. 2010; 69: 737-44.

33) 足立　正, 和田健二. 嗜銀顆粒病. 診断と治療. 2023; 110: 593-97.

34) 足立　正, 齊藤祐子, 中島健二, 他. 嗜銀顆粒性認知症の診断. Dementia Japan. 2014; 28: 182-8.

35) Yamada M. Senile dementia of the neurofibrillary tangle type (tangle-only dementia): neuropathological criteria and clinical guidelines for diagnosis. Neuropathology. 2003; 23: 311-7.

36) Crary JF, Trojanowski JQ, Schneider JA, et al. Primary age-related tauopathy (PART): a common pathology associated with human aging. Acta Neuropathol. 2014; 128: 755-66.

37) Matsui Y, Tanizaki Y, Arima H, et al. Incidence and survival of dementia in a general population of Japanese elderly: the Hisayama study. J Neurol Neurosurg Psychiatry. 2009; 80: 366-70.

38) 山田正仁. 神経原線維変化型老年期認知症. Brain Nerve. 2018; 70: 533-41.

39) Besser LM, Mock C, Teylan MA, et al. Differences in cognitive impairment in primary age-related tauopathy versus Alzheimer disease. J Neuropathol Exp Neurol. 2019; 78: 219-28.

40) Dickson DW, Trojanowski JQ, et al. Limbic-predominant age-related TDP-43 encephalopathy (LATE): consensus working group report. Brain. 2019; 142: 1503-27.

41) Liu KY, Reeves S, McAleese KE, et al. Neuropsychiatric symptoms in limbic-predominant age-related TDP-43 encephalopathy and Alzheimer's disease. Brain. 2020; 143: 3842-9.

42) Smirnov DS, Salmon DP, Galasko D, et al. TDP-43 pathology exacerbates cognitive decline in primary age-related tauopathy. Ann Neurol. 2022; 92: 425-38.

43) Kosaka K, Oyanagi S, Matsushita M, et al. Presenile dementia with Alzheimer-, Pick- and Lewy-body changes. Acta Neuropathol. 1976; 36: 221-33.

44) McKeith IG, Boeve BF, Dickson DW, et al. Diagnosis and management of dementia with Lewy bodies: fourth consensus report of the DLB Consortium. Neurology. 2017; 89: 88-100.

45) Yoshita M, Arai H, Arai H, et al. Diagnostic accuracy of ^{123}I-meta-iodobenzylguanidine myocardial scintigraphy in dementia with Lewy bodies: a multicenter study. PLoS One. 2015; 10: e0120540.

46) 池田将樹. カプグラ症候群を含む妄想性誤認症候群が強いレビー小体型認知症の高齢者（脳神経内科医の立場から対応と介入を考える）. Brain Nerve. 2022; 74: 692-9.

47) Morra LF, Donovick PJ. Clinical presentation and differential diagnosis of dementia with Lewy bodies: a review. Int J Geriatr Psychiatry. 2014; 29: 569-76.

48) Lippa CF, Duda JE, Grossman M, et al. DLB and PDD boundary issues: diagnosis, treatment, molecular pathology, and biomarkers. Neurology. 2007; 68: 812-9.

49) Emre M, Aarsland D, Brown R, et al. Clinical diagnostic criteria for dementia associated with Parkinson's disease. Mov Disord. 2007; 22: 1689-707.

50) 常深泰司, 服部信孝. 病態はどこまでわかったか. Lewy 小体型認知症（DLB）・Parkinson 病認知症（PDD）. Clin Neurosci. 2023; 41: 1182-5.

51) Neary D, Snowden JS, Gustafson L, et al. Frontotemporal lobar degeneration: a consensus on clinical diagnostic criteria. Neurology. 1998; 51: 1546-54.

52) Lashley T, Rohrer JD, Mead S, et al. Review: an update on clinical, genetic and pathological aspects of frontotemporal lobar degenerations. Neuropathol Appl Neurobiol. 2015; 41: 858-81.

53) 池田真理, 柿田明美. 前頭側頭葉変性症の組織学的分類. Brain Nerve. 2018; 70: 501-16.

54) Rascovsky K, Hodges JR, Knopman D, et al. Sensitivity of revised diagnostic criteria for the behavioural variant of frontotemporal dementia. Brain. 2011; 134: 2456-77.

55) 難病情報センター. 前頭側頭葉変性症（指定難病 127）. https://www.nanbyou.or.jp/entry/4841

56) 池田佳生. PSP と CBD の診断. 老年内科. 2021; 3: 716-24.

57) Höglinger GU, Respondek G, Stamelou M, et al. Clinical diagnosis of progressive supranuclear palsy: The movement disorder society criteria. Mov Disord. 2017; 32: 853-64.

58) Ali F, Martin PR, Botha H, et al. Sensitivity and specificity of diagnostic criteria for progressive supranuclear palsy. Mov Disord. 2019; 34: 1144-53.

59) Booth TC, Nathan M, Waldman AD, et al. The role of functional dopamine-transporter SPECT imaging in parkinsonian syndromes, part 2. Am J Neuroradiol. 2015; 36: 236-44.

60) Aiba I, Hayashi Y, Shimohata T, et al. Clinical course of pathologically confirmed corticobasal degeneration and corticobasal syndrome. Brain Commun. 2023; 5: fcad296.

61) 池田将樹. 認知症疾患. 神経疾患の診断における落とし穴―誤診を避けるために. Brain Nerve. 2020; 72: 323-30.

62) Kovacs GG, Xie SX, Lee EB, et al. Multisite assessment of aging-related tau astrogliopathy (ARTAG). J Neuropathol Exp Neurol. 2017; 76: 605-19.

63) Robinson JL, Corrada MM, Kovacs GG, et al. Non-Alzheimer's contributions to dementia and cognitive resilience in The 90+ Study. Acta Neuropathol. 2018; 136: 377-88.

64) Stern RA, Daneshvar DH, Baugh CM, et al. Clinical presentation of chronic traumatic encephalopathy. Neurology. 2013; 81: 1122-9.

65) McKee AC, Stern RA, Nowinski CJ, et al. The spectrum of disease in chronic traumatic encephalopathy. Brain. 2013; 136: 43-64.

66) Stein TD, Crary JF. Chronic traumatic encephalopathy and neuropathological comorbidities. Semin Neurol. 2020; 40: 384-93.

67) McKee AC, Stein TD, Huber BR, et al. Chronic traumatic encephalopathy（CTE）: criteria for neuropathological diagnosis and relationship to repetitive head impacts. Acta Neuropathol. 2023; 145: 371-94.

〈池田将樹〉

2 血管性認知症，治療可能な認知症

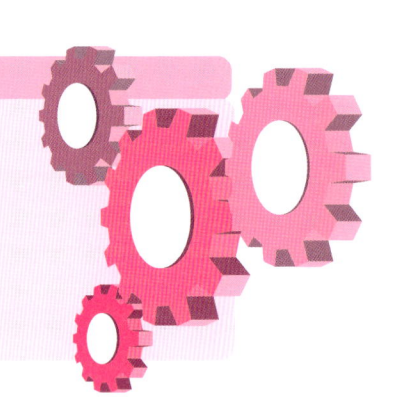

はじめに

　認知症とは一度正常に発達した認知機能が後天的な脳の障害によって進行性・不可逆性に低下し，日常生活や社会生活に支障をきたすようになった状態である．中枢神経系を障害するさまざまな疾患（神経変性疾患，血管障害，感染症や炎症性疾患，脱髄性疾患，中毒・代謝性疾患，腫瘍や外傷など）により生じる．原因の詳細が不明で有効な治療法が確立していない神経変性疾患が多くを占めるが，治療可能な病態を適切に診断し，中枢神経系に不可逆的な障害を生じる前に治療を行うことが重要である．本稿では血管性認知症や治療可能な認知症を生じる疾患について，診断の進め方や治療を中心に概説する．

血管性認知症

A 概要

　血管性認知症（vascular dementia: VaD）とは脳血管障害に関連して生じる認知症の総称である．梗塞，出血あるいは両者によって大脳皮質や皮質下白質，大脳基底核などが傷害され，認知機能が低下する．しかし，個々の症例において，血管障害と認知機能障害との関連についての判断は必ずしも容易ではない．VaD の診断基準としていくつかが提唱されているが，認知症と脳血管障害との関連づけを臨床的にどのように判断するかについて，統一した見解はない[1]．また，脳血管障害の危険因子はアルツハイマー病（Alzheimer's disease: AD）の危険因子と共通しているものが多く，両者が合併することはしばしば経験される．その場合は混合性認知症（mixed dementia）との診断が下されることがある．

Ⓑ 診断の進め方

VaD の診断について，以下のような特徴を考慮して診断を進めていく．

a）症状

不均一な高次脳機能障害を呈し（まだら認知症），記憶障害があっても病識が保たれるといったことが生じる．また，注意障害や遂行機能低下が主体である．AD のような近時記憶障害を認める頻度は低い．

b）臨床経過

急性発症や階段状の悪化がみられ，脳血管障害のエピソードと認知機能障害の出現や増悪に関連性がある 図1 （A〜C）．ただし，脳小血管病では慢性進行性の経過をたどることが多い．

c）脳の局所神経症状の合併

脳血管障害の局在に一致して，運動麻痺，視野障害，感覚障害などの局所の神経脱落症状が認められる 図1 （A〜C）．偽性球麻痺やパーキンソニズム，排尿障害などを呈したり，感情障害がみられたりすることがある．

d）頭部の画像診断

CT や MRI で局所の神経脱落症状を説明しうる病変の有無を確認する 図1 （A〜C）．遺伝性血管性認知症では広範囲の大脳白質病変，多発性のラクナ梗塞，脳微小出血や脳萎縮が認められ 図2 （A〜C），CADASIL （cerebral autosomal dominant

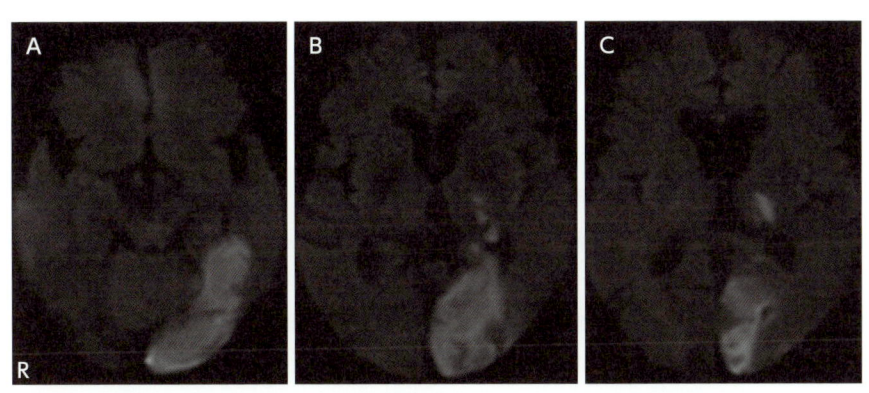

図1 **左後頭葉の脳梗塞発症後に認知機能低下がみられた症例の画像所見**
70 歳代の男性．発症前の日常生活動作には問題がなかった．脳梗塞発症後より右同名半盲，右側の半側空間無視に加え，感覚性失語，失読や失書がみられた．長谷川式簡易認知症スケールでは 12 点であった．頭部 MRI の拡散強調画像で左後頭葉から側頭葉白質，海馬後方，視床に急性期の脳梗塞が認められた（A〜C）．

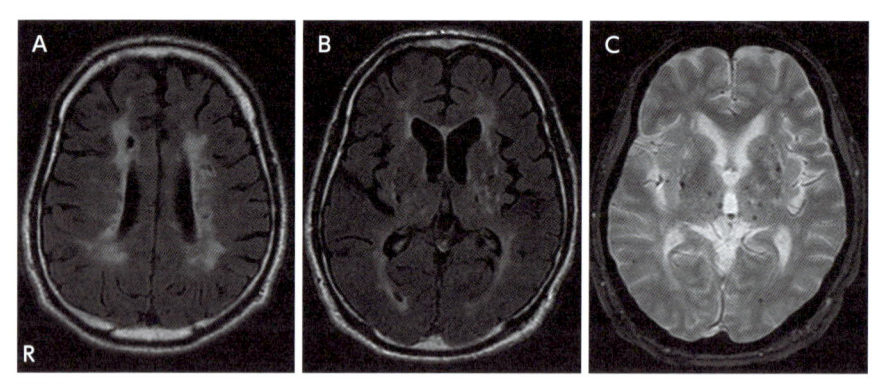

図2 CADASIL 症例の画像所見

A，B: 頭部 MRI の fluid-attenuated inversion recovery（FLAIR）画像では側脳室周囲白質の高信号や大脳基底核，視床に多発性のラクナ梗塞を認める．C: T2*強調画像/gradient echo 法では大脳基底核や視床，左側脳室後角周囲に多発性の微小出血を認める．

arteriopathy with subcortical infarcts and leukoencephalopathy 皮質下梗塞と白質脳症を伴う常染色体顕性脳動脈症）では外包や側頭極に病変がみられる．両側橋から中小脳脚にかけてみられる弧状の病変（アークサイン）は CARASIL（cerebral autosomal recessive arteriopathy with subcortical infarcts and leukoencepha-lopathy 禿頭と変形性脊椎症を伴う常染色体潜性白質脳症）に特異性が高いとされている．

e）他疾患の除外

内分泌，代謝，栄養欠乏性疾患などの治療可能な認知症を生じる疾患を除外する．また，AD やその他の神経変性疾患による認知機能障害を合併している可能性があるが，診断に有用なマーカーが明らかではない疾患が多く，臨床的な鑑別診断は困難である．

f）血管性危険因子の確認

高血圧，糖尿病，脂質異常症，喫煙，心房細動などの因子の有無を確認する．

g）家族歴の確認

若年発症例や明確な家族歴がある症例，脳小血管病を生じている症例では CADASIL，CARASIL といった遺伝性の疾患を念頭に置く．CADASIL では前兆を伴う片頭痛や気分障害を伴うことがあり[2]，CARASIL では禿頭や変形性脊椎症が認知症発症前よりみられることが報告されている．家族歴が明確ではない場合があること，CARASIL ではヘテロ接合例での発症がありうることに注意が必要である[3]．遺伝学的検査で確定診断が可能である．遺伝子解析では未発症の家族に対す

る遺伝カウンセリングが必要になる場合があることに留意する．

ⓒ 治療

　VaD の治療について，血管病変によって傷害されてしまった脳組織を回復させられる治療法は存在しないため，血管性危険因子の治療を行い，脳血管障害の再発や進行を予防する．一次予防として，血管病変を生じさせないことが重要であることを強調したい．高血圧，糖尿病，脂質異常症，運動不足，過度な飲酒，肥満や喫煙に加え，うっ血性心不全，心房細動や慢性腎臓病などを管理する．エビデンスレベルは低いものの，VaD の発症予防と進展抑制に，降圧療法やスタチンの投与が考慮される[4]．

　脳梗塞の再発予防に，脳梗塞の病態に応じて抗血小板薬や抗凝固薬を使用する．ただし，脳出血や脳微小出血がみられている症例では出血の合併症に注意が必要であり，抗血小板薬ではシロスタゾールの使用がすすめられる[5]．心房細動や深部静脈血栓を有する場合には長期間の抗凝固療法が必要で，ワルファリンと比較して出血の合併症が少ない直接阻害型経口抗凝固薬（DOAC）がすすめられる．また，多数の脳微小出血などの出血性病変がみられる場合，長期間の抗凝固療法を避けることができる代替療法（非弁膜症性心房細動での左心耳閉鎖術など）を考慮する．

　ドネペジルなどのコリンエステラーゼ阻害薬や NMDA 受容体拮抗薬であるメマンチンは VaD で認知機能の有意な改善がみられたことが報告されている[1]．ただし，これらの薬剤は VaD に対して保険適用外であり，血管障害を合併した AD や AD と VaD の混合性認知症で使用する．また，VaD での意欲低下に対してニセルゴリンやアマンタジンの使用がすすめられる．

　非薬物治療について，定期的な運動を奨励する．誤嚥性肺炎の予防に口腔ケアや嚥下リハビリを行う．介護サービスなどを適切に利用し，社会とのつながりや人間関係を維持することが望ましい．

ⓓ 分類・頻度

　Kalaria らによる臨床病理学的分類では，複数の大梗塞または大脳皮質梗塞，多発性小梗塞（脳小血管病），戦略的な部位の単一病変（視床，海馬梗塞など），低灌流性（海馬硬化症），脳出血性および AD 合併例に分類されている 図3 [6]．2016 年に剖検脳の細動脈硬化の程度や組織変化より認知症にどの程度影響しているのかを推定するガイドラインが提案された[7]．

　VaD の頻度について，久山町における地域基盤研究の検討では，1985〜2002 年

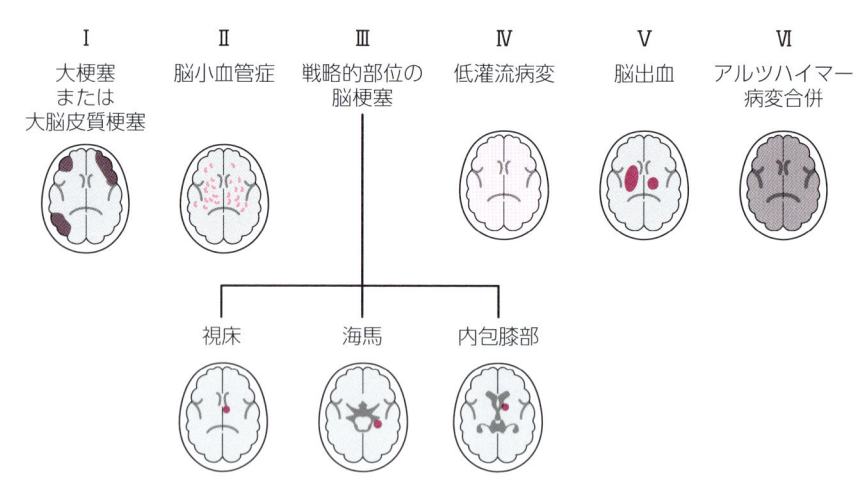

図3 血管性認知症とその病変分類

（高嶋修太郎. 血管性認知症・認知障害. In: 山田正仁. 認知症診療実践ハンドブック. 改訂第2版. 東京: 中外医学社; 2021. p.298-310[1], Kalaria RN. Acta Neuropathol. 2016; 131: 659-85[6]をもとに作成）

の期間において65歳以上の認知症を認めた275例について（164例は剖検にて確定診断），VaD（29.5％）は2番目に多い結果であった．最多は45.1％のADで，レビー小体型認知症（dementia with Lewy bodies: DLB）は4.4％と3番目であった．また，11.6％では複合病理がみられた[8]．その後に行われた1986〜2014年に剖検で診断された1266例の解析では，VaDに有意な変動はみられなかったが，ADや神経原線維変化型老年期認知症（senile dementia of the neurofibrillary tangle type: SD-NFT）は1986〜1991年の期間ではそれぞれ15.2％，1.2％で，2012〜2014年の期間ではAD 33.1％，SD-NFT 11％と頻度が増加していることが報告された[9]．

脳アミロイドアンギオパチー

Ⓐ 概要

　脳アミロイドアンギオパチー（cerebral amyloid angiopathy: CAA）は髄膜および脳内の血管壁（主に中，小型動脈）にアミロイドの沈着を認める疾患である．加齢によって増加し，アミロイドβ蛋白（Aβ）の沈着がみられる孤発性 Aβ 型CAAが最も多い[10]．CAAでは脳葉型の脳出血や皮質の微小出血・脳表ヘモジデリン沈

着・小梗塞，深部白質の循環障害がみられ，認知機能障害を呈する[11]．また，CAAはADによる認知機能の低下を助長する[12]．炎症・血管炎を生じることがあり（CAA関連炎症），急性から亜急性に進行する精神症状や認知機能障害を認めることがある．CAA関連脳出血とCAA関連炎症の推定患者数はそれぞれ5900人，170人であり，推定の有病率はそれぞれ4.64人/10万人と0.13人/10万人である[13]．比較的稀な疾患であるが，超高齢社会となっているわが国で増加しており，実臨床で遭遇する機会が今後増えていくと考えられる．

Ⓑ 診断の進め方

高齢者（50歳以上）で脳出血，限局性クモ膜下出血，一過性局所神経エピソード（transient focal neurological episodes: TFNEs）や認知機能障害がみられ，頭部画像で脳葉型の脳出血，大脳皮質に限局する微小出血，大脳白質病変，皮質の小梗塞や限局性の脳表ヘモジデリン沈着を認める症例でCAAを疑う 図4 （A，B）．出血性病変以外で，半卵円中心の血管周囲腔の拡大，皮質下白質に多発する斑状のT2強剛画像やfluid-attenuated inversion recovery（FLAIR）画像での高信号などもCAAを示す画像マーカーとされている 図4 （C，D）．CAAによる脳出血は大脳の脳葉に好発し，基底核領域，視床，橋には通常は起こらない．しかし，脳葉型脳出血であればCAAによるものであるとは必ずしもいえず，CAA以外の原因の鑑別が重要である．

画像を用いたCAAの臨床診断基準として，CTによる出血所見と*APOE*遺伝子のε4の有無を組み合わせて，中等度から高度のCAAの有無を推定するEdinburgh基準がある[14]．また，症状やCAA関連の画像所見の組み合わせおよび他の出血を生じる原因の除外で，ほぼ確実なCAAおよびCAA疑い例を診断するBoston criteria version 2.0が提案されている[15]．

確定診断は病理学的証明が必要であり，脳生検，血腫除去術などで得られた組織，あるいは剖検によって病理診断する[15]．HE染色に加え，Congo red染色やthioflavin S染色でアミロイドの有無を確認する．Aβなどの特異抗体を用いた免疫染色でCAAの原因蛋白質を同定する 図5 （A〜D）．

Ⓒ 治療

CAAの治療について，現時点で血管壁へのアミロイドの蓄積を予防したり，蓄積したアミロイドを除去したり，傷害された血管壁の破裂や閉塞を予防したりできる治療法はない．CAAが疑われ，高血圧を呈する症例に対しては降圧療法を行う．

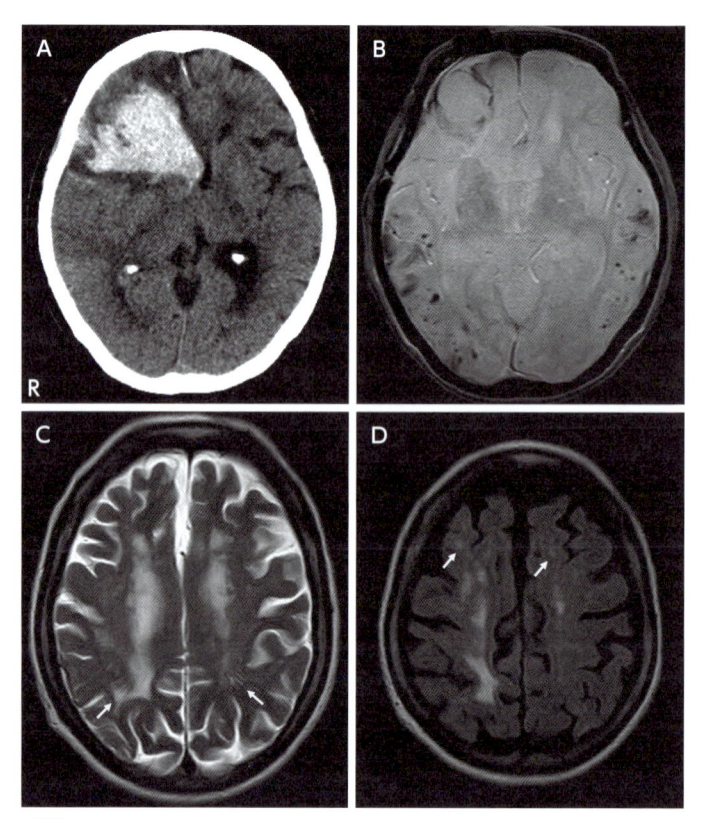

図4 脳アミロイドアンギオパチー（CAA）の画像所見

A: 頭部 CT で右前頭葉に脳葉型の脳出血がみられ，クモ膜下出血を伴っている．左への正中偏位がみられる．B: A と同一症例で，右前頭葉血腫除去術後である．T2*強調画像/gradient echo 法では両側側頭葉や右後頭葉に多発性の微小出血や皮質の脳表ヘモジデリン沈着がみられる．C: T2 強調画像では両側頭頂後頭部主体に血管周囲腔の拡大がみられる（矢印）．D: Fluid-attenuated inversion recovery（FLAIR）画像では右優位の両側前頭頭頂部の皮質下白質に斑状の高信号がみられる（矢印）．

脳出血を生じた場合には血腫吸引術などの外科的処置を考慮してもよいが，保存的治療法よりも予後が良いという科学的根拠はない．CAA 関連炎症では無治療で改善した症例の報告があるが，免疫治療に反応しない症例や死亡例も報告されている[16]．臨床的に疑われた場合，脳生検などで組織診断を行い，副腎皮質ステロイドや免疫抑制薬による免疫治療を行うことが勧められる．TFNEs に対しては抗てんかん薬の使用を考慮する．

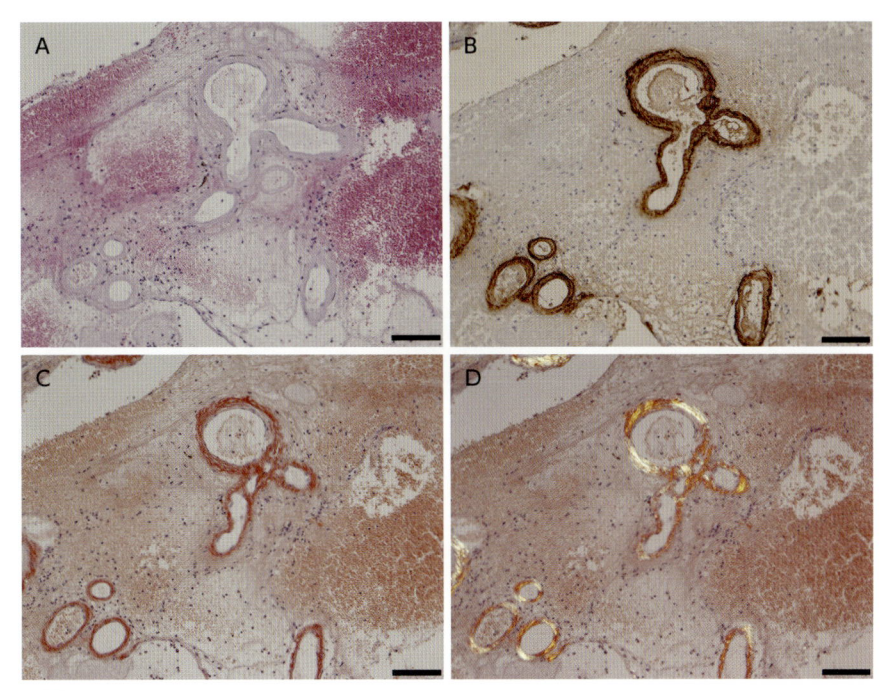

図5 孤発性 Aβ 型脳アミロイドアンギオパチーの組織写真

A: 脳出血の血腫除去術で採取された組織で，血管壁の肥厚とアモルファスな構造物の蓄積が
みられる．B: 血管壁に Aβ の沈着を認める．C, D: Congo red 染色では沈着したアミロイド
は赤染し，偏光にてアップルグリーン色となる．
A: HE 染色，B: 抗 Aβ 抗体による免疫染色，C, D: Congo red 染色．
Bar＝100 μm（A〜D）.

遺伝性の脳血管障害

　遺伝性の脳血管障害として，実臨床で比較的遭遇する可能性が高い CADASIL や
CARASIL に加え，遺伝性 CAA，Fabry 病，retinal vasculopathy with cerebral
leukodystrophy（RVCL）などが知られている．CADASIL と CARASIL について
概説する．

【CADASIL】

　CADASIL は *NOTCH3* を原因遺伝子とする常染色体顕性遺伝形式の遺伝性脳小
血管病である．典型例では，20 歳前後で前兆を伴う片頭痛を生じ，脳卒中発作や気
分障害が 40〜60 歳で認められ，50〜60 歳頃より認知症となる．一方，家族歴を有

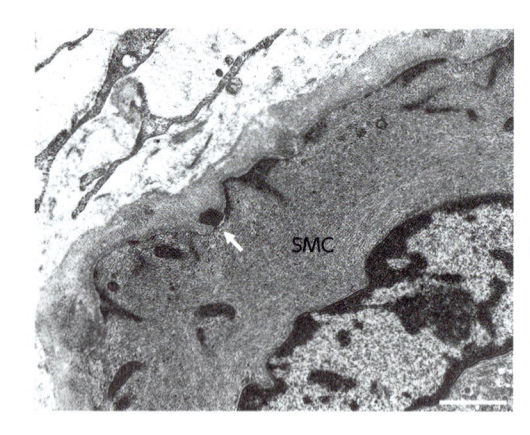

図6 CADASIL 症例の皮膚の血管の透過型電子顕微鏡所見

血管平滑筋細胞（smooth muscle cell: SMC）の基底膜に接して granular osmiophilic material（GOM）（矢印）を認める．Bar＝1 μm．

するのは 70％程度とされ，同一の *NOTCH3* 遺伝子のバリアントを有している場合でも表現型が異なることがある[17]．

　診断について，前兆を伴う片頭痛が明らかでない症例があり[2]，比較的若年発症で，画像検査で脳小血管病の病型をとる VaD の症例では，孤発例であっても CADASIL を鑑別診断にあげる必要がある．

　頭部 MRI では T2 強調画像や FLAIR 画像で目立つ，脳室周囲や半卵円中心にびまん性の白質病変が認められる **図2**（A）．大脳基底核，皮質下白質を主体に多発性のラクナ梗塞がみられる **図2**（B）．また，脳幹や視床，大脳基底核に多発性の微小出血が認められる **図2**（C）．側頭極や外包に拡大する白質病変が特徴的とされているが，MRI 所見のみで CADASIL を診断することは困難である．

　厚生労働省の研究班によってわが国での診断基準が作成されており[18]，CADASIL を疑った場合には *NOTCH3* 遺伝子の遺伝学的検査を行う．また，CADASIL では全身の小血管で血管平滑筋細胞周囲の基底膜に granular osmiophilic material（GOM）とよばれる構造物などが認められる **図6**．皮膚生検を行って GOM を証明したり，抗 NOTCH3 抗体による免疫染色で血管壁内に陽性の凝集体を認めたりできれば診断確定となる[19]．

　CADASIL で脳血管障害の発症を抑制できる根本的な治療法はない．ただし，喫煙や高血圧などの管理が重要であるとされている．脳梗塞の再発予防には抗血小板薬などが使用されるが，微小出血や症候性脳出血を認めることがあり，使用には注意が必要である．予後について，脳梗塞発症後から 15〜20 年にわたって身体症状や認知機能障害が進行し死亡する．

【CARASIL】

　CARASIL は広汎な大脳深部白質病変に加え，禿頭と変形性脊椎症を伴う常染色体潜性遺伝性の遺伝性脳小血管病である．1985 年にわが国より疾患概念が提唱され，2009 年に原因遺伝子として *HTRA1*（*high temperature requirement A serine peptidase 1*）が同定された[20]．

　典型例では 10〜20 歳代で禿頭や変形性脊椎症を発症する[3]．40 歳までに認知機能障害，気分障害や歩行障害を生じる．片頭痛の報告はない．虚血性脳卒中の進展により最終的には寝たきり状態となる．常染色体潜性遺伝性疾患であるが，*HTRA1* バリアントのヘテロ接合者でも発症することが報告されており，神経症状の発症年齢が遅く，深部白質病変が軽い傾向がある[3]．

　診断について，CADASIL と同様に，比較的若年発症で，画像検査で脳小血管病の病型をとる VaD の症例では，孤発例であっても CARASIL を鑑別診断にあげる必要がある．

　頭部 MRI では認知機能障害を生じる前から T2 強調画像や FLAIR 画像で両側外包を含む大脳深部白質に広汎な対称性の高信号病変がみられる．その後，病期の進行とともに多発性脳梗塞や微小出血が出現し，脳小血管病の所見を示す．両側橋から中小脳脚にかけてみられる弧状の病変（アークサイン）は CARASIL に特異性が高いとされている．頸椎や腰椎 MRI では加齢性と比較して広範囲な椎体変形および椎間板の変性がみられる．

　現時点では有効な治療法はない．発症後，10 年以内に死の転帰をとる症例があるが，二十数年の生存期間を認める症例もある．

治療可能な認知症

　認知症の原因は AD といった神経変性疾患によるものが多い[8]．AD では 2023 年 12 月に疾患修飾療法として抗アミロイド抗体医薬（レカネマブ）が上市されたが，根本的な治療法は未だに確立していない．したがって，現時点でも認知症の診断において，根本的な治療が可能な原因疾患を確実に除外することが重要である．治療可能な原因疾患として，特発性正常圧水頭症（idiopathic normal pressure hydrocephalus: iNPH）などの脳神経外科的疾患や内分泌異常などの内科的疾患がある．また，身体疾患に対する多くの薬剤が認知機能低下を生じる[21]．治療可能な認知症を生じる原因疾患や，認知症との鑑別が重要である高齢発症てんかんについて概説する．

【特発性正常圧水頭症[22)]】

iNPH は高齢者に多くみられ，脳室拡大を呈するが，脳脊髄液検査で異常がみられず，原因不明で緩徐進行性に，認知機能障害，歩行障害，排尿障害をきたす病態である．脳脊髄液の吸収障害のために脳脊髄液が頭蓋内に貯留し，脳組織を圧迫するために症状が出現すると考えられている．適切にシャント術を行い，術後のシャント圧調整やリハビリテーションを行うことで症状を改善させることが可能である．

Ⓐ 診断の進め方

「特発性正常圧水頭症診療ガイドライン第3版」に診断基準および iNPH の診療と医療に関するアルゴリズムが提案されており，それらを参考に診断を進める **図7**[22)]．

第一に上記の3徴と特徴的な頭部 MRI 所見を確認する．歩行障害は頻度が最も高く（94〜100%），病初期から生じるとされている．認知機能障害の頻度は78〜98%で，排尿障害は60〜92%とされている．3徴が揃うのは60%程度とされるため，3徴が揃っていなくても特徴的な画像所見から鑑別診断にあげる必要がある．

頭部 MRI や CT では，側脳室やシルビウス裂の拡大と高位円蓋部クモ膜下腔の狭小化を認め **図8**（A，B），クモ膜下腔における脳脊髄液の不均衡な分布は DESH（disproportionately enlarged subarachnoid-space hydrocephalus）とよばれている．側脳室の拡大は Evans index（両側側脳室前角最大幅 / その断面における頭蓋内腔の最大幅）で拡大の程度を定量化し，iNPH では 0.3 以上となる **図8**（A）．また，後交連を通る MRI の冠状断を用いて脳梁角を計測する．iNPH では 90 度以下となる **図8**（B）．30%の症例では，高位円蓋部や正中部の狭小化したクモ膜下腔の一部に局所的な脳脊髄液貯留がみられ，脳溝が局所的に拡大した所見が観察される．

症状や画像所見から iNPH が疑われた症例ではタップテストを行う．30 mL の脳脊髄液を単回排除し，前後で認知機能や歩行状態の改善を確認する．ただし，「特発性正常圧水頭症診療ガイドライン第3版」の診断基準では，脳脊髄液圧が 20 cmH$_2$O 以下で脳脊髄液の性状に問題がなく，歩行障害と DESH が認められれば，タップテストを行うことなく probable iNPH と診断可能である[22)]．留意点としては，タップテストの感度が58%と低いことである[23)]．したがって，タップテストで改善が認められなかったからといって，シャント術で改善しないとはいえないことに注意する必要がある．

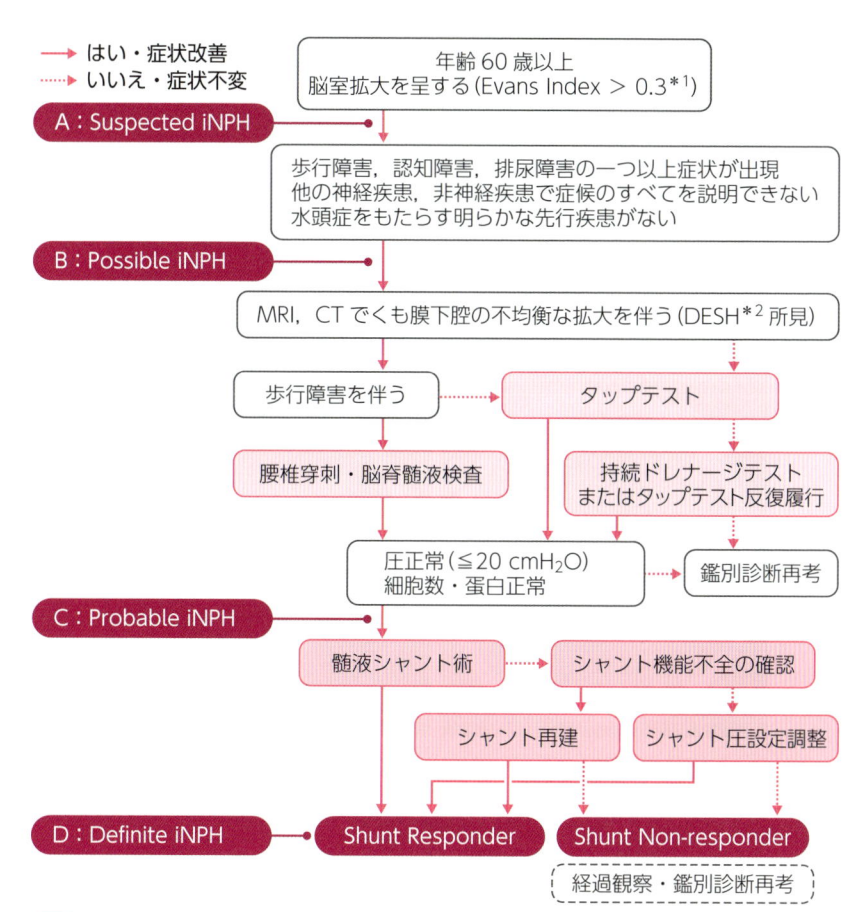

図7 特発性正常圧水頭症（iNPH）の診断と治療に関するアルゴリズム

（日本正常圧水頭症学会「特発性正常圧水頭症の診療ガイドライン作成に関する研究」班.
特発性正常圧水頭症診療ガイドライン第3版. 大阪. メディカルレビュー社; 2020.
p.11）

🅑 治療

　Probable iNPH の症例に対してシャント術を行う．圧可変式バルブを用いた脳室・腹腔シャント術（ventriculo-peritoneal shunt: VP shunt）が行われてきたが **図8**（C, D），腰部クモ膜下腔・腹腔シャント（lumbo-peritoneal shunt: LP shunt）が多く行われるようになっている．歩行障害の改善率が最も高く（60〜77%），認知機能障害の改善率は 56〜69% と報告されている．

　改善がみられない場合，鑑別診断の再検討や他の神経変性疾患などの合併を疑う

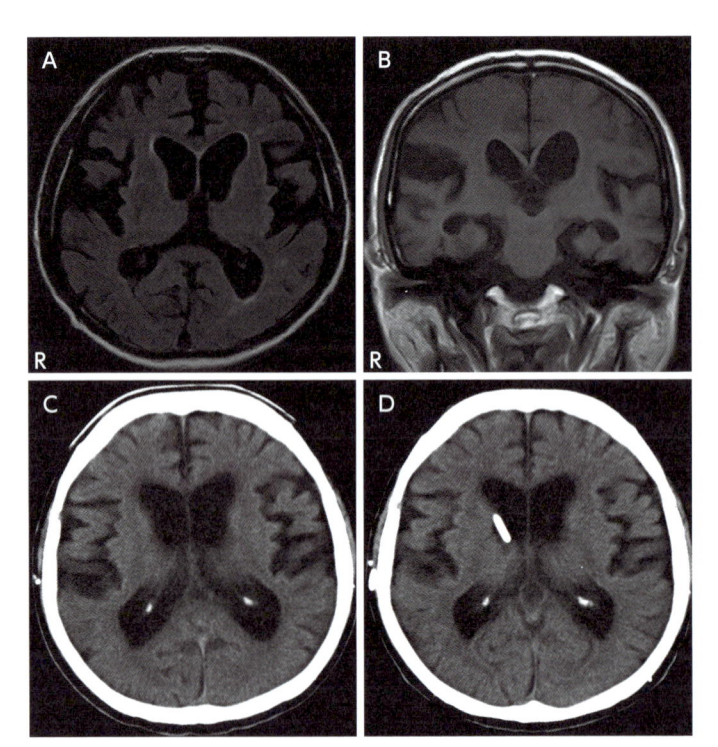

図8 特発性正常圧水頭症（iNPH）の画像所見

歩行障害で受診した80歳代の男性．歩幅の減少，足の挙上低下，開脚歩
行が認められた．FLAIR画像の水平断（A）やT1強調画像の後交連を通
るレベルの冠状断（B）で側脳室やシルビウス裂の拡大，高位円蓋部・正
中部の脳溝や脳槽の狭小化がみられる．Evans index（両側側脳室前角間
最大幅/同一スライスでの頭蓋内腔最大幅）は0.33（0.3以上）（A）．脳
梁角は81度（90度以下）である（B）．脳室 - 腹腔シャント術後に歩行
障害の改善がみられた症例で（C, D），術後に側脳室やシルビウス裂の拡
大が軽減している．

必要がある．これまでに，iNPHの20〜50%程度でADを合併したとの報告がなさ
れている[24]．また，シャント術前より既に神経変性疾患の合併が疑われていた場合，
シャント術を行うかどうかなど，患者本人や家族と事前に相談した上で方針を決定
することが必要である．

C Asymptomatic ventriculomegaly with features of iNPH on MRI（AVIM）

頭部MRIでDESHを呈しているが，iNPHの3徴を示さない症例に対して提唱

された名称である[25]．3 年間の追跡で 52%が iNPH へ進展したことが報告されており[26]，AVIM は iNPH の発症前段階と考えられている．AVIM がみられた場合，慎重に経過を観察する．iNPH を疑わせる症状が顕在化した場合に速やかにタップテストなどの追加の検査を行うことがすすめられている．

【慢性硬膜下血腫】

受傷後，3 週間以上の期間を経て形成される硬膜下腔の血腫である．ただし，外傷歴が明らかな症例は少ない．

診断について，頭痛といった頭蓋内圧亢進症状，変動する意識障害，認知機能低下，運動麻痺といった神経巣症状が組み合わさってみられる．高齢者では頭痛の頻度が低く，亜急性に進行する認知機能低下がみられることが多い．脳卒中のように急性発症することが知られているが，実臨床で遭遇することは少ない．症状のみから診断することは困難であり，CT や MRI といった画像診断が有用である．高齢者がもの忘れで受診した場合，当日または近日中に頭部 CT などで慢性硬膜下血腫の有無を確認することがすすめられる．

CT では頭蓋骨直下に凸レンズ型や三日月型の低あるいは高吸収域が認められ，

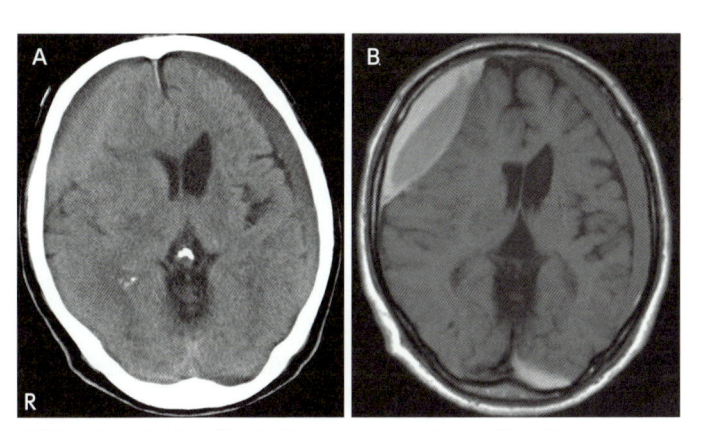

図9 両側の慢性硬膜下血腫がみられた症例の画像所見

右優位で両側前頭部に慢性硬膜下血腫がみられる（A，B）．CT では右前頭部の血腫は大部分が高吸収域であるが，左前頭部から側頭部の血腫は前方が低吸収，後方が高吸収域となっている．左への正中偏位がみられる（A）．B: 頭部 MRI の T1 強調画像では，右側の血腫は高信号と等信号が混在し，左側の血腫は等信号主体でごくわずかに高信号域がみられる．CT でははっきりしないが，左後頭部に T1 強調画像で高信号の血腫がみられる．

低吸収域と高吸収域が混在する場合がある．4〜30%では両側にみられる **図9**（A，B）．脳実質と等吸収域の場合には診断に注意が必要である．MRIでは血腫をより明瞭に描出することが可能であるが **図9**（B），症状がみられる症例ではそれなりの量の血腫量があるため，頭部MRIが必要であることは少ない．

治療について，血腫の量が少なく，無症状の場合は五苓散といった漢方薬の服用で保存的に治療し，頭部CTで経過を観察する．症状がある場合は外科的治療が行われ，穿頭によるドレナージを行う．

予後は一般的に良好であるが，再発することがあり，抗血栓療法を行っている症例では再発率が高い[27]．脳梗塞後遺症や神経変性疾患，認知症を併存している場合，慢性硬膜下血腫の発症を契機として神経症状の悪化がみられることがある．

【内分泌・代謝・栄養欠乏性疾患】

内分泌・代謝・栄養欠乏性疾患は治療可能な認知機能障害を生じる代表的なものである．非特異的な症状が多いが，適切な診断および治療で改善が見込めるため，常に可能性を考慮する必要がある．内分泌疾患として，下垂体や甲状腺，副甲状腺や副腎皮質の機能異常，膵臓のインスリン過剰による反復性低血糖があり，代謝・栄養欠乏性として肝性脳症，ビタミン類の欠乏がある[28]．日常診療で遭遇することが多い甲状腺機能低下症や副腎皮質機能低下症，肝性脳症，ビタミン類（ビタミンB_1，B_{12}，葉酸やナイアシン）の欠乏について概説する．

Ⓐ 甲状腺機能低下症

多くは慢性甲状腺炎（橋本病）による原発性甲状腺機能低下症である．65%程度で何らかの認知機能低下を生じるとされ，不活発，注意力や集中力の低下，思考緩慢，抑うつ状態，記憶力低下などを呈する症例で鑑別にあげる必要がある．記銘力低下がみられ，AD類似の症状を認めることがある．

診断について，症状のみから診断することは困難であるが，血液検査によって甲状腺刺激ホルモン（TSH）や甲状腺ホルモン（FT4やFT3）を測定することで容易に診断可能である．甲状腺ホルモンの補充で治癒可能であるため，もの忘れなどの認知機能低下を主訴に受診した場合，甲状腺機能のチェックを必ず行うべきである．

Ⓑ 橋本脳症

慢性甲状腺炎やバセドウ病などに伴う自己免疫性脳症である．意識障害やてんかんで発症する急性脳症型，慢性の認知機能障害や精神症状を呈する慢性認知症・精

神病型，運動失調が前景となる小脳失調型，Creutzfeldt-Jakob 病類似の病型を呈する場合などが報告されている[29]．頻度は高くないが，副腎皮質ステロイドといった免疫治療で改善が期待できるため，甲状腺自己抗体（抗 TPO 抗体，抗 TG 抗体）が陽性の場合に鑑別診断にあげる必要がある．

Ⓒ 副腎皮質機能低下症

慢性に経過する原発性副腎皮質機能低下症が Addison 病である．グルココルチコイドとミネラルコルチコイドの欠乏による症状が出現する．精神症状として無気力，嗜眠，不安や性格変化がみられ，認知機能障害との鑑別が困難である．その他に，易疲労感，倦怠感，体重減少，食欲不振，筋痛や関節痛などがみられ，脱水，嘔気，低血圧，低ナトリウム血症や低カリウム血症も呈する．非特異的な症状のみがみられるため，症状からの診断は困難である．

血液検査では低血糖，電解質異常，コレステロールの低下などがみられるが，血液検査で副腎皮質刺激ホルモン（ACTH）やコルチゾールの基礎値を検査する．確定診断には各種の負荷試験が必要であり，内分泌の専門医へ紹介することが望ましい．治療はグルココルチコイドの補充を行う．

慢性副腎不全の状態で，急速に副腎皮質機能の脱落がみられることがあり，急性副腎不全や副腎クリーゼとよばれている．ショックを生じて死に至る可能性があり，副腎皮質機能低下症では速やかな診断および治療開始が重要である．

Ⓓ 肝性脳症

肝障害や門脈-大循環短絡路，先天性代謝異常症によって生じる精神神経症状の総称である．劇症肝炎や肝硬変，尿素サイクル異常症などが原因疾患である．意識障害の反復や進行性の認知機能障害がみられるが，疾患特異的な症状はなく，原因不明の進行性認知症や精神疾患とされていることがある[30]．

診断について，血中のアンモニア濃度の測定が有用であるが，変動することがある．採血時間によっては正常値のことがあるため，疑った場合には反復して血液検査を行う必要がある．脳波で三相波がみられるが 図10 (A)，頻度は高くない．頭部 MRI では T1 強調画像で淡蒼球に高信号がみられることがある．また，シトリン欠損症（成人発症型高シトルリン血症）では脳症の急性期に著明な脳浮腫がみられる 図10 (B, C)．慢性期には大脳白質が FLAIR 画像で高信号を呈し，大脳皮質が萎縮する 図10 (D)[30]．門脈-大循環短絡路の証明には造影 CT を行う．先天性尿素サイクル異常症の診断に血液中や尿中のアミノ酸分析を行う．シトリン欠損症な

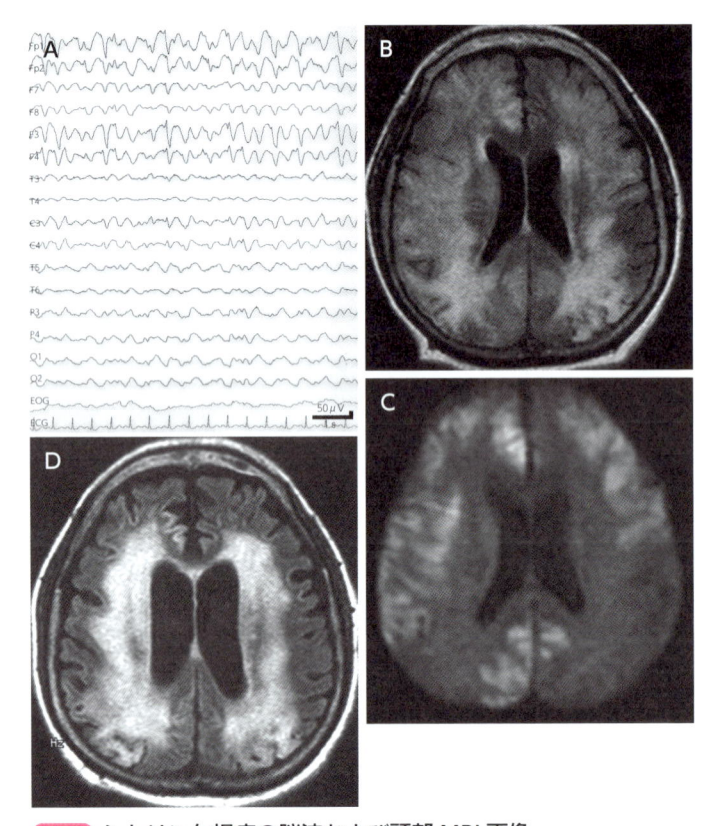

図10　シトリン欠損症の脳波および頭部 MRI 画像
A: 脳症の急性期でみられた三相波. B, C: 脳症の急性期では FLAIR 画像
や拡散強調画像で大脳皮質や白質にびまん性の高信号がみられる. D: 慢
性期の FLAIR 画像では大脳皮質が萎縮し, 大脳白質が高信号を呈してい
る.

どの主なアミノ酸代謝異常症では，原因遺伝子の遺伝学的検査が保険適用となって
おり，遺伝学的検査で確定診断可能である．

　治療について，誘因の除去や栄養療法，短絡路の閉鎖術，肝移植などが考慮され
る[31]．

　シトリン欠損症の慢性期では，神経病理学的には大脳皮質の類瘢痕化（pseudoul-
egyric changes）がみられる．

Ｅ　ビタミン B₁ 欠乏症

　ビタミン B_1 欠乏によって中枢神経系に障害を生じたものがウェルニッケ（Wernicke）脳症である．意識障害，眼球運動障害，失調性歩行が三大症状であるが，全て揃うことは少なく，傾眠や錯乱といった意識障害が急性から亜急性に生じた場合に疑う．偏食，アルコール使用障害や消化管切除による吸収不良，妊娠などによる需要増加などが原因となり，病歴の確認が重要である．高齢者ではビタミン B_1 欠乏状態になりやすいことに留意する．

　血液中のビタミン B_1 濃度の測定で診断できる．ただし，結果が判明するまでに1週間程度を要する．また，血清ではなく EDTA 採血管を使用した全血で検査を行う必要があり，実際の臨床現場では，採血検査を行ってしまった後で項目のみを追加して検査を行うことが難しい．疑った段階で速やかにビタミン B_1 の大量投与を開始することが望ましいが，ビタミン B_1 の低下を証明するため，可能な限り投与前に検体を採取しておく．頭部 MRI では第三脳室周囲の視床内側部や中脳水道周囲，乳頭体に T2 強調画像，FLAIR 画像，拡散強調画像で高信号がみられる 図11（A，B）．意識障害や眼球運動障害は改善しやすいが，不可逆的な記銘力障害が後遺症となることが多い〔コルサコフ（Korsakoff）症候群〕．

　治療について，ビタミン B_1 を経静脈的に大量投与する．初期の投与量については 100〜1500 mg/ 日で幅があり，一定の見解はない．ビタミン B_1 欠乏の誘因を除去するとともに，慢性期には 100 mg/ 日程度で経口での補充を継続する．

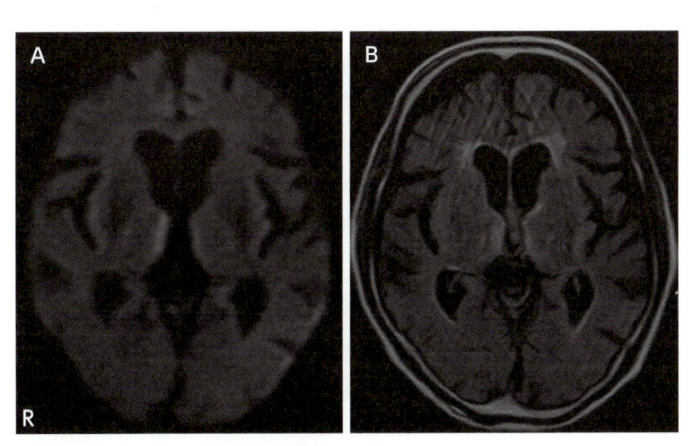

図11 **ウェルニッケ脳症の画像所見**
80 歳代の男性．急性発症の意識障害で救急搬送された．Japan coma scale 3 程度の意識障害や全方向性の眼球運動障害がみられた．頭部 MRI の拡散強調画像（A）や FLAIR 画像（B）で第三脳室周囲の両側視床内側部に高信号が認められた．後日，血中ビタミン B_1 の低下が確認された．来院後よりビタミン B_1 の大量投与を行ったが，見当識障害や近時記憶障害が残存した．

神経病理学的に，視床内側部や乳頭体，中脳水道周囲灰白質，第四脳室周囲に点状出血を伴う壊死がみられる．

F ビタミン B$_{12}$ 欠乏症[32]

ビタミン B$_{12}$ は細胞質のメチオニン合成酵素およびミトコンドリア内のメチルマロニル CoA ムターゼの補酵素として機能する．巨赤芽球性貧血や亜急性連合性脊髄変性症が代表的な病型である．一方，種々の精神症候を呈することが報告されており，せん妄，易刺激性，興味の喪失，抑うつ，睡眠障害などがみられる．ただし，ビタミン B$_{12}$ 欠乏によって神経系の障害を生じる病態の詳細については不明な点が残されている．

診断について，血清中のビタミン B$_{12}$ を定量することで診断可能である．また，ビタミン B$_{12}$ の機能的欠乏状態を示す指標として血清中および尿中のメチルマロン酸の上昇がみられる．その他に，血清ホモシステイン濃度の上昇はビタミン B$_{12}$ の欠乏状態を示唆する．ただし，ホモシステイン濃度の上昇はビタミン B$_6$ や葉酸欠乏状態でもみられることに留意する．

治療について，ビタミン B$_{12}$ を補充する．吸収障害が原因の場合には経口での補充は無効であり，筋肉注射が必要である．

ビタミン B$_{12}$ 欠乏を生じる原因について，ビタミン B$_{12}$ を豊富に含む動物性食品の摂取不足，胃での胃酸やペプシンの分泌不良，胃から分泌される内因子の障害，膵臓からのプロテアーゼの分泌不全，回腸でのコバラミン - 内因子複合体の取り込み不良があげられる．胃切除後でビタミン B$_{12}$ の定期的な投与が行われず，欠乏症状が生じることがある．また，加齢による慢性萎縮性胃炎に伴う胃酸分泌減少，H$_2$ 受容体拮抗薬やプロトンポンプ阻害薬の長期投与はビタミン B$_{12}$ 欠乏の誘因となりうる．薬剤が関連したビタミン B$_{12}$ 欠乏として，2 型糖尿病の治療に使用されているメトホルミンがあげられる．メトホルミンは回腸終末でのコバラミン - 内因子複合体の吸収を阻害するとされており，長期間メトホルミンを服用することで血中のビタミン B$_{12}$ 濃度が 30% 程度低下することが報告されている．

G 葉酸欠乏症[32]

葉酸は核酸の整合性，メチオニン生合成系におけるメチル化供与体として機能する．葉酸欠乏の原因の多くはアルコール使用障害と食事摂取量の減少である．メトトレキサートやフェニトインによる葉酸欠乏を生じることがある．ビタミン B$_{12}$ 欠乏症と同様に巨赤芽球性貧血を生じる．精神神経症状として，うつ症状，認知機能

低下，末梢神経障害がみられる．

　診断について，血清中の葉酸濃度を測定する．また，血中のホモシステイン上昇がみられる．一方，血清中や尿中のメチルマロン酸の上昇はみられず，ビタミンB_{12}欠乏との鑑別診断が可能である．

　治療について，葉酸製剤を経口で補充する．

Ⓗ ペラグラ[33)]

　ペラグラはナイアシンの欠乏によって生じる疾患である．古典的には3徴の3D（dermatitis 皮膚炎；diarrhea 下痢；dementia 認知症）と治療が遅れた場合の4D（death 死）が有名である．一方，現代ではアルコール使用障害，抗結核薬などの服用者，極端な偏食者にペラグラを生じることがあり，皮膚症状や下痢を伴わず，認知機能障害や運動失調および不随意運動などの神経症状のみで発症する場合が多い[34)]．

　診断について，血清ナイアシンの測定で欠乏状態を証明する必要がある．しかし，血清ナイアシンの測定は保険適用となっていない上，結果判明に約2週間を要する．アルコール使用障害や低栄養状態などではペラグラの可能性を疑い，治療的診断としてナイアシンの補充を開始する．回復がみられればペラグラと診断する．

　治療について，ナイアシンの補充を速やかに開始する．ナイアシン200〜300 mg/日を経口投与する．2022年に静注製剤は発売中止となっており，経口摂取が困難な場合は混合ビタミン製剤を用いるが，ナイアシンの含有量は20〜40 mg と少ない．

　ペラグラの神経病理所見として，光顕所見では，脊髄前角，脳神経核，橋核，中心前回のBetz巨細胞，後根神経節，脊髄のClarke柱，小脳歯状核など，中枢神経系の広範囲な神経細胞に中心染色質溶解（central chromatolysis）がみられる　図12 ．これは神経細胞が膨化してNissl小体が消失し，核が辺縁部に圧排されたもので，ペラグラに特異的な変化ではない．

【感染性疾患】

　認知症を生じる感染性疾患として，ウイルス性の辺縁系脳炎や神経梅毒，ヒト免疫不全ウイルス（human immunodeficiency virus: HIV）の感染によるHIV関連神経認知障害（HIV-associated neurocognitive disorder: HAND）が代表である．感染症は適切な治療で治癒させられるが，中枢神経系に不可逆的な変化が生じる前に治療する必要がある．早期の診断と治療開始が求められるため，鑑別診断の1つとして想起することが第一歩である．

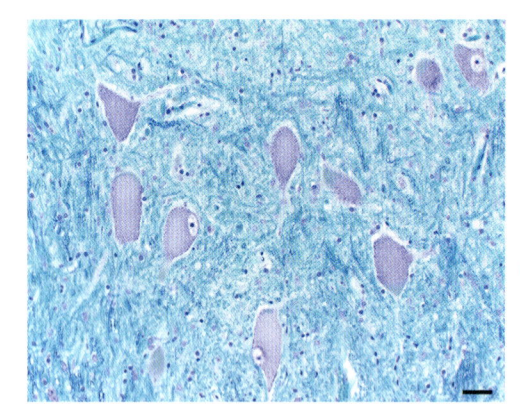

図12 ペラグラ症例の中心染色質溶解
Klüver-Barrera染色で腰髄前角細胞に中心染色質溶解（central chromatolysis）がみられる．Bar＝20μm.

Ⓐ ウイルス性辺縁系脳炎

　単純ヘルペスウイルスによる単純ヘルペス脳炎が多い[35]．単純ヘルペス脳炎の予後について，死亡率10〜15%，約1/4は寝たきりまたは高度の後遺症がみられる．社会復帰できるのは約半数と報告されているため，早期の抗ウイルス薬の投与が重要である．症状として，発熱を伴う急性進行性の意識障害，けいれん，異常言動といった多彩な高次脳機能障害がみられる．典型例では診断に迷うことはないと考えられる．しかし，頻度は高くないものの，発熱がなく，非典型的な経過を呈する症例があり，認知症疾患との鑑別が必要になることがある．

　診断について，脳脊髄液検査を行い，単純ヘルペスウイルスDNAを高感度PCR法で確認する．頭部MRIについて，典型例では前頭葉底部，帯状回や側頭葉内側部に片側性にT2強調画像，FLAIR画像，拡散強調画像で高信号がみられる 図13（A，B）．

　治療について，単純ヘルペス脳炎を疑った段階で抗ウイルス薬であるアシクロビルの投与を開始する．詳細については「単純ヘルペス脳炎診療ガイドライン2017」を参照されたい[35]．

Ⓑ 神経梅毒[36]

　梅毒はスピロヘータの一種である *Treponema pallidum*（TP）による全身性の感染症で，神経梅毒はTPが中枢神経系に浸潤することによって生じる．認知症となるのは後期神経梅毒の1つである進行麻痺である．長期間にわたる髄膜炎により広範囲な脳実質の傷害を生じ，梅毒の初感染から10〜20年を経て発症する．

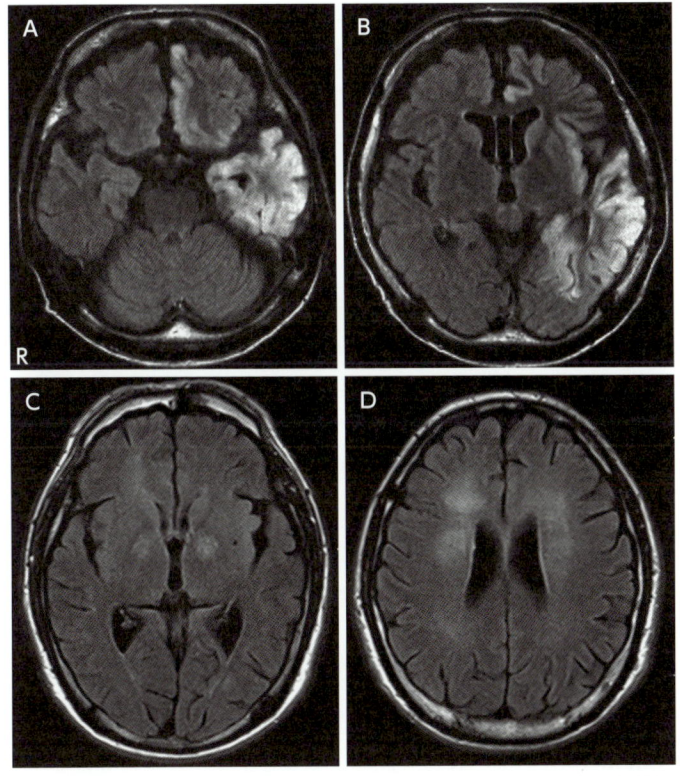

図13 単純ヘルペス脳炎とヒト免疫不全ウイルス（HIV）関連神経認知障害（HAND）症例の頭部 MRI 画像所見

A，B: 単純ヘルペス脳炎の頭部 MRI の FLAIR 画像．左側頭葉前方を中心に，前頭葉底部や島皮質，前部帯状回に高信号がみられる．C, D: HAND の頭部 MRI の FLAIR 画像．左優位の両側大脳基底核（C），右優位の両側大脳深部白質に高信号病変がみられる（D）．

　症状としては進行性のパーソナリティ障害，易怒性，記憶障害，判断力低下といった症状がみられ，ミオクローヌスなどの不随意運動，錐体路徴候，Argyll Robertson 徴候（対光反射の消失と輻輳・調節反射の保持），てんかん発作を呈する．

　診断について，血清学的に RPR や TPHA，FTA–ABS が陽性であることを確認する．脳脊髄液で梅毒反応の陽性が確認できれば神経梅毒と診断する．細胞数や蛋白の上昇がみられる．

　治療は神経梅毒ではペニシリン G の投与を行うが，進行麻痺では治療に反応しないことが多い．

神経梅毒の病理学所見として，肉眼的に脳は萎縮し，軟膜やクモ膜の肥厚がみられる．側脳室は拡大し，上衣炎の所見を伴う．治療が行われた長期経過後では上衣の顆粒性変化以外には異常所見がみられない．光顕では髄膜の肥厚，大脳皮質の層状構造の消失や神経細胞脱落，グリオーシス，ミクログリアの増生がみられる．特別な銀染色で病原体を検出できることがある．

C HIV 関連神経認知障害[37]

HIV はレトロウイルス科に属する RNA ウイルスであり，免疫系を障害して後天性免疫不全症候群（acquired immunodeficiency syndrome：AIDS）を引き起こす．中枢神経系へ感染した場合に HAND が生じる．臨床的には数カ月で進行する皮質下性認知機能障害であるが，無症候のものから認知症まで広範囲の症状をとりうる．頭部 MRI では大脳皮質や皮質下の萎縮，大脳白質の広範囲な異常信号を認めることがある 図13 （C，D）．

診断について，HIV の感染があり，臨床症状，神経心理検査，画像検査などの結果より診断する．AIDS に伴う日和見感染症や腫瘍性疾患に伴う認知機能障害を鑑別する必要がある．

治療について，HAND よって高度に認知機能が低下した状態に対する有効な治療法はない．HIV 感染が確認された時点で抗 HIV 薬多剤併用療法（highly active antiretroviral therapy：HAART）を開始することがすすめられている[38]．しかし，早期の治療開始で認知機能の改善が得られるかどうかについてはわかっていない．

HAND の病態としては，HIV 脳炎，HIV 白質障害，diffuse poliodystrophy がみられる．神経病理所見として，HIV 脳炎ではアストロサイトやミクログリアの活性化に加え，多数の多核巨細胞が観察され，病変は深部白質や基底核にみられることが多い．HIV 白質障害は半卵円中心を主体とした髄鞘脱落の所見が特徴で，HIV 脳炎に合併することが多い．白質障害の主病態は血液脳関門の破綻であり，脱髄ではない．Diffuse poliodystrophy は大脳皮質のグリオーシスとミクログリアの活性化が特徴的で，アポトーシスによる神経細胞の減少がみられる．

【自己免疫性脳炎】

自己免疫が関連して生じる脳炎で，いくつかの抗神経抗体が明らかとなっている．典型例では先行感染を伴い，意識障害，精神症状，けいれんなどが生じる．抗神経抗体の種類によって症状や治療反応性，経過が異なる．

診断について，先行感染後に発熱を伴う中枢神経症状がみられた場合に疑う．頭

部 MRI では異常所見がみられないことがある．血清や脳脊髄液中の抗神経抗体を確認する．抗 NMDAR 脳炎でみられる卵巣奇形腫など，腫瘍性病変を合併することがあり，全身検索を行う必要がある．

　治療について，腫瘍が見つかった場合はなるべく早く切除術を行う．副腎皮質ステロイド，血液浄化療法，大量ガンマグロブリン療法といった免疫治療を行う．シクロフォスファミドやリツキシマブを使用することがある．てんかん発作がみられた場合，抗てんかん薬を投与する[39]．

【脱髄性疾患（多発性硬化症）】

　中枢神経系の脱髄性疾患の代表は多発性硬化症（multiple sclerosis: MS）である．MS は炎症性脱髄が主病変であると考えられてきたが，炎症が主要な病態となっているのは発症早期であり，進行期には軸索障害による神経変性を生じることが明らかとなっている．発症早期より認知機能の低下をきたすことがあるが，進行期では脱髄病変の増加を生じることなく，進行性の脳萎縮や認知障害が生じる．

　診断について，時間的および空間的に多発する脱髄性病変の確認が必要で，頭部MRI が診断に有用である **図14**（A，B）．腫瘍性疾患や感染性疾患との鑑別が困難な場合，脳生検を行って確定診断を行うことがある[40]．神経変性を生じた場合，進行性の脳萎縮がみられる．脳脊髄液ではオリゴクローナルバンドが陽性となり，IgG インデックスが上昇する．

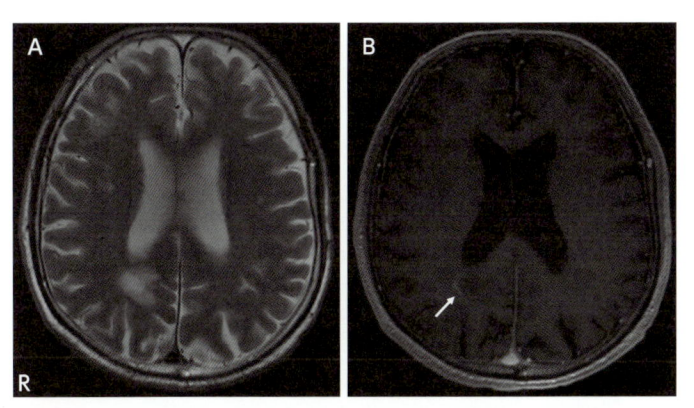

図14 病理学的に確定された多発性硬化症の頭部 MRI 画像所見
頭部MRIのT2強調画像で右側脳室後角後方の大脳白質に高信号がみられる（A）．ガドリニウムを用いた造影 MRI では open-ringed enhancement がみられる（B）（矢印）．
(Samuraki M, et al. Mult Scler Relat Disord. 2017; 13: 44-6[40])

治療について，急性期はステロイド大量点滴静注療法や血液浄化療法を行う．再発予防薬が複数上市されており，病態にあわせて選択する．診断や治療について，2023年に多発性硬化症・視神経脊髄炎の診療ガイドラインが改訂されており，そちらを参照されたい．

【薬剤誘発性認知症[21]】

各種の薬剤は認知機能障害を生じうるため，認知症の症例では薬剤性を鑑別にあげる必要がある．抗コリン作用を持つ薬剤，ベンゾジアゼピン系薬剤，中枢神経作用薬，ヒスタミン受容体拮抗薬，副腎皮質ステロイドなどが認知機能障害を生じやすく注意が必要である **表1**．また，複数薬剤の組み合わせが認知機能障害に関連していることもある．

薬物による認知症の特徴として，次のようなものが報告されている．① 注意力低下が目立つ，② 薬物の服用で認知機能障害が経時的に変化する，③ せん妄に類似す

表1 認知機能障害をきたしやすい薬剤

系統	薬物名（一般名）
ベンゾジアゼピン系	ニトラゼパム
睡眠薬・抗不安薬	フルラゼパム ジアゼパム ハロキサゾラム トリアゾラム エチゾラム
抗精神病薬	チオリダジン クロルプロマジン リスペリドン
抗パーキンソン病薬	トリヘキシフェニジル ビペリデン
三環系抗うつ薬	アミトリチリン イミプラミン
抗てんかん薬	プリミドン フェノバルビタール フェニトイン
H_2受容体拮抗薬	シメチジンなど
過活動膀胱治療薬	オキシブチニン（経口）
第1世代H_1受容体拮抗薬	ジフェンヒドラミン塩酸塩など
循環器用治療薬	ジゴキシン プロプラノロール ジソピラミドなど

ることがある，④ 薬剤の中止で認知機能が改善する，⑤ 薬剤の過剰投与で認知機能障害が増悪する．

　診断および治療について，薬剤投与後に認知機能障害の増悪がみられた場合に疑う．特異的な検査所見はない．薬剤中止後に認知機能の改善がみられることで診断する．発症予防が重要であり，処方薬の数を最小限にすること，認知機能障害を生じやすい薬剤の使用を避けることを心がける．常に薬剤による認知機能障害の発現に留意することが必要である．

【高齢発症てんかん[41]】

　てんかんは発症率，有病率ともに高齢者が最も高い．高齢者（65 歳以上）ではじめててんかんを発症するのが高齢発症てんかんである．最も多い発作型は焦点意識減損発作で，焦点起始両側強直間代発作，焦点意識保持発作と続く．高齢者の焦点意識減損発作は自動症が軽微で，発作後のもうろう状態が数分から数時間単位で遷延することが多いため，認知症との鑑別が必要になる．

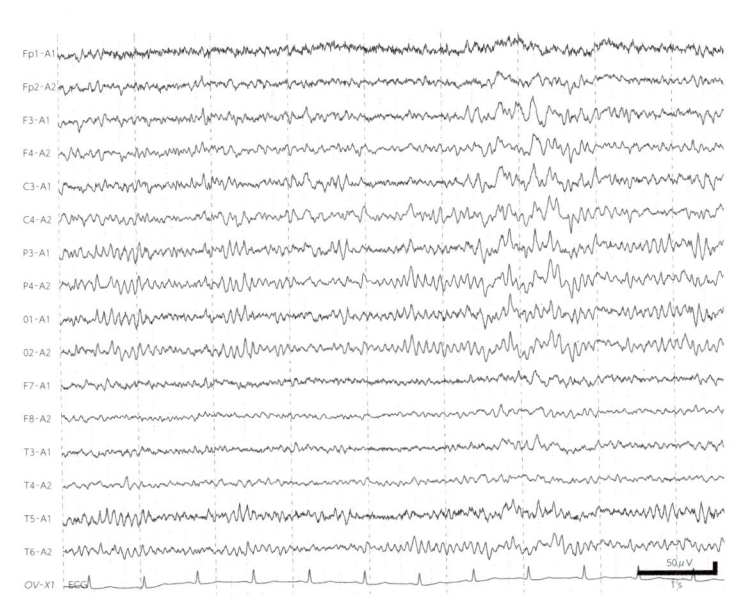

図15 高齢発症てんかんの脳波所見

80 歳代の女性．ある日の朝に意味不明の言動がみられ，会話ができない状態となった．1 時間程度で症状は軽減し，その後消失．一過性脳虚血発作が疑われたが，脳波で両側前頭頭頂部に突発性の高振幅徐波がみられた．抗てんかん薬を開始し，症状の再発はみられていない．

診断について，病歴の聴取が最も重要である．脳波でてんかん性放電が確認できればてんかんの診断は確実である **図15** ．ただし，通常の脳波検査で発作間欠期のてんかん性放電の検出率は高くない．脳血管障害や腫瘍性病変による症候性てんかんが多いため，頭部 MRI で頭蓋内病変の有無を確認する．

治療について，発作型に応じて抗てんかん薬を選択する．

🧠 おわりに

血管性認知症や治療可能な認知症を生じる疾患について概説した．治療可能とはいうものの，中枢神経系に不可逆的な変化が生じてしまえば改善は見込めないため，早期の診断と治療介入が必須である．血管性認知症のように血管性危険因子の厳重な管理によって予防や進展抑制が可能な疾患では予防を行う．また，慢性硬膜下血腫のように頻度が高い疾患がある一方，稀で実臨床ではあまり遭遇しない疾患であるものの，容易に治癒可能な疾患が含まれる．認知症の初期診療では，治療可能な疾患を見逃さないことを念頭に比較的幅広くスクリーニングを行うことが勧められる．

■ 文献

1) 髙嶋修太郎. 血管性認知症・認知障害. In: 山田正仁. 認知症診療実践ハンドブック. 改訂第2版. 東京: 中外医学社; 2021. p.298-310.
2) 坂井健二. 高血圧以外の脳小血管病: 脳アミロイドアンギオパチー, CADASIL, CARASIL・HDLS. In: 山田正仁. 認知症診療実践ハンドブック. 改訂第2版. 東京: 中外医学社; 2021. p.311-25.
3) Uemura M, Nozaki H, Kato T, et al. *HTRA1* related cerebral small vessel disease: a review of the literature. Front Neurol. 2020; 11: 545.
4) 血管性認知症11-1抗認知症薬. In: 日本脳卒中学会 脳卒中ガイドライン委員会. 脳卒中治療ガイドライン 2021. 東京. 協和企画; 2021. p.236-8.
5) 佐藤 悠, 西山和利. 無症候性脳血管障害と microbleeds. 日本医師会雑誌. 2017; 146: S245-6.
6) Kalaria RN. Neuropathological diagnosis of vascular cognitive impairment and vascular dementia with implications for Alzheimer's disease. Acta Neuropathol. 2016; 131: 659-85.
7) Skrobot OA, Attems J, Esiri M, et al. Vascular cognitive impairment neuropathology guidelines (VCING): the contribution of cerebrovascular pathology to cognitive impairment. Brain. 2016; 139: 2957-69.
8) Matsui Y, Tanizaki Y, Arima H, et al. Incidence and survival of dementia in a general population of Japanese elderly: the Hisayama study. J Neurol Neurosurg Psychiatry. 2009; 80: 366-70.
9) Honda H, Sasaki K, Hamasaki H, et al. Trends in autopsy-verified dementia prevalence over 29 years of the Hisayama study. Neuropathology. 2016; 36: 383-7.
10) Yamada M. Cerebral amyloid angiopathy: emerging concepts. J Stroke. 2015; 17: 17-30.
11) Arvanitakis Z, Leurgans SE, Wang Z, et al. Cerebral amyloid angiopathy pathology and cognitive domains in older persons. Ann Neurol. 2011; 69: 320-7.
12) Boyle PA, Yu L, Nag S, et al. Cerebral amyloid angiopathy and cognitive outcomes in community-based older persons. Neurology. 2015; 85: 1930-6.

13) Sakai K, Ueda M, Fukushima W, et al. Nationwide survey on cerebral amyloid angiopathy in Japan. Eur J Neurol. 2019; 26: 1487-93.

14) Rodrigues MA, Samarasekera N, Lerpiniere C, et al. The Edinburgh CT and genetic diagnostic criteria for lobar intracerebral haemorrhage associated with cerebral amyloid angiopathy: model development and diagnostic test accuracy study. Lancet Neurol. 2018; 17: 232-40.

15) Charidimou A, Boulouis G, Frosch MP, et al. The Boston criteria version 2.0 for cerebral amyloid angiopathy: a multicentre, retrospective, MRI-neuropathology diagnostic accuracy study. Lancet Neurol. 2022; 21: 714-25.

16) Regenhardt RW, Thon JM, Das AS, et al. Association between immunosuppressive treatment and outcomes of cerebral amyloid angiopathy-related inflammation. JAMA Neurol. 2020; 77: 1261-9.

17) Chabriat H, Joutel A, Dichgans M, et al. CADASIL. Lancet Neurol. 2009; 8: 643-53.

18) Mizuta I, Watanabe-Hosomi A, Koizumi T, et al. New diagnostic criteria for cerebral autosomal dominant arteriopathy with subcortical infarcts and leukoencephalopathy in Japan. J Neurol Sci. 2017; 381: 62-7.

19) Ishida C, Sakajiri K, Yoshita M, et al. CADASIL with a novel mutation in exon 7 of *NOTCH3* (C388Y). Intern Med. 2006; 45: 981-5.

20) Hara K, Shiga A, Fukutake T, et al. Association of HTRA1 mutations and familial ischemic cerebral small-vessel disease. N Engl J Med. 2009; 360: 1729-39.

21) 篠原もえ子, 山田正仁. 薬物による認知機能障害. Brain Nerve. 2016; 68: 421-8.

22) 日本正常圧水頭症学会「特発性正常圧水頭症の診療ガイドライン作成に関する研究」班. 特発性正常圧水頭症診療ガイドライン第3版. 大阪. メディカルレビュー社; 2020.

23) Walchenbach R, Geiger E, Thomeer RT, et al. The value of temporary external lumbar CSF drainage in predicting the outcome of shunting on normal pressure hydrocephalus. J Neurol Neurosurg Psychiatry. 2002; 72: 503-6.

24) Leinonen V, Koivisto AM, Savolainen S, et al. Amyloid and tau proteins in cortical brain biopsy and Alzheimer's disease. Ann Neurol. 2010; 68: 446-53.

25) Iseki C, Kawanami T, Nagasawa H, et al. Asymptomatic ventriculomegaly with features of idiopathic normal pressure hydrocephalus on MRI (AVIM) in the elderly: a prospective study in a Japanese population. J Neurol Sci. 2009; 277: 54-7.

26) Kimihira L, Iseki C, Takahashi Y, et al. A multi-center, prospective study on the progression rate of asymptomatic ventriculomegaly with features of idiopathic normal pressure hydrocephalus on magnetic resonance imaging to idiopathic normal pressure hydrocephalus. J Neurol Sci. 2020; 419: 117166.

27) Wada M, Yamakami I, Higuchi Y, et al. Influence of antiplatelet therapy on postoperative recurrence of chronic subdural hematoma: a multicenter retrospective study in 719 patients. Clin Neurol Neurosurg. 2014; 120: 49-54.

28) 林 浩嗣, 濱野忠則. 内分泌・代謝・栄養欠乏性疾患. In: 山田正仁. 認知症診療実践ハンドブック. 改訂第2版. 東京: 中外医学社; 2021. p.394-403.

29) 松永晶子, 米田 誠. 橋本脳症. Brain Nerve. 2021; 73: 544-51.

30) Sakai K, Matsumoto Y, Kobayashi K, et al. MRI of adult-onset type Ⅱ citrullinemia. Inetern Med. 2005; 44: 524-5.

31) Noto D, Takahashi K, Hamaguchi T, et al. A case of adult onset type Ⅱ citrullinemia with portal-systemic shunt. J Neurol Sci. 2009; 281: 127-9.

32) 吉澤利弘. ビタミンB_{12}・葉酸欠乏と認知症. Brain Nerve. 2016; 68: 407-20.

33) 伊藤泰広. Pellagra (ペラグラ). 脳神経内科. 2022; 97: 346-55.

34) 坂井健二, 中島 孝, 福原信義. ミオクローヌスと運動失調を主症状としナイアシン投与が有効であったアルコール性ペラグラ脳症が疑われた1例. 脳神経. 2006; 58: 141-4.

35) 「単純ヘルペス脳炎診療ガイドライン」作成委員会. 単純ヘルペス脳炎診療ガイドライン2017. 東京. 南江堂; 2017.

36) Gray F, Keohane CK. Spirochetal infections of the CNS. In: Chrétien F, et al. Editors. Infections of the central nervous system: pathology and genetics. UK: Wiley Blackwell; 2020. p.363-77.

37) Gray F, Sharer LR. Human immunodeficiency virus infection of the CNS. In: Chrétien F, et al. Editors. Infections of the central nervous system: pathology and genetics. UK: Wiley Blackwell; 2020. p.215-29.

38) Carroll A, Brew B. HIV-associated neurocognitive disorders: recent advances in pathogenesis, biomarkers, and treatment. F1000Res. 2017; 6: 312.

39) Kashihara T, Nozaki I, Sakai K, et al. Recovery from multidisciplinary therapy-refractory anti-NMDA receptor encephalitis after over three years of mechanical ventilation. Clin Neurol Neurosurg. 2021; 202: 106477.

40) Samuraki M, Sakai K, Odake Y, et al. Multiple sclerosis showing elevation of adenosine deaminase levels in the cerebrospinal fluid. Mult Scler Relat Disord. 2017; 13: 44-6.

41) 高齢者. In: 日本てんかん学会. てんかん専門医ガイドブック 改訂第 2 版. 東京. 診断と治療社; 2020. p.46-50.

〈坂井健二〉

4章 ◆ 認知症の治療

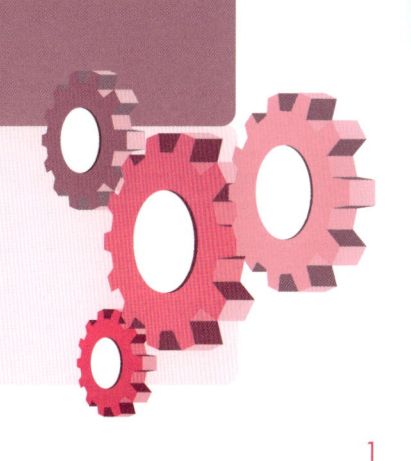

1 薬物治療，非薬物治療，リハビリテーション

🧠 はじめに

　認知症治療は概ね，発症前の予防的介入，発症後の当事者や家族への支援（診断後支援），薬物療法と非薬物療法とに分けられる．本稿では，認知症の治療についてできるだけ実践的な内容を，治療選択の根拠となるレビューなどの文献を紹介しながら述べる．なお，行動・心理症状（behavioral and psychological symptoms of dementia: BPSD）に対する薬物療法および非薬物療法は別に扱うが，認知症や加齢に伴う身体合併症への治療・マネジメントは取り扱わない．

治療を行う際の留意点

Ⓐ パーソン・センタード・ケアの実践

　認知症治療において重要なのは，治療やケア提供，あるいは生活全般において，認知症の人自身の価値観や嗜好に寄り添うことで，その背景にある概念がパーソン・センタード・ケア（person-centered care）である．医学モデルによりエビデンスベースで最適な治療を考えるだけでなく，その人らしさを大切にする治療を心がけ，医師自身の信念や価値観に基づく治療を押し付けないようにする．

　参考までに，2016 年の米国老年医学会（The American Geriatrics Society）のエキスパートパネルによるパーソン・センタード・ケアの定義を下記に載せる．

　　「パーソン・センタード・ケア」とは，個人の価値観や好みが引き出され，表明された後には，ヘルスケアのあらゆる側面の拠り所となり，現実的な健康及び人生の目標をサポートすることを意味する．パーソン・センタード・ケアは，

個人やその人にとって重要な他者，その他全ての関係者間のダイナミックな関係性により達成される．この協力関係により，個人が望む範囲での意思決定に関する情報提供がなされる[1]．（筆者による訳）

パーソン・センタード・ケアにはエビデンスもあり，これに基づいた介入により，認知症の人の BPSD（効果量 $d=-0.52$）や認知機能（$d=0.52$）が改善したとの系統的レビュー・メタ解析[2]が報告されている．

これから述べる認知症治療としてのさまざまな介入においても，パーソン・センタード・ケアを原則として行うことが大切である．

Ⓑ 生活実態の把握

どのような治療を行うにしても，臨床医は医学的な患者の評価のみならず，生活ぶりにも目を向けることが大切である．同居する家族による症状の観察や必要なケアが十分に行き届いている場合もあれば，同居していてもお互いに関心がなく患者の生活実態を家族がほとんど知らない場合もある．また，一般に独居の人は生活実態が見えにくくなりがちだが，それでも家族が頻繁に様子を見に行ったり食事を差し入れたりしていると十分に生活ぶりが把握できることもある．比較的症状が軽い軽度認知障害（mild cognitive impairment: MCI）の患者でも，早期（early MCI）を過ぎて後期 MCI（late MCI）の段階に入ると，本人の申告が当てにならないことはしばしばある．本人はいかにも事実のように流暢に話すが，後に地域包括支援センターや保健所などから情報が入り，実は生活が危機に陥っていたことを初めて把握することもある．食事，入浴などの基本的な日常生活動作（activities of daily living: ADL）や服薬状況を十分把握せずに薬物療法を行うのは危険なこともあるし，効果も見込み難い．本人は薬をしっかり飲んでいますと言いながら，実はほとんど内服していなかった，というケースは稀ではない．抗認知症薬だけならまだよいが，かかりつけ医が処方する降圧薬や糖尿病薬，抗凝固薬・血栓薬などでも同様に飲めていない，あるいは飲み過ぎている可能性がある．このように，生活ぶりが十分把握できない，あるいは生活に困難を生じている疑いがある場合は，治療導入の前に，本人の許可を得て家族の協力をお願いするか，それが難しい場合は地域包括支援センターによる訪問，訪問看護や訪問診療を検討したほうがよい．

Ⓒ 当事者や家族への支援（診断後支援）

医学的な治療だけでなく，当事者や家族への支援（診断後支援）は常に重要であ

表1 診断後支援の要素

診断後支援に含まれる要素		
医学的要素	継続的なアセスメント 医学的管理 治療的な環境の整備 行動・心理症状の予防や緩和	
ケア・サービス	ケアプランニング ケア体制の移行 認知機能改善や自立・ウェルビーイング促進のための介入	
患者・家族面	情報提供と教育	
	支援	意思決定 受容と感情面 日常生活 介護者

(Low LF, et al. Curr Opin Psychiatry. 2023; 36: 104-11[3])

る．認知症の診断を下されることにより，本人・家族が絶望感や孤立感を抱くことは少なくないため，パーソン・センタード・ケアに基づいた全人的かつ統合的なケアを常に心がける．家族に対しては，家族会や認知症カフェなど地域のピアサポート資源なども紹介する．

診断後支援の重要な要素を 表1 に示す．

ここで重要なのは，アセスメントやケアプランニング，情報提供などを継続することである．認知症の病状は常に変化するため，その時々の局面に合わせた対応を適時に行うように心がける．また，当事者や家族など介護者のさまざまな側面での意思決定や感情面もサポートする．

表2 認知症の修正可能な危険因子

若年期	教育の不足	7%
中年期	難聴	8%
	頭部外傷	3%
	高血圧	2%
	過度な飲酒	1%
	肥満	1%
高齢期	喫煙	5%
	うつ病	4%
	社会的孤立	4%
	運動不足	2%
	大気汚染	2%
	糖尿病	1%

(Livingston G, et al. Lancet. 2020; 396: 413-46[4]より抜粋)

予防の重要性

認知症は通常は進行性の疾患であるから，発症しないようにする努力が大切である．医学誌「ランセット」の「認知症予防・介入・ケアに関する国際委員会」の有名な 2020 年の報告[4]によれば，若年期から老年期までのさまざまな認知症の修正可能な危険因子を合計した集団寄与危険割合（population attributable fraction:

PAF）は40％にもなる 表2 ．つまり，これらの危険因子を取り除くことができれ
ば，認知症の罹患者を40％減らせると試算している．

　通常，もの忘れ外来などの認知症関連の外来を受診するのは中高年であるから教
育歴の改善は難しいが，高血圧，飲酒，喫煙，気分症状，運動，糖尿病などはコン
トロール可能であるので，主観的認知機能低下（subjective cognitive decline: SCD
または subjective cognitive impairment: SCI）などで来院した人には積極的にこれ
ら危険因子のコントロールを行うとよい．

アルツハイマー型認知症の薬物療法

Ⓐ コリンエステラーゼ阻害薬

　コリンエステラーゼ阻害薬は症状改善薬であり，その適応は，後述するドネペジル
のレビー小体型認知症を除き，全てアルツハイマー型認知症である．2023年末に
疾患修飾薬が保険適用となったが，その投与には施設基準やさまざまな検査を必要
とし，誰もが容易に受けられる治療法ではない．多くの施設においては，アルツハ
イマー型認知症の薬物療法はまず症状改善薬，その中でもコリンエステラーゼ阻害
薬から開始することになる．前脳基底部にはコリン作動性ニューロンが多数存在
し，覚醒，注意集中，記憶に関連するといわれる．アルツハイマー型認知症では前
脳基底部，特にマイネルト核のコリン作動性ニューロンが減少し，認知機能低下の
一因となることから，アセチルコリンを分解するコリンエステラーゼを阻害し，脳
内のアセチルコリンを増やすことを目的としている．本邦でもドネペジル（アリセ
プト®）を始めとして，ガランタミン（レミニール®），リバスチグミン（イクセロン®，
リバスタッチ®）が認可され，ジェネリックも出回っている．これらの薬剤は軽度か
ら中等度のアルツハイマー型認知症の人に使うと認知機能の低下を緩和できるだけ
でなく，一時的に改善することもある．例えば，ドネペジルの臨床試験においては，
12週間投与にて MMSE で1点（5 mg 投与群），1.3点（10 mg 投与群）の改善がみ
られている（プラセボは0.04点の改善）[5]．コクランレビューにおいても，アルツハ
イマー型認知症に対する12または24週のドネペジル投与は認知機能，日常生活動
作（ADL），臨床医による状態評価において小さな効果（small benefits）があると
結論づけている[6]．実際，症状改善薬の投与により「以前ほど同じことを何度も聞
いてこなくなった」「表情がスッキリして頭がクリアになった感じがする」など本人
や家族からの高評価を聞くこともしばしばある．しかしながら，その効果は長続き

4
章

認知症の治療

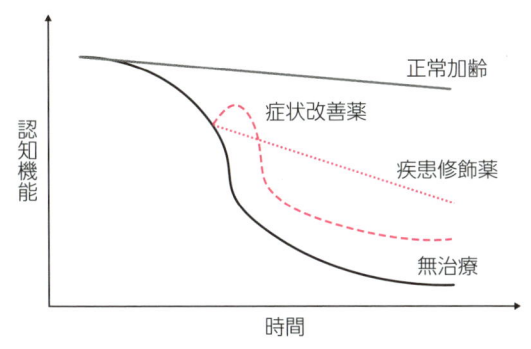

図1 認知症に対する症状改善薬と疾患修飾薬の効果のイメージ

表3 コリンエステラーゼ阻害薬の適応，投与法

ドネペジル	アルツハイマー型認知症 レビー小体型認知症	1日1回3 mg から開始し，1〜2週間後に5 mg に増量する. 高度のアルツハイマー型認知症患者には，5 mg で4週間以上経過後，10 mg に増量する. なお，症状により適宜減量する.
ガランタミン	軽度，中等度のアルツハイマー型認知症	1日8 mg（1回4 mg を1日2回）から開始. 4週間後に1日16 mg（1回8 mg を1日2回）に増量する. 症状に応じて1日24 mg（1回12 mg を1日2回）まで増量できるが，変更前の用量で4週間以上投与した後に増量する.
リバスチグミン	軽度，中等度のアルツハイマー型認知症	1日1回4.5 mg から開始. 4週ごとに4.5 mg ずつ増量し，維持量は18 mg. 患者の状態により1日1回9 mg を開始用量とし，4週後に18 mg に増量も可. 本剤は背部，上腕部，胸部のいずれかの正常で健康な皮膚に貼付し，24時間ごとに貼り替える.

（それぞれアリセプト®，レミニール®，イクセロン® の添付文書より抜粋）

せず，認知機能低下はいずれ本来の速度に戻る．一方で，疾患修飾薬は認知機能低下の速度を緩和する薬剤とされている[7]．**図1** に，症状改善薬（と疾患修飾薬）の効果のイメージを示す.

　各薬剤の適応，投与法は **表3** のとおりである.

B 各薬剤の特徴

　表3 の3剤の中で，ガランタミンは系統的レビューやメタ解析では他剤に比べ

て多少効果が良い可能性がある（後述）．この背景として，ガランタミンはコリンエステラーゼ阻害に加えてニコチン性コリン作動性受容体における positive allosteric modulator（PAM）の作用[8]があり，同受容体の活性化を増強する可能性があると言われ，この二つの作用（いわゆる「デュアルアクション」）がガランタミンの効果に関連するとの仮説がある．一方で，この PAM の作用について近年疑義が呈されてもいる[9]．ガランタミンは1日2回投与が原則であるため，1日1回投与のドネペジルと比べると，独居の人や家族の協力が得にくい場合はアドヒアランスの問題が起きやすく，海外のように1日1回でよい徐放製剤の開発が望まれる．ドネペジルには通常の錠剤や口腔内崩壊錠だけでなく，ゼリーやドライシロップ，細粒，貼付剤があり，内服のさまざまなニーズに対応できる点で使いやすい．リバスチグミンは1日1回の貼付だが，貼付剤に慣れていない人は特に貼り忘れが起きやすい印象がある．また，高齢者は皮膚が乾燥しやすく弱いため，貼付剤で痒みや湿疹が起きることがしばしばあり，保湿剤などで対応する必要がある．

Ⓒ 副作用について

コリンエステラーゼ阻害薬の副作用で最も頻度が高いのは嘔気，下痢，食欲不振，胃痛などの消化器症状である．添付文書上は1〜3%未満となっているが，筆者にはもっと多い印象があり，このために使用を断念することも稀ではない．コリンエステラーゼ阻害薬は内服の場合，消化器症状で内服が困難な場合は，リバスチグミンの貼付剤に変更することで緩和されることがある[10]．また，コリンエステラーゼ阻害による副交感神経の亢進により，徐脈や心伝導系の異常のある人では転倒や失神のリスク，また降圧薬による治療中の人や血圧が低い人ではより血圧が下がるリスク，潰瘍の既往の人では消化管出血のリスク，尿閉の悪化などにも注意が必要である[11]．高齢者は降圧薬や過活動膀胱治療薬などさまざまな薬剤を投与されていることがあり，これらとの飲み合わせも考慮して処方することが望ましい．その他，筋けいれん，疲労感，不眠，めまい，頭痛，脱力感などが副作用として報告されている[12]．

※注　前頭側頭型認知症の人への使用について

適応外使用になるが，前頭側頭型認知症（前頭側頭葉変性症）の人に対してコリンエステラーゼ阻害薬を使用すると，効果が乏しい一方でBPSDが悪化する可能性があり[13]，使用は避けるべきである．またメマンチンも同様で効果は乏しく，むしろ認知機能悪化に関連したとの報告もある[13]．セロトニン再取り込み阻害薬(selec-

表4 メマンチンの適応，投与法

メマンチン	中等度，高度のアルツハイマー型認知症	1日1回5 mg から開始．1週間に5 mg ずつ増量し，維持量として1日1回20 mg を投与．

（メマリー® の添付文書より抜粋）

tive serotonin reuptake inhibitors: SSRI）が脱抑制，強迫症状，気分症状の緩和に有効であったとの報告はあるが，多くの報告は症例報告や少数サンプルのオープンラベル試験である[13]．個人的には SSRI により前頭側頭型認知症やその他の認知症の不安焦燥が改善したケースを経験しているが，元々 SSRI を使い慣れている精神科医以外は細かな用量調整や効果判定が難しいのではないだろうか．基本的には薬物療法は非薬物療法がうまくいかない場合に「やむをえず」併用する，というスタンスのほうがよいと考えている．

D メマンチン

　症状改善薬のもう1種類は，NMDA（N-methyl-d-aspartate）型グルタミン酸受容体の拮抗薬のメマンチンである．NMDA 受容体はシナプス伝達や可塑性に関連し，学習や記憶に関わるとされる．アルツハイマー型認知症では NMDA 受容体の過剰興奮から神経障害が起こる可能性が想定されており，メマンチンがその過剰興奮を抑えることで効果を発揮すると考えられている[14]．本邦では中等度から高度のアルツハイマー型認知症に適応があり，軽度の人は適応外である 表4 ．

　メマンチンの副作用に関して，添付文書上はめまい，頭痛，肝機能異常，便秘，食欲不振，血圧上昇などの頻度が多い．その他，添付文書上の頻度は低い（1%未満）あるいは不明だが，傾眠・鎮静や不穏・易怒性を時に認める．傾眠・鎮静を認めた場合は，10 mg や5 mg に減量すると改善することがある．本人や家族には，これらの副作用が出現した場合は中止あるいは減量するよう事前に指示しておく．一方で，不穏・易怒性を認めた場合は速やかに投与を中止するよう指示しておく．

E 各薬剤の効果

　症状改善薬の効果の違いを臨床的に判断するのは難しい．ここではアルツハイマー型認知症を対象としたネットワークメタ解析[15]を紹介する 表5, 6 ．用いている指標は，認知機能に関しては標準化平均差（standardized mean difference: SMD），副作用に関してはオッズ比である．SMD について少し説明すると，ある治療が対照治療よりも SMD で1良好な場合，標準偏差1相当分効果が良好なこと

表5 軽度から中等度のアルツハイマー型認知症に対するコリンエステラーゼ阻害薬とメマンチンの効果と忍容性

ドネペジル 5 mg	0.79 (0.50-1.19)	0.76 (0.45-1.16)	0.73 (0.32-1.42)	0.74 (0.40-1.23)	1.21 (0.62-2.14)	1.18 (0.79-1.71)
0.08 (−0.06-0.20)	ドネペジル 10 mg	0.98 (0.60-1.45)	0.94 (0.42-1.80)	0.95 (0.53-1.54)	1.56 (0.83-2.69)	1.53 (1.06-2.13)
0.18 (0.01-0.33)	0.10 (−0.05-0.25)	ガランタミン 24 mg	0.98 (0.47-1.88)	0.99 (0.60-1.58)	1.63 (0.93-2.80)	1.60 (1.23-2.13)
−0.16 (−0.40-0.08)	−0.24 (−0.46-0.00)	−0.34 (−0.56--0.10)	リバスチグミン 5 cm^2	0.99 (0.54-2.00)	1.85 (0.77-3.81)	1.81 (0.91-3.26)
−0.07 (−0.26-0.11)	−0.15 (−0.32-0.03)	−0.25 (−0.42--0.07)	0.09 (−0.12-0.29)	リバスチグミン 10 cm^2	1.71 (0.88-3.08)	1.68 (1.11-2.48)
−0.09 (−0.28-0.10)	−0.17 (−0.34-0.02)	−0.27 (−0.45--0.08)	0.07 (−0.18-0.33)	−0.02 (−0.22-0.19)	メマンチン 20 mg	1.04 (0.62-1.62)
−0.33 (−0.45--0.20)	−0.40 (−0.51--0.29)	−0.50 (−0.61--0.40)	−0.17 (−0.37-0.04)	−0.25 (−0.39--0.12)	−0.24 (−0.40--0.08)	プラセボ

効果	SMD（95％信頼区間）
忍容性	OR（95％信頼区間）

効果: SMD<0 の場合，列の薬剤が有意に効果がある．
忍容性: OR<1 の場合，行の薬剤が有意に忍容性がある．
有意差があった結果は赤字で示している．
例えば，ドネペジル 5 mg とプラセボの効果を比較した場合，SMD＝−0.33（−0.45〜−0.20）でドネペジル 5 mg は有意に優れた効果がある．
ドネペジル 10 mg とプラセボの忍容性を比較した場合，OR＝1.53（1.06-2.13）でドネペジルが有意に忍容性で劣る．
(Dou KX, et al. Alzheimers Res Ther. 2018; 10: 126[15]を改変)

を意味する．SMD の一般的な目安は 0.2 が小さな効果；0.5 が中等度の効果；0.8 が大きな効果とされている[16]．

［軽度から中等度のアルツハイマー型認知症］

軽度から中等度のアルツハイマー型認知症を対象とした本メタ解析結果 **表5** の要点を示す．

表6 中等度から高度のアルツハイマー型認知症に対するドネペジルとメマンチンの効果と忍容性

ドネペジル 10 mg	1.52 (0.90-2.42)	0.75 (0.40-1.28)	1.56 (1.09-2.17)
0.19 (−0.14-0.50)	メマンチン 20 mg	0.53 (0.23-1.04)	1.06 (0.72-1.49)
−0.22 (−0.55-0.13)	−0.41 (−0.81-0.01)	メマンチン 20 mg＋ ドネペジル 10 mg	2.27 (1.10-4.19)
0.53 (0.33-0.75)	0.34 (0.08-0.63)	0.76 (0.39-1.11)	プラセボ

効果	SMD（95％信頼区間）
忍容性	OR（95％信頼区間）

効果: SMD＞0 の場合，列の薬剤が有意に効果がある.
忍容性: OR＜1 の場合，行の薬剤が有意に忍容性がある.
有意差があった結果は赤字で示している.
例えば，ドネペジル 10 mg とプラセボの効果を比較した場合，SMD＝0.53（0.33-0.75）でドネペジル 10 mg は有意に効果がある.
ドネペジル 10 mg とプラセボの忍容性を比較した場合，OR＝1.56（1.09-2.17）でドネペジル 10 mg は有意に忍容性が劣る.
(Dou KX, et al. Alzheimers Res Ther. 2018; 10: 126[15]を改変)

a）効果（認知機能）

ガランタミン 24 mg 内服は，ドネペジル 10 mg 以外の各薬剤に対して，認知機能への効果が優れていた．SMD はそれぞれ，対プラセボ 0.5，対ドネペジル 5 mg 0.18，対リバスチグミン 5 cm^2（9 mg）0.34，対リバスチグミン 10 cm^2（18 mg）0.25，対メマンチン 20 mg 0.27 であった．なお，ガランタミンの本邦における標準用量の 16 mg のデータはなかった[15].

b）忍容性（副作用）

薬剤間で副作用のオッズ比に有意差はなかった．一方で，プラセボと比較した場合，有意差がなかったのはドネペジル 5 mg，リバスチグミン 5 cm^2（9 mg），メマンチン 20 mg だけであった[15].

あくまで個別のケースで臨床的に判断することを前提にしつつ，この結果からは，軽度から中等度のアルツハイマー型認知症については，1 日 2 回の内服が可能で副作用も忍容できるのならば，ガランタミン 24 mg を処方するのが最も効果がありそうである．

［中等度から高度のアルツハイマー型認知症］

次に，中等度から高度のアルツハイマー型認知症に対するコリンエステラーゼ阻害薬やメマンチンの効果を同様に示す 表6 .

a）効果（認知機能）

ドネペジル 10 mg，メマンチン 20 mg，ドネペジル 10 mg＋メマンチン 20 mg 間で SMD に有意差はなかった．

各薬剤とプラセボとの比較では，SMD はドネペジル 10 mg 0.53，メマンチン 20 mg 0.34，ドネペジル 10 mg＋メマンチン 20 mg 0.76 といずれも有意な効果を認め，特にドネペジルとメマンチンの効果が大きかった．

b）忍容性（副作用）

メマンチンがプラセボと比較して有意差はなかった一方で，ドネペジル 10 mg（オッズ比 1.56），ドネペジル 10 mg＋メマンチン 20 mg（同 2.27）は対プラセボで有意に忍容性が悪かった[15]．

同様に，この結果からは，忍容できるのであれば，ドネペジル 10 mg とメマンチン 20 mg の併用投与により大きな効果が望めることになる．実際，軽度の頃はドネペジル 5 mg 投与とし，進行に伴いドネペジルを 10 mg に増量，さらにメマンチン 20 mg 投与へと進むケースは少なくない．

F アドヒアランスについて

抗認知症薬を投与しても服薬されなければ意味がない．一般に，慢性疾患に対する薬剤のアドヒアランスは低く，30〜50%の薬剤は処方通りに内服されないといわれる[17]．特に認知症の人は健忘など認知機能の低下により，アドヒアランスが低下すると考えられる．認知症の人を対象として，主に抗認知症薬に対するアドヒアランスを調査した系統的レビューでも，アドヒアランスは 17〜42%にとどまり，治療中断は 37〜80%に達すると報告している[18]．この報告では，高齢，投与薬剤，併用薬数や抗コリン薬の使用，薬剤コストがアドヒアランスに悪影響を与えるとしている[18]．

そのため，認知症の薬物療法において簡単にできてかつ重要なことは，内服回数を減らして他の薬剤（降圧剤などの内科薬）と同じタイミングで内服できるようにすることである．家族など介護者が協力できる場合には，介護者にも内服の確認をお願いする．また，薬とわかるように大きく印字する，ピルボックスやカレンダー

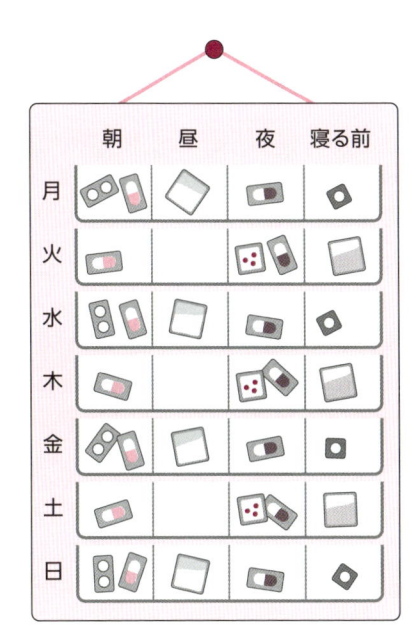

	朝	昼	夜	寝る前
月				
火				
水				
木				
金				
土				
日				

図2 カレンダーパックの例

パックの使用（置き場所も気づきやすいところに置く），カレンダーに内服したら「○」をつける，なども効果的なことがある **図2**．

　加えて，必要に応じて訪問薬剤師を導入してアドヒアランス向上に向けた指導，現場の確認・改善を図る．病識が乏しい人の場合には，患者名と作成日付，薬剤名と内服する理由や内服方法，主治医の名前を入れた簡単な文書を作成して渡すことで多少アドヒアランスが改善することもある．時々，内服は嫌だが貼付剤ならよいという人もいるので，その場合はリバスチグミンパッチを処方する．これらの方策を講じてもアドヒアランスがあまりに低い場合は，本人や介護者と相談して内服を中止することも選択肢となる．

Ｇ どの程度の期間続ければよいのか？

　抗認知症薬は副作用があれば中止するべきである．一方で，有意な副作用がなければ継続されることが多い．効果が明らかでなくとも，投与を継続することにより認知機能や BPSD の悪化が緩和されているかもしれず，いつ中止するかの判断は難しい．

　参考として，アルツハイマー型認知症に対するコリンエステラーゼ阻害薬の投与中止に関するランダム化比較試験（randomized controlled trial: RCT）をまとめた

コクランレビューを紹介する．同レビューによれば，エビデンスの質は低いものの，コリンエステラーゼ阻害薬中止により認知機能・機能レベル・BSPD に悪化がみられる可能性があるとしている．投与期間を短期（2 カ月まで），中期（3〜11 カ月），長期（それ以上，採用された報告は 1 報のみ）に分けてみると，認知機能については短期あるいは長期で中断するとおそらく認知機能がより悪化すると結論づけている[19]．中期については有意差がなかった．機能レベルに関しても同様に，短期および長期ではおそらく中断により悪化する可能性があり，中期ではわからないとしている[19]．BPSD に関しては，短期，中期ともに中断により症状悪化につながり得るが，長期ではほとんど変化がないとしている[19]．なお，認知症の重症度による違いはわからず，またメマンチンについては中止に関するエビデンスはないとしている[19]．

観察研究では，さらに長期（平均約 5 年間）の報告がある．傾向スコアによりマッチングされたスウェーデンの観察研究[20]（コリンエステラーゼ使用者 11,652 人，非使用者 5,826 人，平均 81 歳）では，各時点においてコリンエステラーゼ阻害薬使用群のほうが MMSE で 0.13 点良かった．最も良かったのはガランタミンで 0.18 点であった．加えて，各薬剤とも用量が多いほど MMSE スコアは控えめ（modest）だが有意に高かった．MMSE<10 で定義された高度認知症に進展するリスクも，コリンエステラーゼ阻害薬使用群のほうが有意に低かった（10.2/1000 person years vs 12.2/1000 person-years）．特にガランタミンではハザード比（HR）0.69〔95%信頼区間（CI）0.47-1.00〕と単独で有意な改善を認めた．死亡についても，使用群は有意に死亡率が低く〔105.78 vs 136.93/1000 person-years，HR 0.73（95% CI 0.69-0.77）〕，ガランタミン〔0.71（95% CI 0.65-0.76）〕，ドネペジル〔0.78（95% CI 0.74-0.83）〕，リバスチグミン〔0.86（95% CI 0.80-0.93）〕の順に HR が低かった．

以上をまとめると，コリンエステラーゼ阻害薬に関しては投与により認知機能低下や死亡のリスクが軽減される可能性があり，副作用が明らかでなければ投与継続は正当化されそうである．

しかし現実的には，内服にもかかわらず認知機能が着実に低下したり BPSD が悪化したりする場合，アドヒアランス維持が困難な場合，あるいは本人や家族の意向などを総合的に勘案して個々に継続・中止を判断することになると思われる．

レビー小体型認知症の薬物療法

ここでは便宜上，レビー小体型認知症の認知機能と BPSD に対する薬物療法につ

いてまとめて述べる.

　本邦でレビー小体型認知症の承認を受けた薬剤はドネペジルのみである **表3** . 用法用量は基本的にアルツハイマー型認知症のものと同一だが，10 mg 投与が標準の用量となっている.

> ドネペジル
>
> 1 日 1 回 3 mg から開始し，1〜2 週間後に 5 mg に増量．5 mg で 4 週間以上経過後，10 mg に増量する．なお，症状により 5 mg まで減量できる.

　レビー小体型認知症では幻視や昼夜逆転傾向などの BPSD が目立ち，ドネペジル投与によりこれらが改善することがある．一方で，認知機能に対する効果は印象に残りにくいかもしれない．しかし，レビー小体型認知症の種々の薬物療法をまとめた最近の系統的レビュー[21]では，ドネペジルに関してメタ解析を行っており，認知機能は対プラセボで SMD 0.63（0.42–0.83）と有意な効果を認めている．用量により層別化した解析においても，低用量〔3〜5 mg/ 日，SMD 0.64（01.2–1.16）〕と高用量〔10 mg/ 日，SMD0.64（0.32–0.96）〕ともに有意な効果がみられている．ドネ

表7 レビー小体型認知症の薬物療法ガイドラインの提案

認知機能	1. まずドネペジルを使用
	2. 10 mg が忍容できない場合，低用量（3〜5 mg）投与を考慮
	3. ドネペジルが禁忌あるいは低用量でも忍容できない場合，リバスチグミンかメマンチンを考慮
	4. メマンチンとコリンエステラーゼ阻害薬の併用に関するエビデンスはない
神経精神症状	1. 幻覚と認知機能の動揺にはドネペジルを投与
	2. これ以外の神経精神症状が臨床的にリスクとなる場合，リバスチグミンかメマンチンの単剤投与を考慮
	3. 定型抗精神病薬（ハロペリドールなど）とリスペリドンは投与してはいけない
	4. 抗精神病薬投与は避けるべきである
	5. 非薬物療法やコリンエステラーゼ阻害薬やメマンチンによる治療でも自傷他害の危険が極めて高い場合，本人や家族などの介護者も含めて十分にリスクベネフィットを考慮した上で，オランザピン，アリピプラゾール，クエチアピン，クロザピン，パロキセチンを考慮しても良い.
	6. オランザピンは他の抗精神病薬よりもエビデンスが良好だが，レビー小体型認知症における安全性についてははっきりしない.
	7. シタロプラムは処方しないこと．抗うつ薬がレビー小体型認知症に伴う抑うつ症状に効果があるとのエビデンスはない.
その他	1. REM 睡眠行動障害にはメマンチン単剤治療を考慮する.
	2. ラメルテオンとクロナゼパムは REM 睡眠行動障害の第 2 選択薬である.
	3. 運動症状にはゾニサミド投与を考慮する

（Watts KE, et al. Aging Ment Health. 2023; 27: 203–16[21]）

ペジルのBPSDへの効果に対するメタ解析では，BPSD全般については有意な改善は認めなかったものの，レビー小体型認知症に特徴的な幻覚と認知機能の動揺を併せたスコアでは有意な改善があった〔SMD −0.52（−0.95，−0.09）〕．なお，認知機能については，リバスチグミン，ガランタミン，メマンチンでも報告数は少ないものの効果がみられたとしている．このほか，BPSDに関しては，抑肝散について主に本邦から有意な効果が報告されている[21]．抗精神病薬ではアリピプラゾールの効果が報告されている一方で，オランザピン，クエチアピンは効果があっても忍容性の点で難があり，リスペリドンはむしろ神経精神症状の悪化をきたす可能性があるとしている[21]．SSRIではシタロプラム（本邦では未承認）でNPIが悪化したとのRCTが報告されている[21]．

　運動症状については，抗けいれん薬のゾニサミドがUnified Parkinson's Disease Rating Scale（UPDRS-Ⅲ）を有意に改善させたとの報告がある．抗パーキンソン薬ではレボドパが運動症状を改善する可能性がある一方で神経精神症状の悪化には注意を要する[21]．

　この報告では，これらの結果を総合して，アルツハイマー型認知症よりもエビデンスは乏しいながらもレビー小体型認知症の薬物療法のガイドラインを提案しており **表7** [21]，本邦における保険適用の問題はあるが，実践的な提案だと思われる．

認知症の非薬物療法

非薬物療法とは以下のように定義される．

> 理論に基づき，焦点化した再現性のある非化学的（nonchemical）介入で，患者あるいは介護者と共に実施され，潜在的に何らかの関連する利益をもたらす介入[22]

非薬物療法にはさまざまな介入が包含されるが，残念ながら既存のエビデンスの質が低いことが繰り返し指摘されている[23]．

　ここでは，認知機能やBPSDに対して比較的エビデンスのある非薬物療法をいくつかに絞って紹介する．これらは主治医の通常外来で行うというよりは，作業療法や認知症デイケア，デイサービス，あるいは訪問リハビリとして行われることが多い．我々臨床医はこれらの非薬物療法を念頭に置いて，どのサービスが利用者にとって最も利益になりそうかという観点から本人や家族に情報提供する．一方で，

患者はデイケアやデイサービスなどの集団に混ざることを好まないことがしばしばあり，サービス導入を拒否するケースも少なくないため，本人・家族にとっての実現可能性を考慮することも重要である．なお，必ずしもエビデンスがなくとも，単純に他人と交流する機会を設けるだけでもウェルビーイングの改善，ひいては交流を通じて認知機能に好影響を与える可能性はある．したがって，いわゆる従来からある「定型的」なデイケア・デイサービスはもちろん，そうでないものも利用する価値はある．例えば，麻雀やパチンコがもともと好きな人には，そのような機会を提供するデイサービスなどが少しずつ増えているので，可能なら利用するとよい．また，介護保険や医療保険を用いたサービスではなくとも，家族や友人との散歩，お茶のみや旅行もよいし，経済的に余裕がある場合は，都市部を中心に保険外でさまざまなアクティビティの付き添いサービスをする業者もある．したがって我々臨床医は，近隣のケアマネージャーやソーシャルワーカーなどと情報交換をしながら地域で利用可能な資源のアップデートをすることが大切である．

なお，日本医療研究開発機構の研究（「実態 / ニーズ調査に基づいたヘルスケアサービス利用者・事業者も使用可能な認知症発症リスクおよび認知障害・生活機能障害・BPSD 等の低減のための非薬物療法指針作成と普及のための研究」）において，認知症の非薬物療法の現在のエビデンスをまとめた指針が 2024 年度中に公表される予定である．この指針ではコンピュータや情報通信技術を利用した非薬物療法にも重点を置いており，公表後は適宜参照されたい．

Ⓐ 運動

非薬物療法の中でも簡単に始められるのが運動である．しかし実際は運動を勧めても，認知症の人は高齢で身体疾患を患っていたり，アパシーにより意欲が低下したりしてなかなか実行してくれないことがある．そのような場合でも，家族と一緒の買い物や散歩なら行くようになることも多く，積極的に勧めるようにする．

アルツハイマー型認知症を対象とした系統的レビュー・メタ解析[24]では，運動により，運動機能や ADL だけでなく，BPSD にも効果を認めている．効果の背景にある可能性として，血管機能，脳の糖代謝，心肺機能，抗酸化能力，ヘモグロビンレベル，免疫・炎症反応の改善，神経栄養因子レベルの増加などがあげられている[25]．運動の種類については，軽度認知障害と認知症を対象としたレビュー[26]において，有酸素運動（aerobic exercise）よりもレジスタンス運動（resistance exercise，いわゆる筋トレ）のほうがより認知機能に効果があるとしている．例えば，総合的認知機能について，対照群と比較した SMD は有酸素運動 0.67 に対してレジ

スタンス運動 1.05 であった．実行機能でも類似の結果で，記憶機能についてはレジスタンス運動のみが対照群より有意に良好であった（SMD 0.32）．ただし，有酸素運動とレジスタンス運動との直接比較では有意差はいずれも認められていない．現実的には，レジスタンス運動を定期的に行うのは興味関心のある一部の人に限られ，有酸素運動のほうが勧めやすい．なお，別のレビュー[27]では，運動の量・頻度について，650 METs 分 / 週が最適とした研究がある．これは歩行を 3 メッツとすると約 210〜220 分 / 週に相当し，つまり毎日 30 分程度のウオーキングをするとよいことになる．

B 音楽

　音楽活動は能動的（自ら歌ったり演奏に参加すること）な活動と受動的（音楽を専ら聴くこと）な活動とに分けられる．デイケアやデイサービスなどの医療・介護サービスの多くで，昔の曲に合わせて皆で歌ったり，休憩時間に曲を流したりするなどして双方を実践している．歌うことで，発音やリズム，呼吸のコントロールが改善され，グループでの歌唱では社会スキルの改善や周囲の人に注意を向けることが期待でき，また昔のことを回想し話し合い，不安の軽減にもつながる[28]．加えて，認知症が進行して歌唱に参加できなくなっても，音楽を受容する能力は保たれることも多いとされる[28]．したがって，言語での交流が限られていても，音楽を聴くことで心理的な交流ができる可能性がある．

　認知症を対象とした，受動的な音楽活動も含めた系統的レビュー・メタ解析では，ウェルビーイングあるいは生活の質（quality of life: QOL）の改善（SMD 0.32），不安（SMD −0.43）やうつ症状（SMD −0.27）の低下と問題行動の減少（SMD −0.23）を認めている[28]．本報告では介入終了後も効果が持続するかどうかははっきりせず，認知機能や焦燥・攻撃性にはほとんど効果がなかったとしている[28]が，継続して参加することで QOL や気分・不安症状の改善が期待できる点は重要である．

C 認知機能訓練

　認知機能訓練（cognitive training, いわゆる「脳トレ」）は，構造化されたタスクを指導下に繰り返して行うことで，認知機能の維持・改善を目指すものである[29]．認知機能訓練をすることで，特定の認知ドメインの改善・維持が図れ，その練習の効果は訓練環境以外にも一般化（汎化）されるというのが基底となる仮説である[29]．認知機能訓練は，当初は脳損傷や神経疾患を持つ人への神経心理リハビリ

表8 認知機能訓練，認知リハビリテーション，認知刺激の違い

	認知機能訓練	認知リハビリテーション	認知刺激
標的	障害	参加の制約	参加の制約
環境	構造化されたタスクと環境	その人の元々の環境	通常クリニック／施設／デイケア
介入のフォーカス	特定の認知機能・プロセス心理教育やストラテジートレーニングを含むこともある	行動や環境，日常動作など個々人に適切な毎日のタスクを実行するには認知機能・プロセスの複数のまとまりが必要 心理教育やストラテジートレーニングを含むこともある	見当識，全般性認知機能
形式	個別または集団	個別	通常は集団
想定される作用機序	主に修復的で，神経可塑性に関連した機構による	修復的なものと代償的なアプローチの組み合わせ「過剰な障害」の軽減	見当識の改善，全般的な活性化
目標	特定の認知ドメインの機能の改善または維持	共同で設定した行動または機能目標に関する能力や機能	全般的な見当識の改善と心地よい活動への参加

(Bahar-Fuchs A, et al. Cochrane Database Syst Rev. 2019; 3: CD013069[29])

テーションとして位置づけられ，認知症の人に適用されたのは1980年代に入ってからである．

　認知機能訓練と類似の療法に認知刺激療法や認知リハビリテーションがある．認知機能訓練は両者と重複する部分がありながらも，その理論的前提や中核的要素，適用される環境や対象の観点から別個のものとされている[29]．しかしこれらの区分けは必ずしも明確ではなく，わかりにくい．参考までに **表8** にこれら3者の特徴を示す．

　認知機能訓練にはさまざまな方法があり，例えばクロスワードや計算，漢字の書き取りなどから将棋や囲碁，オセロなどのような「知的ゲーム」「ボードゲーム」といわれるもの，ストループテストやNバックテストなどの認知機能検査で用いられる検査を練習に取り入れたものなど幅広くある．加えて，近年ではコンピュータを用いた認知機能訓練が急速に発達しつつあり，そのエビデンスも徐々に集積している．

　軽度から中等度の認知症の人を対象としたレビューでは，認知機能訓練により，全般性認知機能の若干の改善（SMD 0.42）と語の流暢性（カテゴリー課題）の中等度の改善（SMD 0.52）を認め，これらの効果は3～12カ月後も維持されていると報告されている[29]．このほか，MCIの人や健常高齢者を対象としたRCTも報告されている．

1

薬物治療、非薬物治療、リハビリテーション

表9 認知活性化療法の 14 回のテーマ

第1回	体を動かして遊びましょう	第8回	料理や工作を楽しみましょう
第2回	音や音楽を楽しみましょう	第9回	言葉探しクイズを楽しみましょう
第3回	子供の頃の話をしましょう	第10回	地図を作りましょう，地図で確認しましょう
第4回	食べ物や食事の話をしましょう	第11回	物の値段やお金について考えましょう
第5回	最近のニュースや流行の話をしましょう	第12回	数字ゲームを楽しみましょう
第6回	魅力的な人や場所について語りましょう	第13回	もっと言葉を使ったクイズを楽しみましょう
第7回	言葉の続きを当てましょう	第14回	チーム対抗クイズ大会

（山中克夫．認知症の人のための認知活性化療法マニュアル　エビデンスのある楽しい活動プログラム．東京：中央法規出版；2015[31]）

　しかし，全体としては，認知機能訓練の最適な種類，頻度や量，その効果や持続性，汎化の可能性はまだ明らかではない．本人の興味があれば実施するとよいが，いかにも訓練や勉強といった要素が色濃いと，義務感が先に立ち嫌になり継続できない人もいるため，楽しんで行う雰囲気を醸成することが大切である．その点，将棋や囲碁など元々本人が楽しんでいた活動があれば，それを続けるとよいだろう．

Ⓓ 認知刺激

　認知刺激（cognitive stimulation）は，認知機能を刺激する活動ではあるが，参加者が楽しめることを重視し，交流の要素を含む幅広い内容で行い，認知機能だけでなく QOL や気分を改善することを重視している[30]．認知活性化療法（cognitive stimulation therapy）は認知刺激の代表的な方法で，英国で発祥・発展した療法である．週2回7週間（合計14回），45〜60分程度の定型化されたプログラムを行う．日本語版のマニュアル[31]も刊行されており，日本でも施設などで実施可能である．さまざまな非薬物療法の要素が入っており，多因子介入ともいえる．参考までに，日本版の14回のテーマを **表9** に記す．

行動・心理症状（BPSD）の治療（非薬物療法・薬物療法）

　認知機能障害と同等，あるいはそれ以上に当事者・家族・周囲の人の日常生活に影響を与える症状が BPSD（behavioral and psychological symptoms of dementia）である．

　BPSD は以下のように定義されている．

知覚，思考内容，気分や行動の障害といった，認知症患者にしばしば出現する症状（国際老年精神医学会，1997）

この定義では「認知症患者」のみを想定しているが，行動・心理症状は軽度認知障害や健常の高齢者にもみられることが知られており，近年は mild behavioral impairment とよぶことが提唱されている[32].

そのため，認知機能障害を認めない，あるいは軽度認知障害の高齢者でも，不安やアパシー，抑うつなど精神症状が目立つ場合には認知症への進展を念頭に慎重に経過観察する必要がある.

Ⓐ BPSD 治療の原則

まず非薬物的対応を行い，それが奏効しなかった場合に薬物療法を試みるのが原則である．高齢者は多くの身体疾患を抱え，すでにたくさんの内服をしていることが多く，副作用の危険のある薬物療法は慎重に行いたい．また，抗精神病薬や抗うつ薬，気分安定薬は，認知症病名は保険適用外であることに注意する.

Ⓑ 薬物療法の前に行うべき対処

a）原因検索と加療

BPSD と思われる症状があった場合，最初に原因検索を行う．神経障害（新たな脳血管疾患や外傷，疼痛など），感染症（特に呼吸器・尿路感染や蜂窩織炎など），代謝障害（糖尿病や腎機能障害など），呼吸・循環障害などを検索し，その治療を行うだけで BPSD が改善することもある．認知症の人は自覚症状を適切に言語化できない可能性があることを念頭に精査・加療する.

b）環境調整

BPSD には環境要因が影響していることが少なくないため，BPSD の発現・増悪に寄与していると思われる場合は適宜介入する．**表10** にいくつかの要因を例示する.

表10 BPSD を起こし得る環境要因

介護関連	介護者のストレス 介護の量・質 介護する家族との関係性
生活要因	刺激の過小・過多（騒音，光量，日課の有無など） 施設の構造（広さ，大部屋か個室か，生活ルールなど）

環境要因がBPSD発現に影響していると思われたら，介護者への援助・教育を行い，また場合により介護者の交代（例えば家族からヘルパーへ）も考慮する．加えて，可能であれば部屋の移動や生活上のルールを見直すなどの環境調整を行うとBPSDが改善する可能性がある．

Ⓒ 非薬物療法

ここでは，対応に困ることが多い，あるいは頻度の多い幻覚・妄想（hallucination, delusion），焦燥（agitation）とうつ状態（depression）に焦点を当ててその対応について紹介する．

幻覚・妄想を認めた時は，本人の訴えを否定しないことが重要である．例えば「誰かがそこにいる」などの幻覚を認めても「そんなはずはない」と頭から否定せずに，「その人はどんな人ですか？」「どのようなやり取りをしましたか？」など，中立な立場を守りつつ，支持的に接する．妄想についても否定しないことが基本的なスタンスだが，もの盗られ妄想や嫉妬妄想では家族がその対象になることが多く，対応が困難になりがちである．もの盗られ妄想では，記憶障害による誤認や思い込みに加えて，認知機能低下により自分がものを置き忘れたという事実を心理的に受け入れられず，無意識に他人に転嫁する否認・投影などの防衛機制が働いている可能性がある．これらについても説明しながら，攻撃の対象となった家族に加えて別の家族にも入ってもらい，一緒になくなったものを探すよう助言すると家族の負担が軽減することもある．

焦燥も家族など介護者が困る症状である．落ち着かずに立ったり座ったり，焦ってどこかへ行こうとしたりして，介護者がなだめようとしてもなかなか収まらずにかえってエスカレートすることもある．一方で時間とともに改善することが少なくないため，双方の安全に気をつけつつ慎重に見守るのも1つの方法である．また，施設などで人手がある場合は複数のスタッフで対応したり環境を変えたりすることで落ち着くこともある．動物との身体的・心理的交流を行うアニマルセラピー（animal-assisted therapy）やマッサージ，個別対応が焦燥に効果的とのレビュー[33]があり，中でもマッサージは自宅や施設で施行可能なため，試してみる価値がある．

うつ症状は認知症の人にしばしばみられ，高齢者うつ評価尺度GDS（geriatric depression scale）などを行うと高得点のうつ状態を示すことがある．しかし，実臨床では自ら抑うつ気分を報告する人は少なく，積極的に問診して初めて「毎日のように落ち込む」「もう人生に嫌になって早く逝きたい」などと言うことがあるので，「変なことをお伺いしますが」などの前置きとともに，ストレートに「落ち込む

ことはありますか？」「死にたくなることはありますか？」と尋ねることが大切である．多くの場合は大うつ病の診断までは至らない程度の抑うつ状態で，抗うつ薬などの薬物療法を要せず，本人の訴えを支持的に傾聴するだけでよい．このような抑うつ状態にもマッサージが効果的とされる[34]．これに加えて，先述した認知刺激と，運動や社会交流との複合介入も薬物療法より効果があると報告されている[34]．デイケアやデイサービスで実施している活動はこれらの要素を含んでおり，抑うつ状態を示す人には利用を勧めたい．

　なお，不眠に対しては睡眠衛生の指導や，日中の日光浴・運動などの活動を推奨する[35]．

Ⓓ 薬物療法

　繰り返しになるが，BPSD の薬物療法は慎重に行う．リスクベネフィットをよく勘案し，ごく少量から開始し，漸増する．定期的に薬剤減量，中止，変更などの見直しを行う．また，わが国では糖尿病の患者には禁忌の薬剤（オランザピンとクエチアピン）があるため，その点も留意する．

　薬物療法の原則について，近年のアメリカ精神医学会，英国の NICE（National Institute for Health and Care Excellence）などいくつかの認知症の BPSD 関連のガイドラインを総括したレビュー[35]では 表11 のような推奨がなされている．要点は，緊急性のある精神病症状には少量から抗精神病薬を開始・漸増すること，うつ症状は深刻でない限りは抗うつ薬は使用しないこと，である．

　薬物療法を行う場合の薬剤選択に関しては，2019 年の系統的レビュー・メタ解

表11 BPSD マネジメントで推奨される薬物療法

精神病様症状	焦燥・攻撃性が強く，自傷他害のおそれがある際には抗精神病薬を使用（しかしハロペリドールなど定型抗精神病薬は第 1 選択としては推奨しない）リスクベネフィットに応じて抗精神病薬を選択する 少量から開始し，時間をかけて漸増する．最小有効用量に達するか副作用で忍容できなくなるまで増量する 4〜6 週間抗精神病薬を投与している，あるいは 1〜2 週間漸減している際には定期的に症状を評価する 3 カ月にわたり抗精神病薬を投与するか，4 週間の投与後も臨床的な反応が乏しい場合には，同薬は漸減中止する
気分症状	認知症の人が軽度から中等度のうつ症状がある場合，深刻な精神疾患の徴候がない限り従来の抗うつ薬は推奨しない
睡眠症状	認知症の人の不眠に対して，抗精神病薬やメラトニンは推奨しない

（Ma H, et al. Front Neurol. 2022; 13: 799723[35]）

析[36]にて，

- 抗精神病薬　アリピプラゾール，リスペリドン
- 抗うつ薬　　エスシタロプラム
- 抗認知症薬　ドネペジル，ガランタミン，メマンチン

が対プラセボ比較でNPI総点が有意に改善したと報告している．

　薬剤の用量に関しては，ハーバード大学精神科のグループが作成したアルゴリズム[37]が比較的わかりやすいので紹介する．緊急度により選択薬剤を分けており，第1選択から開始し，効果不十分であれば第2，第3選択へと移っていくように構成されている．このアルゴリズムについて，本邦での適用に関連した著者のコメントも交えて紹介する．

Ⓔ 緊急時（即時の介入を要するとき，内服不能時）

- 第1選択　オランザピン筋注 1.25〜5 mg，30〜60分毎，1日3回まで
- 第2選択　ハロペリドール筋注
- 第3選択　ベンゾジアゼピン筋注

コメント

　緊急時に筋注を推奨しているのは，米国の精神科臨床で不穏時に筋注がよく使われるからかもしれない．しかし，安全に高齢者を保護しつつ筋注を行うには訓練されたスタッフが複数で対応する必要がある．したがって，スタッフが充実した施設では緊急時の筋注は可能だが，それ以外の場合は緊急時でも筋注はできるだけ避けたほうがよい．まずは人を集め，その上で対応困難であれば救急車や場合により警察を要請するなどして精神科救急に対応した施設に搬送することも検討する．

　筋注を施行する場合，第1選択とされたオランザピンは，内服薬は本邦では糖尿病またはその既往がある人に禁忌である．一方，オランザピン筋注は禁忌ではなく，有益性と危険性との勘案で判断することとなっており，糖尿病がある人でも投与可能である．通常オランザピン筋注は10 mgの投与で，それ以下の用量を投与する場合は，溶解した注射用水の投与量を調整して対応する．また，フルニトラゼパムやジアゼパムなどのベンゾジアゼピン系薬の非経口ルート（筋注や静注，点滴など）投与との併用は，死亡例の報告もあり，原則避ける．

　第2選択のハロペリドールは長年臨床現場でせん妄や興奮に対して使用されてきた実績があるが，過鎮静，パーキンソン症候群，悪性症候群，QT延長などのリスクを十分に考慮して使用する．使用する際は1〜2 mg程度の少量から開始する．

ベンゾジアゼピンの筋注はジアゼパムが代表的であるが，高齢者には可能な限り避ける．

Ⓕ 切迫時（介入を要するが 2，3 日～2，3 週間のスパンで改善度を観察可能なとき）

- 第 1 選択　アリピプラゾール　2～2.5 mg/ 日で開始し，5 mg まで漸増，最大 15 mg/ 日
- 第 2 選択　リスペリドン　0.25～5 mg で開始し，0.25 mg/ 日増量，最大 2 mg/ 日
- 第 3 選択　プラゾシン　1 mg 就寝前で開始，最大 2 mg 朝＋4 mg 就寝前
- 第 4 選択　ECT（電気けいれん療法）薬物療法が全てうまくいかなかったとき

コメント

　アリピプラゾールの少量内服は BPSD に対してよい選択肢となる．ただし，ハロペリドールなどの定型抗精神病薬などより頻度は低いものの，錐体外路症状の出現には気をつける必要がある．アリピプラゾールで特に注意を要するのはアカシジアである．ソワソワと落ち着かない，歩き回るなどの症状を認め，尋ねると典型的には「太ももの裏あたりがソワソワして歩いたほうが落ち着く」と答えることが多い．しかし，認知症が高度の場合はそこまで言語化できないこともあり，BPSD との鑑別が難しいケースがある．アカシジアによる焦燥を BPSD と判断して抗精神病薬を増量してはならず，むしろアリピプラゾールを一度中止して経過観察する．なお，本邦では最少用量は 3 mg であり，0.5 錠（1.5 mg）から 1 錠（3 mg）程度から開始するのが現実的である．

　リスペリドンは非定型抗精神病薬の中で登場したのが最も早く，慣れている医師が多いかもしれない．本邦での最少単位は 0.5 mg であるが，この用量でも高齢者は錐体外路症状や鎮静が出現することは稀ではなく，可能であれば半量の 0.25 mg から開始する方が望ましい．

　なお，アリピプラゾール，リスペリドンとも剤形は錠剤，口腔内崩壊錠（OD 錠），内用液と豊富にあるため，その時々に応じて本人が受け入れやすい剤形を選ぶとよい．リスペリドン内用液は苦味があり嫌う人もいる．

　錐体外路症状などの副作用が生じた場合は該当薬剤の中止が原則だが，リスペリドンとアリピプラゾールはともに半減期が長いため，すぐに中止してもしばらくは副作用が残存する可能性がある．

　第 3 選択とされたプラゾシンは，α_1受容体遮断作用により本邦では高血圧や前立

腺肥大に適応となっている．プラゾシンはBPSDに対して本邦で使われることはほとんどなく，このアルゴリズム本文でもエビデンスは少ないと記載されており，避けたほうがよい．

この他，このアルゴリズムにはないものの，臨床現場では比較的クエチアピンとバルプロ酸が用いられる印象がある．クエチアピンは鎮静作用が期待でき，錐体外路症状の可能性が他の非定型抗精神病薬に比べて低く，また最少用量である12.5 mg錠が利用できるようになったことから高齢者にも利用しやすくなった．バルプロ酸は気分安定薬として双極性障害の治療において頻用されており，BPSDでも興奮の改善を目的に処方されることがある．これら2剤は確かに個々のケースで効果的なこともある．しかし本アルゴリズムにおいては，クエチアピンはBPSDへの効果のエビデンスが乏しく，バルプロ酸はむしろ鎮静や転倒などの副作用リスクが効果を上回るとしており，使用する際には注意する．なお，クエチアピン内服もオランザピンと同様，本邦では糖尿病またはその既往がある場合は禁忌である．

Ⓖ 非緊急時（中等度の問題行動，または以前は緊急を要したが現在はそこまでではないとき）

- 第1選択　抗コリン薬の減量と疼痛管理の最適化
- 第2選択　睡眠の改善，トラゾドンを考慮 12.5～25 mg 就寝前
- 第3選択　ドネペジルとメマンチン
- 第4選択　SSRI エスシタロプラム 10 mg/日やセルトラリンを例示
- 第5選択以下　非定型抗精神病薬，プラゾシン，カルバマゼピン

コメント

緊急性がなければ，まずは薬剤の見直しと最適化を行う．抗コリン作用を有する薬剤はせん妄や認知機能への悪影響，また便秘や口渇，排尿困難などによる不快感を通してBPSDの悪化をきたし得るため，可能であれば減量・中止する．また，疼痛管理も重要である．高齢者の多くはさまざまな疼痛を抱えており，一方で認知機能低下により痛みを適切に言語化できないこともあるため，疼痛の存在に気づき，しっかりコントロールすることで落ち着くことがある．

トラゾドンは睡眠改善のために精神科領域では比較的よく使われる．抗ヒスタミン作用があり，深睡眠を増加させる作用があるといわれる[38]．本邦では25 mg錠が最少の剤形だが，場合により0.5錠として投与を開始する．

ドネペジルとメマンチンは，適応病名でかつ副作用がなければ投与が推奨され

る．ただし，これらの薬剤の BPSD に対する効果は大きくない．アルツハイマー型認知症の BPSD に対する最近の RCT を対象としたメタ解析では，コリンエステラーゼ阻害薬は妄想や幻覚に効果を認めたが，その効果量は小さく（それぞれ SMD −0.08, −0.09），BPSD 全体に対しての有意な効果は認めなかった[39]．メマンチンについてのメタ解析[40]でも，BPSD の諸症状に対する小さな効果（SMD −0.10 前後）が報告されている程度である．実臨床ではこれらの薬剤が BPSD に顕著な効果を認めることも時にあるが，通常は効果が小さいだろうと予想しながら投与する．

SSRI については，抑うつ症状だけでなく，そのほかの BPSD も改善する可能性がある．個人的には，不安焦燥が主たる場合には少量のセルトラリン（25〜50 mg）やエスシタロプラム（10 mg）が効果的だったケースを複数経験している．

第 5 選択以下は通常は用いないほうがよい．

Ⓗ その他の薬剤

抑肝散は本邦では BPSD に頻用され，通常 7.5 g 分 3 食前，で投与される．適応病名は以下の通りで，認知症自体には適応がないことに注意を要する．
- 虚弱な体質で神経がたかぶるものの次の諸症
- 神経症，不眠症，小児夜泣き，小児疳症

抑肝散の上記アルゴリズムにおける使用場面は切迫時，非緊急時になる．

抑肝散の BPSD への効果に関して，RCT のみを用いたメタ解析[41]では，アルツハイマー型認知症への効果はなかったものの，認知症全般に対しては有意な効果を認めた．BPSD のサブスケールにおいては，幻覚，妄想，興奮に有意な改善を認めている．また薬剤の中断率はプラセボと差がなかったとしている．一方，RCT 以外の報告も含めた系統的レビュー・メタ解析[42]でも，Neuropsychiatric inventory（NPI）総点および妄想，抑うつ，易刺激性，興奮で有意な効果があったとしている．実臨床においても抑肝散が幻覚妄想，興奮に効果的なケースはしばしば経験するため，試す価値がある．しかし，抑肝散の顆粒を飲みたがらない人は多く，処方してもほとんど内服しないケースもある．また BPSD があると 1 日 3 回食前の内服はハードルが高く，そのような場合は 1 日 1〜2 回，本人の飲めるタイミングで飲むように指導することもある．なお，抑肝散は甘草を含むため偽アルドステロン症とそれに伴う低カリウム血症には注意を要する．

Ⓘ 不眠に対する薬物療法

不眠に対しては前述の通り睡眠衛生の指導が原則だが，ベンゾジアゼピン系やゾ

ルピデムなどのいわゆる Z 薬（Z-drug）とよばれる睡眠薬を投与されている高齢者は少なくない．時にフルニトラゼパム 2 mg 2 錠，トリアゾラム 0.25 mg 2 錠などという高用量の処方も目にするが，認知症に伴う睡眠障害について，これらベンゾジアゼピン系睡眠薬のエビデンスは乏しい[43]．ベンゾジアゼピン系睡眠薬の投与は一般に認知機能への悪影響や依存・耐性の出現，筋弛緩作用による転倒の可能性などから，避けるのが望ましい．どうしても使用が避けられない，あるいはすでに投与されている場合は，エスゾピクロン 1〜2 mg などの作用時間が短い薬に変更を考慮する．あるいは，スボレキサントやレンボレキサントなどのオレキシン受容体拮抗薬は軽度から中等度のアルツハイマー型認知症の人の不眠に一定の効果があるとされており[43]，これらの薬剤の少量投与へ変更してもよい．実際，エスゾピクロンやオレキシン受容体拮抗薬の投与により明らかな翌朝への持ち越しや過鎮静などの副作用なしに良眠が得られるケースはある．しかし一方で効果が不十分で，やむを得ず従来からのベンゾジアゼピン系睡眠薬や Z 薬の投与とせざるを得ないケースもある．なお，メラトニンやラメルテオンの効果は認めないとされている[43]．

🧠 まとめ

　認知症の治療には，アルツハイマー型認知症に対するコリンエステラーゼ阻害薬のように一定のエビデンスが集積したものがある一方で，依然として十分なエビデンスが不足している治療も少なくない．また，認知症は症状の個別性が高く，本人を取り巻く環境も多様であるため，ケースごとに異なる治療法やアプローチが求められる．いずれにしても，いかなる治療局面においても，パーソン・センタード・ケアの理念に則って治療を進めることが重要である．

■ 文献

1) Care TAGSEP on PC. Person-centered care: a definition and essential elements. J Am Geriatr Soc. 2016; 64: 15-8.
2) Lee KH, Lee JY, Kim B. Person-centered care in persons living with dementia: a systematic review and meta-analysis. Gerontologist. 2022; 62: e253-64.
3) Low LF, Gresham M, Phillipson L. Further development needed: models of post-diagnostic support for people with dementia. Curr Opin Psychiatry. 2023; 36: 104-11.
4) Livingston G, Huntley J, Sommerlad A, et al. Dementia prevention, intervention, and care: 2020 report of the Lancet Commission. Lancet. 2020; 396: 413-46.
5) Rogers SL, Doody RS, Mohs RC, et al. Donepezil improves cognition and global function in Alzheimer disease: a 15-week, double-blind, placebo-controlled study. Arch Int Med. 1998; 158: 1021-31.
6) Birks JS, Harvey RJ. Donepezil for people with dementia due to Alzheimer's disease. Cochrane Database Syst Rev. 2018; 6: CD001190.

7) Hefti FF, Bales R. Regulatory issues in aging pharmacology. Aging Cell. 2006; 5: 3-8.

8) Lilienfeld S. Galantamine—a novel cholinergic drug with a unique dual mode of action for the treatment of patients with Alzheimer's disease. CNS Drug Rev. 2002; 8: 159-76.

9) Kowal NM, Ahring PK, Liao VWY, et al. Galantamine is not a positive allosteric modulator of human $\alpha4\beta2$ or $\alpha7$ nicotinic acetylcholine receptors. Br J Pharmacol. 2018; 175: 2911-25.

10) Birks JS, Chong LY, Grimley Evans J. Rivastigmine for Alzheimer's disease. Cochrane Database Syst Rev. 2015; 9: CD001191.

11) Singh R, Sadiq NM. Cholinesterase inhibitors. In: StatPearls. Treasure Island (FL): StatPearls Publishing; 2023.

12) Prescribing cholinesterase inhibitors for Alzheimer disease: timing matters. afp. 2018; 97: 700.

13) Tsai RM, Boxer AL. Treatment of frontotemporal dementia. Curr Treat Options Neurol. 2014; 16: 319.

14) Liu J, Chang L, Song Y, et al. The role of NMDA receptors in Alzheimer's disease. Front Neurosci. 2019; 13: 43.

15) Dou KX, Tan MS, Tan CC, et al. Comparative safety and effectiveness of cholinesterase inhibitors and memantine for Alzheimer's disease: a network meta-analysis of 41 randomized controlled trials. Alzheimers Res Ther. 2018; 10: 126.

16) Gallardo-Gómez D, Richardson R, Dwan K. Standardized mean differences in meta-analysis: a tutorial. Cochrane Evidence Synthesis and Methods. 2024; 2: e12047.

17) Kini V, Ho PM. Interventions to improve medication adherence: a review. JAMA. 2018; 320: 2461-73.

18) El-Saifi N, Moyle W, Jones C, et al. Medication adherence in older patients with dementia: a systematic literature review. J Phar Pract. 2018; 31: 322-34.

19) Parsons C, Lim WY, Loy C, et al. Withdrawal or continuation of cholinesterase inhibitors or memantine or both, in people with dementia. Cochrane Database Syst Rev. 2021; 2: CD009081.

20) Xu H, Garcia-Ptacek S, Jönsson L, et al. Long-term effects of cholinesterase inhibitors on cognitive decline and mortality. Neurol. 2021; 96: e2220-30.

21) Watts KE, Storr NJ, Barr PG, et al. Systematic review of pharmacological interventions for people with Lewy body dementia. Aging Ment Health. 2023; 27: 203-16.

22) Olazarán J, Reisberg B, Clare L, et al. Nonpharmacological therapies in Alzheimer's disease: a systematic review of efficacy. Dement Geriatr Cogn Disord. 2010; 30: 161-78.

23) Sikkes SAM, Tang Y, Jutten RJ, et al. Toward a theory-based specification of non-pharmacological treatments in aging and dementia: focused reviews and methodological recommendations. Alzheimers Dementia. 2021; 17: 255-70.

24) López-Ortiz S, Valenzuela PL, Seisdedos MM, et al. Exercise interventions in Alzheimer's disease: a systematic review and meta-analysis of randomized controlled trials. Ageing Research Reviews. 2021; 72: 101479.

25) Abdullahi A, Wong TW, Ng SS. Understanding the mechanisms of disease modifying effects of aerobic exercise in people with Alzheimer's disease. Ageing Res Rev. 2024; 94: 102202.

26) Huang X, Zhao X, Li B, et al. Comparative efficacy of various exercise interventions on cognitive function in patients with mild cognitive impairment or dementia: A systematic review and network meta-analysis. J Sport Health Sci. 2022; 11: 212-23.

27) Yuan Y, Yang Y, Hu X, et al. Effective dosage and mode of exercise for enhancing cognitive function in Alzheimer's disease and dementia: a systematic review and Bayesian Model-Based Network Meta-analysis of RCTs. BMC Geriatr. 2024; 24: 480.

28) van der Steen JT, Smaling HJ, van der Wouden JC, et al. Music-based therapeutic interventions for people with dementia. Cochrane Database Syst Rev. 2018; 2018: CD003477.

29) Bahar-Fuchs A, Martyr A, Goh AM, et al. Cognitive training for people with mild to moderate dementia. Cochrane Database Syst Rev. 2019; 3: CD013069.

30) Woods B, Rai HK, Elliott E, et al. Cognitive stimulation to improve cognitive functioning in people with dementia. Cochrane Database Syst Rev. 2023; 6: CD013388.

1

薬物治療、非薬物治療、リハビリテーション

31）山中克夫. 認知症の人のための認知活性化療法マニュアル　エビデンスのある楽しい活動プログラム. 東京：中央法規出版；2015.

32）Ismail Z, Smith EE, Geda Y, et al; ISTAART Neuropsychiatric Symptoms Professional Interest Area. Neuropsychiatric symptoms as early manifestations of emergent dementia: Provisional diagnostic criteria for mild behavioral impairment. Alzheimers Dement. 2016; 12: 195-202.

33）Leng M, Zhao Y, Wang Z. Comparative efficacy of non-pharmacological interventions on agitation in people with dementia: a systematic review and Bayesian network meta-analysis. Int J Nurs Stud. 2020; 102: 103489.

34）Watt JA, Goodarzi Z, Veroniki AA, et al. Comparative efficacy of interventions for reducing symptoms of depression in people with dementia: systematic review and network meta-analysis. BMJ. 2021; 372: n532.

35）Ma H, Lu X, Zhou A, et al. Clinical practice guidelines for the management of behavioral and psychological symptoms of dementia: a systematic review with AGREE Ⅱ. Front Neurol. 2022; 13: 799723.

36）Jin B, Liu H. Comparative efficacy and safety of therapy for the behavioral and psychological symptoms of dementia: a systemic review and Bayesian network meta-analysis. J Neurol. 2019; 266: 2363-75.

37）Chen A, Copeli F, Metzger E, et al. The psychopharmacology algorithm project at the harvard south shore program: an update on management of behavioral and psychological symptoms in dementia. Psychiatry Res. 2021; 295: 113641.

38）Jones D, Gershon S, Sitaram N, et al. Sleep and depression. Psychopathology. 1987; 20 Suppl 1: 20-31.

39）d'Angremont E, Begemann MJH, van Laar T, et al. Cholinesterase inhibitors for treatment of psychotic symptoms in Alzheimer disease and Parkinson disease: a meta-analysis. JAMA Neurology. 2023; 80: 813-23.

40）Kishi T, Matsunaga S, Iwata N. The effects of memantine on behavioral disturbances in patients with Alzheimer's disease: a meta-analysis. Neuropsychiatr Dis Treat. 2017; 13: 1909-28.

41）Matsunaga S, Kishi T, Iwata N. Yokukansan in the treatment of behavioral and psychological symptoms of dementia: an updated meta-analysis of randomized controlled trials. Alzheimers Dis. 2016; 54: 635-43.

42）Hyde AJ, May BH, Dong L, et al. Herbal medicine for management of the behavioural and psychological symptoms of dementia（BPSD）: a systematic review and meta-analysis. J Psychopharmacol. 2017; 31: 169-83.

43）McCleery J, Sharpley AL. Pharmacotherapies for sleep disturbances in dementia. Cochrane Database Syst Rev. 2020; 11: CD009178.

〈文　鐘玉〉

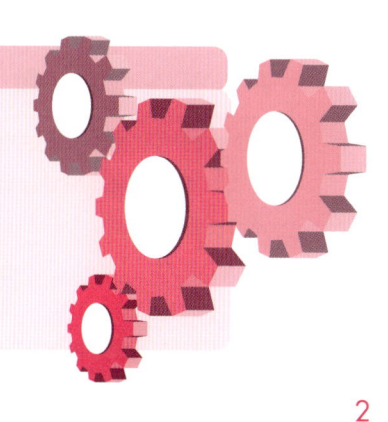

2 抗アミロイドβ抗体療法
—治療適応から合併症のケアまで

🧠 はじめに

　これまで認知症に対して症状を緩和することを目的とした対症療法はあったが，病態の中心となる脳内病理を直接修飾し疾患の進行を遅らせる疾患修飾薬は存在しなかった．また軽度認知障害（mild cognitive impairment: MCI）期に投与できる治療法はなかった．

　アルツハイマー病（Alzheimer's disease: AD）はもともとアロイス・アルツハイマーが剖検において病理学的に老人斑と神経原線維変化を認めることを特徴に報告した概念であり[1,2]，現在では老人斑はアミロイドβ（amyloid beta: Aβ），神経原線維変化は tau タンパク質の凝集体であることが知られている．症状がない時期から脳内変化を認め（プレクリニカル期），その後 MCI を経て認知症に至る．近年特に治験では MCI 期と軽度認知症期の AD をあわせて早期 AD とよぶ．Aβ の産生や凝集性を亢進する遺伝子変異は遺伝性 AD の原因となり，遺伝性・孤発性ともに Aβ の異常は tau の異常や症状に先行することから Aβ が病態の上流と考えられ，長年 Aβ を標的とし，除去することを目的とした抗 Aβ 抗体療法の治験が行われてきた[3]．

　2022 年抗 Aβ モノクローナル抗体であるレカネマブは AD の脳内病理を直接修飾する薬剤としてはじめて第 3 相試験で有意な進行抑制効果を示し[4]，2023 年 7 月米国食品医薬品局（Food and Drug Administration: FDA）から正式承認を受けた．9 月には本邦でも厚生労働省から製造販売が承認され 12 月 20 日に販売開始となり既に国内で投与が開始されている．

　これまでの治験の結果，添付文書および最適使用推進ガイドラインから想定される治療適応，合併症のケアなどを概説する．

アルツハイマー病（AD）とは

AD は前述の通り特徴的な脳内の Aβ・tau 病理に基づく病理学的疾患概念である．これまで保険診療では臨床症状と保険診療内で行える画像検査等から "アルツハイマー型認知症" の診断が行われ，コリンエステラーゼ阻害薬などの対症療法が行われてきた．しかし "アルツハイマー型認知症" と臨床診断した患者でも約 30% は病理学的に AD ではなく臨床診断のみでは特異度が不十分であることがわかっている[5]．また，より早期の MCI ではさらに特異度が下がり，アミロイド PET の臨床における有用性を検討した大規模試験でも，AD の可能性を考え PET を行った患者のうちアミロイド陽性だった者は認知症で約 70%，MCI で約 50% であったと報告されている[6]．臨床的に AD を疑う症状があっても脳内にアミロイド病理がなければ抗 Aβ 抗体の効果は期待できず，よってレカネマブなどの抗 Aβ 抗体の投与には添付文書[7]・最適使用推進ガイドライン[8]が示す通りバイオマーカーを用いた脳内アミロイド病理の確認が必須である．近年はバイオマーカーによる確認を行った本来の病理学的概念をアルツハイマー病（AD），臨床症状・生活機能に応じて AD による MCI（MCI due to AD），AD による認知症（AD dementia または dementia due to AD）と記載し[9,10]，これまで臨床現場でしばしば保険診療における確定病名として使用されてきた "アルツハイマー型認知症" の記載はこの文脈では避けられることが多い．

レカネマブ

レカネマブ（商品名：レケンビ®）は Aβ の中でも毒性が高いと考えられている可溶性プロトフィブリルに特異的に結合するマウス抗体をヒト化したモノクローナル抗体である[7,8]．

第 1 相試験で安全性を確認の上，第 2 相試験で 10 mg/kg を 2 週間に 1 回投与が投与量として選択された[11]．同用量において投与開始 18 カ月後時点には投与群の 81% でアミロイド PET の陰転化が確認された．米国 FDA はこの第 2 相試験でのアミロイド PET での改善を代替エンドポイントとして条件付き迅速承認した．

第 3 相国際共同治験である Clarity AD 試験は 50～90 歳の早期 AD 患者を対象にレカネマブ 10 mg/kg 2 週間に 1 回投与とプラセボを比較した[4]．1795 例のうち 898 例がレカネマブ群，897 例がプラセボ群に割り付けられた．主要評価項目である臨床認知症評価尺度（Clinical Dementia Rating scale：CDR）のボックス点の合計

（sum of boxes: SB）＊の 18 カ月時点での変化量はレカネマブ群 1.21，プラセボ群 1.66 と差は−0.45（95％CI −0.67，−0.23）で，レカネマブ群で有意に症状悪化が少ない結果であった（＊CDR-SB は 0〜18 のスコア）．副次評価項目ではアミロイド PET の有意な改善を認め，他の臨床指標のいずれでもレカネマブ群で有意に悪化が少ない結果であった．抗凝固薬内服患者も許容されたがランダム化比較中に有害事象としては死亡率に明らかな差はなく，主な有害事象としては後述するアミロイド関連画像異常（amyloid related imaging abnormalities: ARIA）や infusion reaction（注入に伴う反応）を認めた．バイオマーカーでは Aβ 関連の指標だけでなく下流のリン酸化 tau なども有意な改善を認めた．その後，非盲検投与継続試験中の患者もあわせると脳出血による死亡例が報告され抗凝固薬や rt-PA 静注療法との関連が疑われたことから，米国の適正使用指針では現時点ではこれらの薬剤とは併用しないように記載され[12]，本邦では併用注意薬に記載されている[7]．

この第 3 相試験の結果をもって米国 FDA および本邦でも厚生労働省から製造販売承認となった．現時点で有効性が示されているのは症状を有する早期 AD に限られるが，症状は顕在化していないがアミロイド PET により脳内アミロイド病理が確認される，より早期のプレクリニカル期 AD を対象とした AHEAD 3-45 試験も現在進行中である[13]．

治療適応

本邦でも添付文書の他に最適使用推進ガイドラインが策定されており，投与にあたっては最新の添付文書[7]・最適使用推進ガイドライン[8]を十分に確認いただきたい．

有効性が確認されたレカネマブの国際共同第3相試験は前述の通り 50〜90 歳の早期 AD 患者を対象として行われた[4]．同治験・米国薬剤添付文書および適正使用指針・本邦の薬剤添付文書・本邦の最適使用推進ガイドラインに記載されている要件・除外基準を 表1 にまとめた[7,8,12,14]．代表的な要件としては MCI または軽度の AD 認知症であること，ミニメンタルステート検査（mini-mental state examination: MMSE）の得点が 22 点から 30 点であること，CDR 全般スコアが 0.5 または 1 であること，アミロイド PET または脳脊髄液検査でアミロイド病理が確認できること，治験から予想されるメリットと後に述べる副作用などのデメリットについて患者・家族・介護者に説明し十分理解を得た上で同意が得られることなどがあげられる 表1 ．除外基準としては頭部 MRI での血管浮腫や一定以上の出血性変化は後

表1 第3相試験の組入れ・除外基準，米国の適正使用指針，本邦の薬剤添付文書および最適使用推進ガイドラインの記載のまとめ

	Clarity AD 第3相試験[4]	米国の薬剤添付文書[14] 適正使用指針[12]	本邦の薬剤添付文書[7] 最適使用推進ガイドライン[8]
	組入れ基準		
診断	軽度認知障害（MCI）または 軽度の AD 認知症		
年齢	50〜90 歳	50〜90 歳外は医師判断	（記載なし）
MMSE	22〜30		
CDR	0.5 または 1	（制限なし）	0.5 または 1
近時記憶障害	WMS-R LM Ⅱ 年齢平均から 1 SD 以上低下	（制限なし）	（制限なし）
バイオマーカー	アミロイド PET または 脳脊髄液検査でアミロイドβ病理を確認*		
BMI	17<BMI<35	（制限なし）	
ChE 阻害薬 メマンチン	安定した用量	（制限なし）	
必要な協力者	治験に協力する スタディパートナー	必要なサポートを提供できる介護者または家族	ARIA について患者および家族・介護者に十分情報提供し安全性に関する内容も踏まえ本剤による治療意思が確認される 説明・同意を得てから投与する
説明・同意	治験参加に必須	患者・家族・介護者がメリット・デメリットを十分理解する必要がある	
	除外基準		
アレルギー	製剤に含まれる成分に対し重篤な過敏症の既往歴		
認知機能障害の原因	AD 以上に認知機能障害の原因となっている神経疾患	認知機能に影響可能性のある内科・神経・精神疾患 非 AD MCI・認知症	（AD に関する十分な知識・経験のある医師要件を満たす医師が診断し適用を判断する必要がある）
	非 AD 認知症を示唆する MRI 異常		
頭部 MRI	5 個以上の脳微小出血（10 mm≦） 1 個以上の脳出血（10 mm≧） 脳表へモジデリン症 血管原性脳浮腫 主幹動脈領域の脳梗塞 その他の主要な頭蓋内病変		【禁忌】 5 個以上の脳微小出血（10 mm≦） 1 個以上の脳出血（10 mm≧） 脳表へモジデリン症 血管原性脳浮腫
	多発ラクナ梗塞	2 個以上のラクナ梗塞	
	重症小血管病変	Fazekas score 3 相当の重症小血管病変	（記載なし）
	（記載なし）	アミロイド関連血管炎，CAA 関連炎症	

4 章 認知症の治療

表1 つづき

	Clarity AD 第3相試験[4]	米国の薬剤添付文書[14] 適正使用指針[12]	本邦の薬剤添付文書[7] 最適使用推進ガイドライン[8]
既往 合併症	1年以内の脳梗塞・TIA		(1年以内の脳卒中・TIA または痙攣の既往のある患者は慎重に判断)
	1年以内の痙攣	痙攣の既往	
	治療に影響する精神疾患・症状 GDS>8	治療における要件・メリット・デメリットを理解するのを妨げる精神疾患	(記載なし)
	コントロールされていないまたは免疫治療を要する自己免疫疾患	自己免疫疾患の既往 全身性の免疫治療	
	(記載なし)		高血圧の有無を確認 適切な血圧管理
	その他の不安定な医学的状態		(記載なし)
出血傾向	出血性疾患（血小板数<50,000, PT-INR>1.5 など）		(記載なし)
	抗凝固薬の用量が不安定	抗凝固薬内服 t-PAを併用すべきでない	【併用注意】** 抗凝固薬・抗血小板剤 t-PA

*Clarity AD試験では脳脊髄液バイオマーカーとして総tau (t-tau) /Aβ42が使用されたが[4]，米国の適正使用指針では他のFDAで承認されたリン酸化tau (p-tau) /Aβ42なども想定して記載されている[12]．本邦ではこれらは承認されておらず国内で承認された検査法を用いて確認する必要があり，現時点で承認されているAβ病理の確認に承認された脳脊髄液検査はルミパルス®を用いたAβ 42/40 比の測定のみである．またClarity AD試験のプロトコルではアミロイドPET脳脊髄検査どちらも行った被験者では片方が異常の場合，もう片方の検査で異常がなくても参加できた[4]．

**「レケンビ治療カード」を常に携帯するよう説明し抗血小板薬，抗凝固薬または血栓溶解剤を投与される際にはこの「レケンビ治療カード」を提示するなどして本剤投与を知らせる．

AD: アルツハイマー病，MMSE: ミニメンタルステート検査（mini-mental state examination），CDR: 臨床認知症評価尺度（Clinical Dementia Rating scale），WMS-R LM Ⅱ: 改訂版ウェクスラー記憶検査の論理的記憶Ⅱ（遅延再生），SD: 標準偏差，PET: ポジトロン放出断層撮影，BMI: body mass index，ChE: コリンエステラーゼ，ARIA: アミロイド関連画像異常，CAA: 脳アミロイド血管症，TIA: 一過性脳虚血発作，GDS: 老年期うつ病評価尺度，PT-INR: プロトロンビン時間 – 国際標準比，t-PA: 組織プラスミノゲンアクチベータ

(van Dyck CH, et al. N Engl J Med. 2023; 388: 9-21[4]，レケンビ® 添付文書[7]，レカネマブ最適使用推進ガイドライン[8]，Cummings J, et al. J Prev Alzheimers Dis. 2023; 10: 362-77[12]をもとに筆者が作成．治療適応の判断にあたっては必ず実際の添付文書・最適使用推進ガイドラインを確認いただきたい)

述するARIAのリスクが高いと考えられることから薬剤添付文書でも禁忌となっている[7]．また抗凝固薬・抗血小板剤・t-PAは薬剤添付文書では併用注意薬として記載されており[7]，米国適正使用指針では抗凝固薬内服患者へのレカネマブ投与やレカネマブ投与者へのt-PA投与は現時点では勧められないと記載され[12]，注意を要

する. 本邦では「静注血栓溶解 (rt−PA) 療法 適正治療指針 第三版」において 2023 年 9 月追補が公表され, レカネマブなどの抗 Aβ 抗体療法を受けている場合の注意点が記載されている[15]. 具体的には適応がある際には血栓回収療法を優先し, 血栓回収療法が行えない場合には頭部 MRI を撮像し ARIA を認める場合には rt−PA 禁忌, 認めない場合も慎重投与とされている[15]. また 1 年以内の脳卒中・TIA または痙攣の既往のある患者は治験からは除外され安全性の確認が十分でなく, 添付文書でも投与の可否を慎重に判断するように記載されている 表1 [7]. その他の治験や米国適正使用指針で除外基準とされた頭部 MRI 所見, 精神・免疫疾患, 出血性疾患 (血小板数減少, プロトロンビン時間亢進など)[12]は本邦の添付文書・最適使用推進ガイドラインでは記載がないが, 治験での安全性確認は十分でなく必要に応じて個々の症例で考慮する.

　これまでの診療と大きく異なる重要な点としてはこれまで症状改善薬は適応にならなかった MCI が治療対象となることがあげられる. 新たな治療選択肢が加わったことから生活機能の障害を認めない MCI の時点から早期に専門医受診を促し, 適応・希望のある患者に必要なバイオマーカー検査などにつなげていく必要がある.

　CDR は治験や臨床研究では広く行われる標準的な検査だが, 時間がかかることもあり臨床現場ではこれまであまり行われてこなかった. 本邦では最適使用推進ガイドラインで投与開始前および投与開始後半年ごとの CDR の評価が求められており[8], 必要なトレーニングを受けた上で評価が必要となる. MMSE, CDR は投与開始前 1 カ月以内の期間を目安に確認と記載されている点には注意を要する.

医師・施設要件, 体制の整備

　レカネマブは最適使用推進ガイドライン対象品目であり, 同ガイドラインに示された医師要件を満たす常勤医師が複数いる施設要件を満たした施設でしか投与できない[7,8]. 詳細は同ガイドラインを参照いただきたいが, 医師要件としては関連学会の専門医, 10 年以上の経験, ARIA の知識を十分有し対処可能なこと, 日本認知症学会または日本老年精神医学会の研修の受講, 製造販売業者が提供する ARIA 研修の受講などが記載されている[8]. その他の施設要件としては 1.5 T 以上の MRI が撮像可能で ARIA が生じた際の対応ができるチーム体制, MMSE および CDR の評価が可能, PET または脳脊髄液でアミロイド病理の確認が可能, 全例調査が確実に実施できる, 認知症疾患医療センターまたは認知症疾患医療センターと連携がとれることなどが記載されている[8]. PET または脳脊髄液バイオマーカー検査のみ連携が

とれる施設での実施も可能である.

　要件を満たす施設でもこれまでの診療とは異なる点も多く，施設体制の整備が必要になる[8,12].

1）初診から適応判断・投与までのフローを決める

2）CDR 含めた臨床評価体制

3）アミロイド PET あるいは脳脊髄液バイオマーカー検査を行う体制整備あるいは施行できる施設との連携

4）MRI による ARIA の定期的な評価，定期撮像外対応のためのチーム体制作り（放射線科との緊密な連携や，施設によっては当直帯など脳外科との連携）

5）処置室などにおける 2 週間に 1 回の静脈投与体制，infusion reaction への準備

6）紹介元となり得る他の診療科および近隣医療機関への情報共有

　東京都健康長寿医療センターでは紹介を含めて初診は通常のもの忘れ外来または脳神経内科外来で診療し，AD による MCI または軽度の認知症が疑われること，頭部CTなどで認知機能障害の原因として他疾患を積極的に疑わないこと，MMSE が22 点以上であること，MRI が撮像可能であること，本人（または家族）が疾患修飾薬に前向きなことなどを確認してから専門外来を予約受診し，1 カ月を目途に適応判断する診療フローで開始し経過をみて調整していく予定で各部署と連携を進めている.

脳内アミロイド病理の確認に用いられる検査

　AD の臨床診断の特異度は前述の通り不十分であり，レカネマブなどの抗 Aβ 抗体の投与には添付文書・最適使用推進ガイドラインの通り[7,8]バイオマーカーを用いた脳内アミロイド病理の確認が必須である.

　本邦の薬剤添付文書にも記載の通り，「承認を受けた診断方法」により脳内アミロイド β 病理を示唆する所見を確認する必要がある．このような状況を踏まえて2023年11月の中央社会保険医療協議会において，最適使用推進ガイドラインに従いレカネマブなどの疾患修飾薬の適応可否を検討する場合に限り，アミロイド PET または脳脊髄液アミロイド β 42/40 比の測定が保険収載されることが決定した．アミロイド PET はフルテメタモル（ビザミル®），フロルベタピル（アミヴィッド®），フロルベタベンの 3 剤のフッ素標識製剤に限られ，アミロイド β 42/40 比はルミパルス® 全自動測定系を用いた測定に現時点で限られる.

アミロイド PET は 2 剤でデリバリー放射性医薬品があるとはいえ施行できる施設は限られると思われるが, 脳脊髄液バイオマーカーは測定自体は検査会社に外注委託可能である. PET・脳脊髄液バイオマーカーともに関係各学会合同で策定・改訂された適正使用指針が公表されているので十分確認した上で正しく理解して結果を診療に用いる必要がある[9,10].

注意点の 1 つとしては脳内にアミロイド β 病理を認める人の割合は AD による症状を伴わない健常者や他疾患患者でも加齢とともに上昇し[16], そのような場合もアミロイドバイオマーカーは陽性となる. 特に高齢者ではバイオマーカー検査でアミロイド陽性だけでは目の前の症状が AD によるとは判断できず[9], これまで通りの丁寧な診療・臨床判断の上でバイオマーカー結果を用いた確認をすることが重要となる[17].

投与スケジュール, 合併症およびそのケア

レカネマブは添付文書の通り 10 mg/kg を 2 週間に 1 回, 約 1 時間かけて点滴静注する.

特に注意すべき副作用としては大きく 2 つが知られている.

Ⓐ アミロイド関連画像異常 (ARIA)

ARIA (amyloid related imaging abnormalities) とは AD 患者の頭部 MRI において認める画像異常であり, 浮腫性変化〔ARIA-E (effusion)〕と出血性変化〔ARIA-H (hemorrhagic changes)〕が含まれる. レカネマブに限らず抗 Aβ 抗体療法と関連して増加することが知られ, 多くが無症候性だが一部に症状を伴う[18,19]. これまでの知見から適切なモニタリングと対応を行うことでほとんどが対処できると考えられているが, 抗 Aβ 抗体療法を使用する場合にはこの ARIA の知識が必須となり, レカネマブ最適使用推進ガイドラインでも医師要件として製造販売業者が提供する ARIA に関する MRI 読影の研修を受講することが必須となっている[8]. 実際の画像的特徴については製造販売業者が提供する研修等でよくご確認いただきたい. 基本的には抗 Aβ 抗体療法投与中に出現した変化を ARIA とよぶが, 治験においてはプラセボ群でも頻度は低いが同様の画像変化を認めることが知られ, 脳アミロイド血管症 (CAA) と関連した変化と考えられている.

ARIA の評価には 1.5T または 3T の頭部 MRI を用いて浮腫性変化の評価に FLAIR (fluid-attenuated inversion recovery), 出血性変化の評価に $T2^*$ GRE （gradient recalled echo）〔または SWI（susceptibility weighted imaging）〕の撮像が必要である．抗 Aβ 抗体療法前からの変化の有無が重要であり，治療前から同一の MRI 撮像条件でフォローして比較する必要がある．ARIA の症状は頭痛・混乱・めまい・ふらつきなど非特異的であり，症状を認めて定期撮像外の MRI で ARIA の有無を評価する際には脳梗塞評価の拡散強調像など他のシーケンスも組み合わせて評価する必要がある[12]．ARIA の発現は投与開始から 14 週間以内が多く特にこの期間は慎重な観察を要する[8]．このため必須となる定期撮像時期としては 5, 7, 14 回目の投与前以降 6 カ月に 1 回頭部 MRI 検査を実施し ARIA 発現の有無を評価し，そのほか ARIA を疑う症状を認めた場合には規定外に撮像して評価する必要がある **図1** [7,8]．ARIA-E, ARIA-H の画像的な特徴・重症度判定を **表2** にまとめる．

　ARIA 発現時の対応・MRI モニタリングのタイミングは画像上の重症度と臨床症状によって定められている[7] **表3** ．画像上軽度で無症状の場合は慎重に臨床評価した上で投与継続の可否を検討し，投与継続する場合は注意深く経過観察する必要がある[7]．投与中断の基準に該当し中断する場合も注意深く経過観察し，投与再開可能な基準を満たした際に投与再開するかについては重症度に応じて慎重に判断する[7,12]．症状が重症な ARIA-E の場合にも投与中断によりほとんどが自然に改善するが[19]，症例によってはステロイド治療も考慮される[12]．

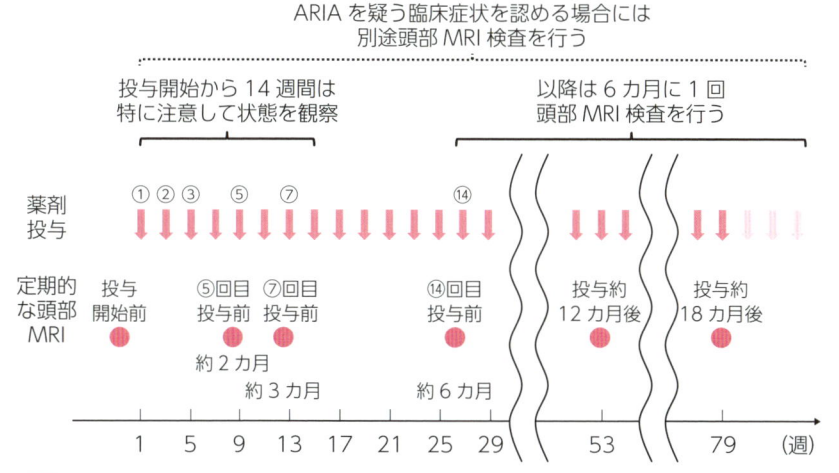

図1 **ARIA のモニタリングのための頭部 MRI 検査のスケジュール**
（レケンビ® 添付文書[7]，レカネマブ最適使用推進ガイドライン[8]をもとに筆者が作成）

表2 アミロイド関連画像異常（ARIA）の重症度判定基準

	軽度	中等度	重度
ARIA-E	脳溝，皮質，または皮質下白質1カ所に限局した5cm未満のFLAIR高信号	最大径が5〜10cmのFLAIR高信号が1カ所または10cm未満の高信号が複数部位	10cm超のFLAIR高信号で脳回腫脹・脳溝消失を伴う病変
ARIA-H微小出血	新規が1〜4個	新規が5〜9個	新規が10個以上
ARIA-H脳表ヘモジデリン症	1カ所	2カ所	3カ所以上

ARIA-Hの重要度としては微小出血と脳表ヘモジデリン症の重症度の高いほうを用いる
E: 浮腫，H: 出血，FLAIR: fluid-attenuated inversion recovery
（レケンビ®添付文書[7]）をもとに筆者が作成）

表3 アミロイド関連画像異常（ARIA）発現時の対応とMRIモニタリング

画像状の重症度		臨床症状	
		無	有
ARIA-E重症度	軽度	投与継続可能→1〜2カ月後にMRI検討	症状および画像所見消失まで**投与中断**→2〜4カ月後にMRI検討
	中等度重度	画像所見消失まで**投与中断**→2〜4カ月後にMRI検討	
ARIA-H重症度	軽度	投与継続可能	症状および画像所見安定化まで**投与中断**→2〜4カ月後にMRI検討
	中等度重度 または1cm超脳出血	画像所見安定化まで**投与中断**→2〜4カ月後にMRI検討	

E: 浮腫，H: 出血
（レケンビ®添付文書[7]）をもとに筆者が作成）

　ARIA発現率は*APOE* ε4アレルの保有数が多いほど高いことが知られており，米国の添付文書内では枠付き警告として記載されているが[14]，2023年12月執筆時点で本邦では実臨床で利用するための体外診断医薬品承認を受けた*APOE*遺伝学的検査は整備されていない．また結果の開示には家族への影響もあり心理状態への十分な配慮が必要であり，研究として行う施設では適正使用指針なども熟読し十分な説明と必要な際の遺伝カウンセリング体制の準備を含めた検討を要する[10]．今後これらの課題を乗り越えて*APOE*遺伝学的検査が保険診療で実施可能となった際には，レカネマブなどの抗Aβ抗体療法開始前にARIA発症リスクについて患者および家族と話し合うことを目的に検査を行うことは適切と考えられる[10]．

Ⓑ Infusion reaction（注入に伴う反応）

Infusion reaction とは薬剤の注入に伴って生じるさまざまな反応を指しアレルギー反応を含み[20]，抗 Aβ 抗体療法に限らずモノクローナル抗体療法など分子標的薬の注入に伴い広く認めうる副作用である．レカネマブの第 3 相試験では 26.1% でこの infusion reaction を認め，頭痛・悪寒・発熱・吐き気・嘔吐などの症状がみられうる[7]．多くが最初の 2 回の投与でみられ，投与中あるいは投与後数時間のタイミングでみられる[12]．投与中の場合には症状に応じて投与速度を下げるまたは中断・中止し適切な処置を行う[7]．アレルギー反応の場合には抗ヒスタミン薬を，頭痛・悪寒・発熱などの症状には軽症の場合にはアセトアミノフェン症状が強い場合にはステロイド投与を検討する[12]．症状は典型的には24時間以内に改善しほとんどが自宅で経過観察可能だが，帰宅後同日中に電話での体調確認が望ましい[12]．Infusion reaction を認めた場合には次回以降の投与に際し抗ヒスタミン薬，アセトアミノフェン，非ステロイド系抗炎症薬，副腎皮質ステロイドの予防的投与も考慮する[7]．重度の infusion reaction は稀だが気管支拡張薬・酸素・アドレナリンなどは準備しておく．本邦の添付文書・最適使用推進ガイドラインでは投与後の院内での経過観察については定められていないが[7,8]，投与開始時には一定時間の間，院内で経過観察をすることも検討される[12]．

その他の副作用については添付文書を参照いただきたい．

投与期間中の対応と投与期間

投与期間中は最適使用推進ガイドラインにより 6 カ月に 1 回 CDR 全般スコア，MMSE スコア，また患者および家族・介護者から自他覚症状の聴取などによる臨床症状の評価を行うことが求められている．

治験ではレカネマブを 18 カ月投与し有効性が確認された．それ以降の投与については非盲検継続投与試験で安全性の確認などは行われているが，投与継続すべき期間は定まっていない．添付文書上「臨床症状の経過・認知症の重症度等から本剤の有効性が期待できないと考えられる場合は本剤の投与を中止すること．なお，本剤投与中に認知症の重症度が中等度以降に進行した患者に投与を継続したときの有効性は確立していない」と記載され[7]，最適使用推進ガイドラインでも中等度以降のアルツハイマー病による認知症と診断された場合投与を中止し再評価を行うことと記載されており目安となる[8]．また最適使用推進ガイドラインには「本剤の投与は

原則 18 カ月までとするが，18 カ月以上継続する場合は，以下の有効性及び安全性の評価に係る対応を行うこと」と記載され，18 カ月時点の継続の要否を判断するのに必要な各種評価が明記されている[8]．

　以上から中等度認知症（CDR 全般スコア 2 相当）に進行した時点で投与を中止し，18 カ月投与した時点で中等度認知症に進行していない場合には各種評価を踏まえて個々の症例に応じて継続の要否を判断することとなる．しかしその際の判断材料となるデータ・基準は現時点で不足しており，今後の知見集積が望まれる．

4 治験でみられた効果の臨床的意義

　一時的に症状を改善させ病態の経過自体には影響を与えない対症療法薬に対して，疾患修飾薬は疾患の背景となる病態に直接作用し，疾患の経過自体に良い影響を与える 図2 [21,22]．

　レカネマブの第 3 相試験で評価項目に用いられた CDR-SB などは治験の世界では意義が確立しているが，臨床医や患者・家族にはなじみがない指標である．そこ

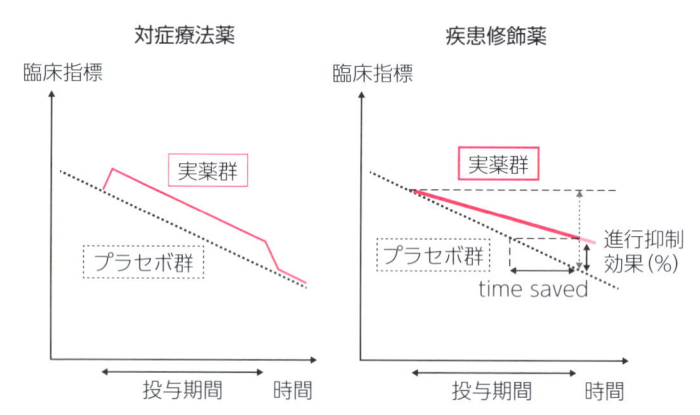

図2 対症療法薬と疾患修飾薬の概念の違いと治験でみられた効果の臨床的意義を評価する指標

対症療法薬投与では一時的に臨床指標が改善するが疾患の経過自体には影響を与えず，薬剤投与を終了すると元の経過に戻る．それに対して疾患修飾薬は疾患の経過自体に影響を与え，投与中止後も少なくとも一定期間はその影響が残る．進行抑制効果は実薬群とプラセボ群の変化量の差をプラセボ群の変化量で割った割合，time saved は実薬群がプラセボ群と同じ臨床的重症度に到達するまでの期間の差を表す．
（栗原正典，他. 医のあゆみ. 2023; 287: 1031-7[22]を改変）

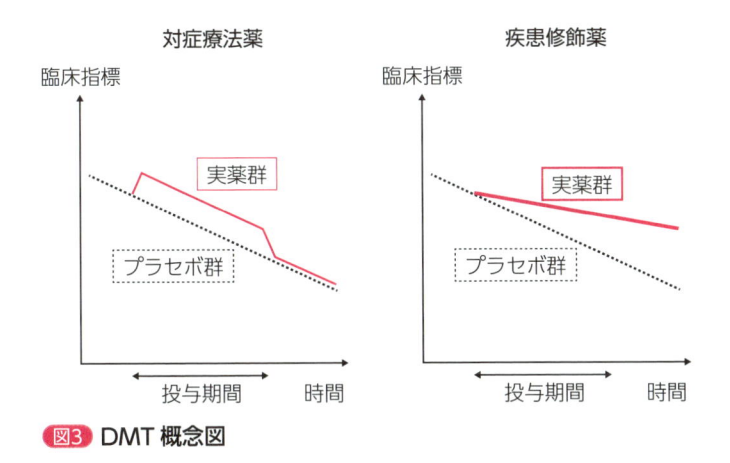

対症療法薬　　　　　　　　　　疾患修飾薬

図3 DMT 概念図

でこれらの治験結果の臨床的意義をわかりやすく理解するための試みも進められている．実薬群とプラセボ群の変化量の差をプラセボ群の変化量で割った割合が進行抑制効果の指標として論じられており **図2**，約30%の進行抑制効果を認めている[4]．実薬群とプラセボ群の差は DMT で期待される通り **図3**，時間経過とともに広がっており疾患修飾効果が示唆された．治験期間はいずれも1年半だがそれ以降も継続した場合，または1年半の投与期間を終了した場合も長期間同様の進行抑制効果が持続するのか今後明らかになることが期待される．また同じ進行度に到達するまでの期間をどれほど延長できるか "time saved" という指標も注目されており **図2**，これまでの治験の結果からは1年半の投与で約5カ月の time saved が得られ，この得られる期間は時間の経過とともに大きくなる傾向がみられている[23]．これらの指標は患者・家族への説明の際も CDR-SB で何点進行が少なかったという説明に比べて臨床的意義を理解しやすいことが予想される．

　また医療経済の視点からは QALY（quality-adjusted life year）や他の指標を用いた費用対効果の検討も行われている[24,25]．

その他の抗 Aβ 抗体

　ドナネマブは老人斑に特異的に蓄積する N 末端の第1，2アミノ酸の切断を受け3番目のグルタミン酸がピログルタミル化した Aβ（N3pG-Aβ）を標的とするマウス抗体をヒト化したモノクローナル抗体である．第1相試験で安全性を確認の上，早期 AD 患者を対象にした第2相試験で主要評価項目の有意な改善を認めた[26]．組

入れ基準にアミロイド PET 陽性の確認に加えて tau PET を用い一定以上・一定以下の集積量の患者のみを対象としたこと、アミロイド PET で十分な老人斑除去が確認された患者ではドナネマブの減量・中止を行ったことが特徴であった。その後ほぼ同様の患者群を対象として第 3 相試験が行われ、tau PET で低〜中等度集積群で有意な症状悪化抑制効果を認め、tau PET 高集積群を含めても有意差はみられた[27]。これらの結果をもとに今後各国で承認申請が進められている。またプレクリニカル期 AD を対象とした TRAILBLAZER-ALZ3 試験も進行中である。

アデュカヌマブは認知機能が正常な高齢者のメモリーB 細胞よりスクリーニングされた完全ヒトモノクローナル抗体である。2015 年 8 月にアミロイド PET 陽性の MCI・軽度認知症期患者に対して 2 つの第 3 相試験 EMERGE と ENGAGE が開始された。当初は ARIA リスクの高い *APOE* ε4 保因者に対しては投与量が低く設定されており 2017 年 3 月より増量できるようにプロトコル変更が行われた。2018 年 12 月に中間解析で無益性が示唆され試験は中止となった。しかしその後試験中止までのデータをあわせて解析をしたところ、高用量投与を十分期間行った患者ではアミロイド PET でのアミロイド蓄積の減少に加えて臨床的指標の改善がみられたとして米国 FDA に承認申請が行われ、アミロイド PET での改善を代替エンドポイントとして条件つき迅速承認された。米国では適正使用指針が定められ[28]、治験結果も査読誌に公表されたが[29]、米国においても完全承認・公的保険の適用とはならず、欧州や本邦においては承認見送りとなった。米国においては再度臨床的有用性を確認するため第 3/4 相試験が進行中である。

remternetug はドナネマブの後継品であり同様に老人斑に存在する N3pG-Aβ を標的とするモノクローナル抗体であり第 3 相試験が開始されている。ABBV-916 も N3pG-Aβ を標的とするモノクローナル抗体で第 2 相試験中である。ガンテネルマブは Aβ 凝集体の立体構造を認識するとされるモノクローナル抗体であり、静脈注射での第 3 相試験は中間解析で中止となり[30]、その後高用量皮下注製剤で新たな第 3 相試験が行われたが有意な臨床指標の改善を認めず想定したよりもアミロイド PET での改善も得られなかった[31]。しかしブレインシャトル技術を用いて改良したトロンチネマブが開発され、これまでのところ脳内移行が格段に高まりアミロイド PET での高いアミロイド蓄積減少効果を認め ARIA が比較的少ない結果が得られており、第 1/2 相治験が進行中である。

今後の課題

1）効率的なスクリーニング・紹介体制の整備

AD は患者数が多く抗 Aβ 抗体療法の登場によりこれまで病院を受診しづらかった MCI など早期から受診が増える可能性もあり，限られた施設のみでは対応が困難と考えられている．また AD の診療経験豊富な認知症専門施設・専門医であっても，自施設では頭部 MRI・バイオマーカー検査や薬剤投与が困難な場合も想定される．一方で一部のバイオマーカー検査が可能な病院に紹介が殺到すると対応しきれず待ち時間が膨大になる可能性が以前から指摘されている[32]．各施設で連携の上で効率的なスクリーニング・紹介体制の整備が必要である．

2）バイオマーカー検査の効率化

現状ではアミロイド病理の確認にアミロイド PET または脳脊髄液検査が必要となる．PET は高額で施行できる施設も限られ，脳脊髄液バイオマーカーは軽度だが侵襲があり大人数を対象に行うには医療スタッフの人手の問題もある．大人数の効率よい検査には近年技術が進歩した血液バイオマーカーが実用化されこれらの検査前のプレスクリーニングとして用いられる，または将来的には血液バイオマーカー単独で評価できることが期待される．

3）バイオマーカー偽陰性例の対応

アミロイド PET と脳脊髄液バイオマーカーの結果はよく一致するが，時に結果が乖離するものの AD による MCI または認知症が疑われどちらかのバイオマーカーが偽陰性と思われる症例を経験する．現時点では保険請求は片方しかできないが，Clarity AD を含めた治験や新たな診断基準でもそのような症例は AD として組み入れる傾向にあることから，このような症例を臨床的にどう扱うか今後検討する必要がある．

4）*APOE* 遺伝学的検査

ARIA の章で記載した通り *APOE* ε4 保因は ARIA のリスクとして知られ特にホモ接合型では注意が必要であり医師，患者・家族によってはこの情報を治療に進むか意思決定する材料の 1 つとする可能性がある．しかし 2023 年 12 月時点では実臨床で利用するための体外診断医薬品承認を受けた検査体制が整備されておらず[10]，今後の改善が望まれる．

5）各施設で継続投与できる人数の上限に達した場合の対応

AD の患者数とレカネマブが 2 週間に 1 回の長期投与であることから，希望される患者数が多く一部の専門施設に投与が限られると遅かれ早かれ上限に達すること

が予想される．初回投与から6カ月以降はARIAの頻度も下がり，普段の投与はや
や緩和された施設要件を満たす他の施設でも実施可能となるが，それでも医師要件
やARIAが生じた際の診療体制・全例調査などハードルもあり，効率的な施設連携
が必要となる．またレカネマブの皮下注製剤の治験も行われており今後通院負担の
少ない製剤への移行となるのかも注目される．

6）臨床現場でのリアルワールドデータの集積

大規模な試験ではあったがこれまで治験というある程度限られた環境・人数でし
か安全性などのデータは確認されておらず，今後臨床現場の大人数でも確認してい
く必要がある．米国では大多数の高齢者が利用する公的保険Medicareでデータを
集める他にアルツハイマー病協会を中心にALZ-NETというレジストリでデータの
集積を行っている．本邦でも製造販売業者の全例調査の他にもレジストリが準備さ
れており，このような臨床現場でのデータ集積が今後の医療にとって重要となる．

7）抗Aβ抗体療法終了後の診療

抗Aβ抗体療法の登場により，より早期のAD患者に今までよりも医療資源を集
める必要があるが，当然のことだが投与が終了したあるいは投与の対象とならない
患者の診断・診療・ケアも引き続き重要である．関連する脳神経内科・精神科・老
年病内科などの中でも認知症性疾患の診療に携わる医師をより集めることや，引き
続きかかりつけ医となる診療所との連携が重要となる．また可能であれば抗Aβ抗
体療法を終えた後も疾患修飾効果が長く続くのかは重要な点であり，疫学的な方法
などで長期にわたって証できる体制が望まれる．

🧠 おわりに

ADに対する抗Aβ抗体療法として本邦でもレカネマブが承認・販売され，臨床
現場での使用が始まっている．新たな治療法であり今後も情報は更新されていく可
能性が高く，実際の投与に当たっては最新の添付文書・最適使用推進ガイドライン
などを必ず確認の上で，期待できる効果と副作用をよく理解し，適応・希望のある
患者が治療機会を逸しないように各地域で体制整備が望まれる．

■ 文献

1) Alzheimer A. On a peculiar disease of the cerebral cortex. Allg Z Psychiat. 1907; 64: 146-8.
2) Alzheimer A, Stelzmann RA, Schnitzlein HN, et al. An English translation of Alzheimer's 1907 paper,"Uber eine eigenartige Erkankung der Hirnrinde". Clin Anat. 1995; 8: 429-31.
3) Selkoe DJ, Hardy J. The amyloid hypothesis of Alzheimer's disease at 25 years. EMBO Mol Med. 2016; 8: 595-608.
4) van Dyck CH, Swanson CJ, Aisen P, et al. Lecanemab in Early Alzheimer's Disease. N Engl J Med.

2023; 388: 9-21.

5) Beach TG, Monsell SE, Phillips LE, et al. Accuracy of the clinical diagnosis of Alzheimer disease at National Institute on Aging Alzheimer Disease Centers, 2005-2010. J Neuropathol Exp Neurol. 2012; 71: 266-73.

6) Rabinovici GD, Gatsonis C, Apgar C, et al. Association of amyloid positron emission tomography with subsequent change in clinical management among medicare beneficiaries with mild cognitive impairment or dementia. JAMA. 2019; 321: 1286-94.

7) レケンビ® 点滴静注 200 mg/500 mg 添付文書. 2023 年 9 月作成（第 1 版）.

8) 厚生労働省. レカネマブ（遺伝子組換え）最適使用推進ガイドライン. 令和 5 年 12 月.

9) 「アミロイド PET イメージング剤の適正使用ガイドライン」ワーキンググループ. アミロイド PET イメージング剤の適正使用ガイドライン. 改訂第 3 版.

10) 「認知症に関する脳脊髄液・血液バイオマーカー, APOE 検査の適正使用指針」作成委員会. 認知症に関する脳脊髄液・血液バイオマーカー, APOE 検査の適正使用指針.

11) Swanson CJ, Zhang Y, Dhadda S, et al. A randomized, double-blind, phase 2b proof-of-concept clinical trial in early Alzheimer's disease with lecanemab, an anti-Aβ protofibril antibody. Alzheimers Res Ther. 2021; 13: 80.

12) Cummings J, Apostolova L, Rabinovici GD, et al. Lecanemab: appropriate use recommendations. J Prev Alzheimers Dis. 2023; 10: 362-77.

13) Rafii MS, Sperling RA, Donohue MC, et al. The AHEAD 3-45 Study: Design of a prevention trial for Alzheimer's disease. Alzheimers Dement. 2023; 19: 1227-33.

14) LEQEMBI® Prescribing Information. Revised: 7/2023

15) 日本脳卒中学会. 脳卒中医療向上・社会保険委員会 静注血栓溶解療法指針改訂 PT. 静注血栓溶解 (rt-PA) 療法 適正治療指針 第三版. 2023 年 9 月追補.

16) Ossenkoppele R, Jansen WJ, Rabinovici GD, et al. Prevalence of amyloid PET positivity in dementia syndromes: a meta-analysis. JAMA. 2015; 313: 1939-49.

17) Bergeron D, Ossenkoppele R, Jr Laforce R. Evidence-based Interpretation of Amyloid-β PET Results: A Clinician's Tool. Alzheimer Dis Assoc Disord. 2018; 32: 28-34.

18) Sperling RA, Jack CR Jr, Black SE, et al. Amyloid-related imaging abnormalities in amyloid-modifying therapeutic trials: recommendations from the Alzheimer's Association Research Roundtable Workgroup. Alzheimers Dement. 2011; 7: 367-85.

19) Filippi M, Cecchetti G, Spinelli EG, et al. Amyloid-related imaging abnormalities and β-amyloid-targeting antibodies: a systematic review. JAMA Neurol. 2022; 79: 291-304.

20) National Cancer Institute. Common Terminology Criteria for Adverse Events（CTCAE）version 5.0. Publish date November 27, 2017.

21) Cummings JL. Defining and labeling disease-modifying treatments for Alzheimer's disease. Alzheimers Dement. 2009; 5: 406-18.

22) 栗原正典, 岩田　淳. アルツハイマー病疾患修飾薬概論と抗 Aβ 抗体医薬の実用化. 医学のあゆみ. 2023; 287: 1031-7.

23) Cummings J. Meaningful benefit and minimal clinically important difference（MCID）in Alzheimer's disease: Open peer commentary. Alzheimers Dement（N Y）. 2023; 9: e12411.

24) Tahami Monfared AA, Ye W, Sardesai A, et al. Estimated societal value of lecanemab in patients with early Alzheimer's disease using simulation modeling. Neurol Ther. 2023; 12: 795-814.

25) Igarashi A, Azuma MK, Zhang Q, et al. Predicting the societal value of lecanemab in early Alzheimer's disease in Japan: a patient-level simulation. Neurol Ther. 2023; 12: 1133-57.

26) Mintun MA, Lo AC, Duggan Evans C, et al. Donanemab in early Alzheimer's disease. N Engl J Med. 2021; 384: 1691-704.

27) Sims JR, Zimmer JA, Evans CD, et al. Donanemab in early symptomatic Alzheimer disease: the TRAILBLAZER-ALZ 2 randomized clinical trial. JAMA. 2023; 330: 512-27.

28) Cummings J, Aisen P, Apostolova LG, et al. Aducanumab: appropriate use recommendations. J Prev Alzheimers Dis. 2021; 8: 398-410.

29) Budd Haeberlein S, Aisen PS, Barkhof F, et al. Two randomized phase 3 studies of aducanumab in

early Alzheimer's disease. J Prev Alzheimers Dis. 2022; 9: 197-210.

30) Ostrowitzki S, Lasser RA, Dorflinger E, et al. A phase Ⅲ randomized trial of gantenerumab in pro-dromal Alzheimer's disease. Alzheimers Res Ther. 2017; 9: 95.

31) Bateman RJ, Smith J, Donohue MC, et al. Two phase 3 trials of gantenerumab in early Alzheimer's disease. N Engl J Med. 2023; 389: 1862-76.

32) Mattke S, Hlávka JP, Yoong J, et al. Assessing the preparedness of the Japanese health care system infrastructure for an Alzheimer's treatment. University of Southern California Center for Economic and Social Research. 2019; Report No. 2019-101. https://cesr.usc.edu/research/publications （アクセス: 2023 年 12 月 23 日）

〈栗原正典　井原涼子　岩田　淳〉

1 認知症患者をサポートするための具体的制度
―介護保険，成年後見制度など

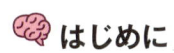 **はじめに**

　認知症患者に対応する際，医学的な治療のみに専念するだけでは患者やその家族のニーズに十分に応じることができるとは言い難い．現在，認知症患者に対して，さまざまな社会資源が準備されている．これらの概要を理解し，正しいタイミングで正しいアドバイスを行うことは，医療従事者にとって必須の前提となりつつある．ただし，現在の介護保険制度を始めとするさまざまな社会的資源は，その法的根拠の多様性もあり，一見複雑で医療従事者にとっては理解が難しい場合もある．また，認知症は，患者自身の判断能力が低下するため，本人に代わって第三者がさまざまな行為を行う必要がある場合もあり，これを法的に担保する制度も存在する．

　たとえば，代表的な社会資源として，要介護者に対して適切に保健医療サービス・福祉サービスを提供するため，介護保険制度がある．この制度や介護サービス・介護保険施設に関する規制などを定めているのが介護保険法である．2000年に同法が施行されて以降，3年ごとに改正が行われており，実際に2024年に介護保険制度の見直しがなされ，看護小規模多機能型居宅介護のサービス内容の明確化や介護サービス事業所の生産性向上に資する取り組みの努力義務化などが含まれた[1]．

　このようなさまざまな社会的資源を組み合わせて認知症患者を支えていくことになるが，これは画一的な対応ではなく，個々それぞれの患者に沿ったサービスや制度の利用が必要となる．たとえば，認知症であるからといって，即座に独居生活不可能などと判断することはできないし，仮に医師がそのように判断したとしても，すぐに周囲に対応可能なリソースがあるとも限らない．認知症の症状が生活を送る上で障害となるか否かや，障害の程度は認知症の進行状態によって異なり，状態にあったサービスを利用することで認知症がある程度進行している方でも独居生活が維持できるケースもある．

したがって，認知症患者に接する医師を含む医療関係従事者としては，医学的な評価のみならず，それ以外の個々の患者の社会的環境なども考慮した上で，療養に関する方針の判断，環境調整を行う必要がある．そのため，認知症患者が利用しうる社会的資源の基本的特徴を理解することが重要となる．そこで，本稿では医療現場と患者と接する際に必要な社会的資源の概要，および社会的資源を利用する際に重要な点を概説する．

認知症患者を対象とした公的なサービス

認知症患者が利用しうる社会資源として，介護保険サービスはその中軸をなす．しかし，認知症の状況によって利用が困難なサービスもあるため，認知症患者を診察する医師としては，各サービスの特徴を把握した上で，認知症の症状に合わせたサービスの利用を患者および介護者などに提案する．

たとえば，四肢の麻痺など，明らかな障害がない初期の認知症の場合には，むしろサービスを使いにくいのではないかとの懸念もあるが，要支援1・2の患者が利用する訪問介護・通所介護のみが対象となる市区町村で取り組んでいる日常生活総合支援事業などの利用は考えられる．介護保険サービス以外のサービスで，地域が個別に地域支援事業を実施している場合もあるため，1つのサービスが利用しにくい場合でも，各市町村など固有の事情もあることを踏まえて患者へ情報提供を試みてもよい．

地域包括支援センター

高齢者が可能な限り地域において自立した日常生活を営めるよう，地域包括支援センターに相談をすることができる（介護保険法115条の46）．この設置主体は市区町村であり，地域住民の心身の健康の保持及び生活の安定のために必要な援助を行うことにより，その保健医療の向上及び福祉の増進を包括的に支援することを目的とするとされる(同条1項)．いわゆる地域で暮らす高齢者の総合的な相談窓口となっており，認知症患者に限らず相談することが可能で，保健師，社会福祉士，主任介護支援専門員が相談内容に応じて適切な専門機関等を紹介するなどの対応が可能とされている．

認知症に関わる可能性のある業務としては，

① 介護予防ケアマネジメント業務

介護や支援が必要となるおそれのある高齢者および要支援1, 2と認定された患者に対し，要介護状態となることを予防するための支援を行う．

② 権利擁護業務

　　高齢者虐待の防止対応などを行う．

③ 包括的・継続的ケアマネジメント支援業務

　　高齢者に対して包括的・継続的サービスが提供できるように，医療や行政，その他関係機関と連携する．担当地域の居宅介護支援事業所のケアマネジャーに対して，個別指導や相談などの支援を行う．

④ 総合相談支援業務

　　高齢者や家族が抱える介護，福祉，医療など，さまざまな悩みや心配事などに対する総合的な相談を行う．

などがある[2].

　たとえば，認知症患者が独居や，親族も不在か疎遠などのため，社会資源とのつながりもほとんどないといったケースに接した場合，まず地域包括支援センターに相談をすることを勧めるなどの対応が考えられる．

介護サービス

　認知症患者に医療従事者が援助可能な社会的資源として1つの軸になりうるのが介護サービスである．もちろん，病院で認知症を診療する医師が直接的に介護サービスに関与するような場面はさほど多いとはいえないかもしれないが，だからといって，認知症患者やその家族に何も説明せず，たとえばケアマネジャーに全て丸投げをするようなスタンスが妥当とは言い難い．

　認知症患者に接する医療従事者としては，少なくともどのような制度で，利用のためには手続が必要なのか，どのような段階でどのようなサービスが適切であるかなどの必要最低限の情報提供をすることが好ましい．

　ここでケアマネジャーとは，要介護者又は要支援者からの相談に応じ，その心身の状況等に応じ適切なサービス事業者等との連絡調整等を行う者である（介護保険法7条5項）．ケアマネジャーは，認知症患者が自立した日常生活を営むのに必要な援助に関する専門的知識及び技術を有するとされる．彼らに助けを求めるにしても，その前提として本人や家族に介護保険サービスの希望があるかどうか，その前提としてどのようなサービスを受けることが可能なのかを患者自身ないしはその家族に説明することが望ましい．

患者がケアマネジャーとの関わりがない場合には，まずこれを探すところから始めることになる．その際，患者が居住する区市町村の「介護保険に関する窓口」あるいは「地域包括支援センター」が紹介窓口となる．仮に患者が入院中の場合には，入院先の病院の「医療相談室」に相談することも可能である．

続けて介護サービスを利用しようとする際の具体的な手続としては，① 患者自身などが地方自治体へ介護保険申請し，② 調査員による認定調査および主治医意見書が提出される．それに基づき，③ コンピュータ推定による一次判定，さらにそれまでの情報を踏まえて介護認定審査会による二次判定を経て，要介護度が決定されることになる．

Ⓐ 申請

介護サービスを受けるためには，原則として要介護認定を受けようとする被保険者＝認知症患者自身が市町村に申請しなければならず，医療従事者が行うわけではない（介護保険法 27 条 1 項）．

実際の認知症患者の場合，事実上本人が手続を行うことが難しい場合も多い．その場合，家族に制度の存在を説明し，申請を依頼することになることが多い．反対に家族との接点がないような場合，第三者が外来に付き添っている場合などは，誰が申請者となりうるか，慎重に配慮することとなる．

Ⓑ 認定調査・医師の意見書

介護保険制度による介護サービスを利用するためには，要介護（要支援）認定を受けなければならないとされており，この際に申請をして介護・支援が必要であるか認定を受ける必要がある（介護保険法 19 条）．この際に医師の意見書が必須となる．通常，本人の主治医が記載する．内容としては，身体上又は精神上の障害の原因である疾病又は負傷の状況等についての意見書を作成する．

主治医にとっては，主治医意見書は認知症患者の介護保険制度による介護サービスの内容を決定づける，唯一といってもよいほどの機会である．もちろん，過小に記載することも，大げさに記載することも許されないが，正確に記載して実態にあったサービスを享受することが可能になるように心がけることは重要である．主な記載内容については 表1 にまとめる．

主治医意見書では，診断名は介護サービスに関連する疾患名から列挙する．認知症患者であれば，第一に認知障害をきたす原因疾患を記載することになる．糖尿病，高血圧など，高齢者は合併症も多いが，これらがいかに大きな問題であっても，介

表1 主治医意見書に記載する項目のうち認知症患者に特に配慮が必要な事項

```
1. 傷病に関する意見
  1) 診断名
  2) 症状としての安定性
  3) 生活機能低下の直接の原因となっている傷病または特定疾患の経過及び
     投薬内容を含む治療内容
2. 特別な医療
  ※処置内容，特別な対応，失禁への対応
3. 心身の状態に関する意見
  1) 日常生活の自立度について
  2) 認知症の中核症状
  3) 認知症の周辺症状
  4) その他の精神・神経症状
  5) 身体の状態
4. 生活機能とサービスに関する意見
  1) 移動
  2) 栄養・食生活
  3) 現在あるかまたは今後発生の可能性の高い状態と対処方針
  4) サービス利用による生活機能の維持・改善の見通し
  5) 医学的管理の必要性
  6) サービス提供時における医学的観点からの留意事項
  7) 感染症の有無
5. 特記すべき事項
  ※主治医による医学的な意見など自由記述欄
```

護サービスの必要度を示唆するように記載することは難しい.

　「症状としての安定性」「生活機能低下の直接の原因となっている傷病または特定疾患の経過及び投薬内容を含む治療内容」では，認知症によって患者の日常生活がどのように障害され，生活レベルが進行性に低下しているのかを中心に記載する.

　「心身の状態に関する意見」の，「日常生活の自立度」「認知症の中核症状」「認知症の周辺症状」「その他の精神・神経症状」の記載は，認知症患者として接しているのであれば，その記載にさほど困難な点はないことが多い. 認知機能検査の結果にとらわれることなく，具体的な日常生活の中における障害を，日頃の診療の中で把握しておくことが実態にあった介護サービスを患者やその介護者に提供できることになる.

　「生活機能とサービスに関する意見」のうち，「移動」，「栄養・食生活」などの具体的な患者の情報を，「医学的管理の必要性」「サービス提供時における医学的観点からの留意事項」では利用する介護サービスを想定して記載することになる. 認知症患者の場合，麻痺などはなく，移動などに問題がないものの介護者からの指示に

したがって移動できないなどの場合もあるが，あくまでも，身体の状況のみに着目して判定する[3]．

また，主治医意見書を作成する段階では，必要性の高いサービスを正確に把握することが難しい場合もある．すなわち，各患者の状況，介護の体制，居住場所周囲の介護施設の有無などにより具体的に必要な介護サービス内容が変化するためである．そのため，意見書作成の段階では，利用する「可能性がある」ないしは「必要性が否定できない」という視点から，サービス内容をチェックしてもよいであろう．

介護意見書のうち，最後の「その他特記すべき事項」は，介護保険認定の二次判定で参考にされるとされている．介護の負担の度合いや，あるいは介護がない場合にはさまざまな不都合を具体的に記すべきとされるが，認知症患者の場合，必ず麻痺などがあるわけではなく，表面的な活動度は保たれている場合もあるので，この部分の記載は比較的重要といえる．すなわち，内服のコンプライアンス不良，介護への抵抗など，他の部分の記載では理解しにくいが，介護制度導入の必要性を示唆するような具体的な状況を記載することが望ましい．その他にもミニメンタルステート検査（MMSE）など，認知機能について具体的な検査を行った場合に，これらの値を記載するなどの工夫をしてもよい．

ⓒ 審査判定

認定調査の内容を基に全国一律のコンピュータによる要介護度の判定が行われ（一次判定），この結果と医師の意見書に基づき，介護認定審査会により判定が行われる．その結果，要介護状態区分（要支援1〜要介護5）が決定される（二次判定）．

ⓓ 認定結果の通知

原則として申請から30日以内に申請者に結果が通知され（介護保険法27条10項本文），その際いわゆる認定区分が示される．

ⓔ 認定の有効期間

要介護（支援）認定の有効期間は，新規・変更申請の場合は原則6カ月である（介護保険法規則38条1項）が，更新申請の場合は原則12カ月であり，定期的に主治医が意見書を記載することになる．

ⓕ 実際のサービス利用

要介護認定を受けた場合は介護サービスを，要支援認定を受けた場合は介護予防

サービス，又は所在地の市区町村が中心に行っている介護予防・日常生活支援総合事業を利用することになる．

ただし，単に介護認定のみ取得してサービスを利用していない患者もいるので，意見書を書いた後には，介護（支援）認定を受けたかどうか，その後具体的にどのようなサービスを受けているのかを確認しておくことが，患者の状態を把握する上でも重要となる．介護認定は受けることができたものの，本人や家人が，第三者が自宅へ入っていることに抵抗感があるなどして，実際には介護サービスを利用していない場合も，時折経験する．実際にどのようなサービスをどの程度・頻度で利用しているのか，確認することが望ましい．

具体的なサービス内容

Ⓐ 在宅サービス

要介護認定を受けた場合には介護給付に基づき，要支援者は予防給付又は介護予防・日常生活支援総合事業に基づき，訪問介護又は訪問型サービスを受けることが可能となる．

このうち，訪問介護は介護職員が，居宅を訪問し，さまざまな日常生活の介助や見守りなどの身体介護を行う．独居の認知症患者の場合には，本サービスが非常に重要になることも多く，患者が自ら行うことができない掃除・洗濯などのいわゆる家事や，薬の受取などに至るまでの基本的な生活維持を支えることになる．

訪問看護は，看護師等が居宅を訪問して，療養上の世話又は点滴等の必要な診療の補助を行う．

訪問リハビリテーションは，理学療法士，作業療法士又は言語聴覚士が，居宅を訪問し，リハビリテーションを行う．

介護保険の区分支給限度額内でプランが組み込まれることになるため，認知症患者の主治医は，介護サービスの利用が開始された後も，定期的にどのようなサービスを受けているのかを確認し，現状の患者の状態に適切なものかどうかを時折確認することが好ましい．これにより認定を受けた要介護（要支援）状態区分が，本人の現在の状態と合っていないと考えられた場合は，要介護（要支援）状態区分の変更申請を家族などに促してもよい．

現在の状態とサービスが適切に考えられてもなお当該患者が在宅で暮らすことが困難であると予想された場合には，ケアマネジャーを中心とした関係者と連携し，

患者本人の生活状況，経済状況も踏まえて支援の内容を考えていくことになる．この際，患者本人の希望，家族各個人の希望や，時折後見人などの希望も複雑に絡み，支援の方向が決定されない場合もある．その際は，主治医がリーダーシップをとり，話し合いの場などを設けることが役立つ場合も多い．

　たとえば，認知症患者と同居して日常的に患者の介護負担を負っている方と，遠方に居住する親族や，後見人などの意見が対立することがある．このような場合に，第三者的，かつ専門家としての立場から本人の状態を説明し，本人にとって望ましく，また現実的な方針を提案したり，各関係者に介護方針を検討の上，全員が納得するような療養の方針の決定を促す役割は，主治医が担うことも多い．

Ⓑ 通所サービス

　要介護者は介護給付により，要支援者は，又は予防給付又は介護予防・日常生活支援総合事業として，通所介護又は通所型サービス等を受けることができる．

　このうち，通所介護とは，特別養護老人ホームや老人デイサービスセンター等の施設に通い，日常生活上の支援を受け，レクリエーション等に参加することや機能訓練等を受けるものである．

　日頃外出が減っていた認知症患者にとってはリハビリとして，また気分転換に有益であり，家族以外の第三者とコミュニケーションを取ることにより孤独も回避することができ，非常に貴重な機会となる．一方で介護者にとっては負担軽減（レスパイトケア）という効果もある．

Ⓒ 地域密着型通所介護

　いわゆる老人デイサービスセンター等の利用である．原則として住所地の市区町村以外の施設・事業所のサービスは利用できない．このうち，認知症患者に特化した認知症対応型通所介護があるが，利用可能な地域が限定される場合もあるので，注意が必要となる．

Ⓓ 通所リハビリテーション

　介護老人保健施設などに通い，食事や入浴等の日常生活上の支援とともに，生活機能向上のための機能訓練や口腔機能向上サービス等を受けるものである．

　これ以外にも，通所介護の設備を利用して介護保険制度外の宿泊サービス（いわゆる「お泊まりデイサービス」）が実施されることもある．

Ⓔ 介護老人保健施設

　前述の介護サービスの一端を担う重要な施設として，介護老人保健施設がある．これは，介護を必要とする高齢者の自立を支援するため，リハビリテーションを行いながら心身の機能の維持回復を図り，在宅復帰を目指す要介護者が入所できる施設である（介護保険法8条28号）．イメージとしては，病院での入院治療を終えた高齢者の方が，リハビリによって自宅へ帰ることを目的とした施設といえる．

　原則として要介護1以上の認定を受けた65歳以上の高齢者が対象で，入院治療は必要ないものの，介護が必要な状態のため，自立した日常生活を送ることができるよう在宅復帰に向けたリハビリテーションを必要としている患者が対象である（介護保険法施行規則20条）．

　対象がリハビリテーションによって在宅復帰が可能であるような患者となるため，認知症患者については在宅復帰が目指せる状態であるかが利用のポイントとなることが多い．そのため，認知症患者について本施設の利用を検討する場合には，そもそも受入可能であるが，各施設の入所判定基準を確認する必要がある．

　さらに，リハビリなどの機能訓練を通じて自立復帰を目指す施設なので，入所期間は原則3カ月とされている．そのため，長期間～終身での利用はできない．認知症患者において，当初から長期の介護が必要と予想される場合は他のタイプの施設を検討することが好ましい．

Ⓕ 特別養護老人ホーム

　介護老人福祉施設とは，一般的には特別養護老人ホームともよばれている．地方自治体や社会福祉法人などにより運営される介護施設で，常時介護が必要な要介護者が長期入所可能な施設である（介護保険法8条27号）．

　原則として要介護3以上の認定を受けた65歳以上の高齢者が対象となる．ただし，要介護1・2の場合でも居宅において日常生活を送ることが困難なことについて，やむを得ない事由があると認められれば特例で入所できる場合があり，この際には地域の実情等を踏まえ，各自治体において必要と認める事情があれば，それも考慮することとされている（令和5年4月7日付老高発0407第1号厚生労働省老健局高齢者支援課長通知）．

　その際，特に「十分に考慮する」とされる事情として，「認知症である者であって，日常生活に支障を来すような症状・行動や意思疎通の困難さが頻繁に見られること」，「単身世帯である，同居家族が高齢又は病弱である等により家族等による支

援が期待できず，かつ，地域での介護サービスや生活支援の供給が不十分であること」が上げられている．このような認知症患者では，介護度認定が1ないし2であったとしても，特例入所の対象となる余地がある．

　もちろん，認知症患者である程度介護度が高い方であれば入所を検討可能であるが，反対に日常的に医療行為が必要となるような場合には，入所が難しい場合が多い．

　また，指定介護老人福祉施設の人員，設備及び運営に関する基準7条2項の規定に基づき，入所検討審査委員会の審査を経て，必要性の高い方から優先的に入所することになっており，申込み順に入所が可能となるわけではないことに留意すべきである．ただし，前述のように「やむを得ない事情」があれば，介護度が低くても入所可能な場合もあるので，個々の認知症患者の生活状況を確認し，担当医が居宅において日常生活を送ることが特に困難であると判断したような場合には，ケアマネジャーなどとの相談を家族らに説明することを検討してもよい．

Ⓖ 介護療養型医療施設

　上記で述べた「介護老人福祉施設」，「介護老人保健施設」に加えて，介護護保険施設としては「介護療養型医療施設」もある．

　介護療養型医療施設は，医療法に規定する医療施設で，かつ，介護保険法による都道府県知事の指定を受けた施設である．入院する要介護者に対し，施設サービス計画に基づいて，療養上の管理，看護，医学的管理の下における介護，その他の世話，機能訓練，その他の必要な医療を行う．

成年後見制度

　成年後見制度は，判断能力が不十分である者につき，本人の行為能力を制限し，その代わりに代理権等を成年後見人等に付与して代弁的に支援する制度である．大きく分けて法定後見制度と任意後見制度の2つに分けられる[4]．このうち任意後見制度は，自己決定の尊重の理念に則して，将来，判断能力が衰えた場合に備えて，契約により将来後見人となる人を決めておく制度である（任意後見契約に関する法律2条）．以下，主に法定後見制度を前提に概要を説明する．

　通常，認知症高齢者の判断能力はその疾患の進行が不可避であり，これに伴い低下することが多いので，成年後見制度に利用について家族から相談を受けることも多く，反対に医療従事者から本人，家族に利用の検討を勧めることも多い．

成年後見開始審判は,「精神上の障害によって事理を弁識する能力を欠く」という状態が一時的なものではなく,通常認められるような場合に開始される(民法7条).

この申立が可能な者は,本人・配偶者・4親等内の親族,任意後見人等などである.認知症患者の場合にはいわゆる近親者が申立となる場合も多く,その場合に親族を後見人として申立を行った場合,実際にその親族が後見人となる場合も多い[5].

認知症患者の場合,外来に付き添う者自体が親族で,必要に応じて医療従事者から本制度の存在および利用を伝えるため,申立および候補者もさほど悩まないですむこともある.しかし,最近は身寄りがない認知症患者も多く,一見適切な申立可能な方がおらず,対応に苦慮する場合もある.たとえば,内縁の妻・遠縁・友人などは申立することはできない.そのような場合,一定の条件下では,市区町村長が申し立てることができるとされている.

民法は,成年後見・保佐・補助という3つの法定後見類型を設定している.これらの制度は,対象者の能力によって区別されることになるが,それぞれ「事理弁識能力を欠く常況」,「同能力が著しく不十分」,「同能力が不十分」な場合であり,医学的に明確な基準とは言い難く,家族にとってどの制度が当てはまるのかということを事前に判断することは困難である.

Ⓐ 成年後見

各個別の成年後見制度について,詳細を医療従事者が把握する必要はないが,概要は理解しておくと,認知症患者や,その家族に説明を行う場合に役に立つ.

このうち,成年後見は,精神上の障害のために,自己の財産の管理・処分をする能力を欠く人が対象である.家庭裁判所による後見開始の審判と同時に,後見人は日用品の購入等を除く,本人が行った財産に関する処分などの行為についての同意権・取消権を持ち,本人に代わって本人のために財産に関する全ての行為を行うことができる代理権を持つ(民法859条1項).本人に代理して行うことができる行為としては,医療・介護契約など「身上監護」を目的とした行為も含まれ,さらには要介護認定の申請も含まれる.

ただし,後述の通り,後見人であっても,本人に代わって本人が医療行為を受けることを承諾することはできないとされている.つまり,後見人に対して本人に対して行う予定の医療行為についての説明を行い,本人に代わってその医療行為につき同意ないしは拒否をすることは,法律上は後見人に許されていないことには注意すべきである.

Ⓑ 保佐

　後見の場合と比較して精神上の障害が軽度で，自己の財産の管理・処分を行うに当たって常に「援助を必要」とする人が対象である．つまり，保佐の対象は法律で定められた一定の財産に関する行為（民法 13 条 1 項）および裁判所が必要と認めたその他の財産行為が対象となり，それ以外については保佐人の同意権・取消権の対象とならない．

Ⓒ 補助

　後見，保佐の場合と比較してさらに精神上の障害が軽度の場合で，自己の財産の管理・処分を行うに当たって，「援助を必要とする場合がある」人を対象としている．家庭裁判所の審判開始自体に本人の同意を必要とし，家庭裁判所は本人の同意の上で，一定の範囲で同意・取消や代理権を補助人に与える．したがって，補助人の対象となる行為は，あくまでも申立の範囲内で家庭裁判所が定めたものに限定されるところが後見，保佐と大きくことなる．

Ⓓ 医師としての成年後見制度との関わり

　家庭裁判所は，後見開始の判断をするに当たって，原則，本人の精神の状況について「医師その他適当な者」に鑑定させることとなっている．例外としては，医師の診断書の記載等から明らかに鑑定の必要がないと認められれば，鑑定を行うことを要しないとされている．これに対して補助及び任意後見では，原則として鑑定を要さず，医師の診断書で足りるとされ，反対に例外的に必要と考えられる場合に鑑定が行われることもあるとされる．

　いずれにしても，後見等の利用を検討した場合，主治医は本人の精神状態について診断書を作成することが多い．さらに裁判所が必要と考えた場合には鑑定を行うこともありうる．

　この際，診断書には診断名や所見の他に判断能力についての意見を主治医が記載することになることが多い．判断能力の評価は下記の 4 項目に分かれている．

① 自己の財産を管理・処分することができない：日常的に必要な買い物も自分ではできず，誰かに代わってやってもらう必要がある（後見に相当）

② 自己の財産を管理・処分するには，常に援助が必要である：日常の買い物程度は単独でできるが，重要な財産行為は自分ではできない（保佐に相当）

③ 自己の財産を管理・処分するには，援助が必要な場合がある：重要な財産行為

JCOPY 498-42822

について，自分でできるかもしれないが，できるかどうか危惧がある（補助に相当）

④ 自己の財産を単独で管理・処分することができる：後見，保佐又は補助のいずれにも当たらない

これらの判定の根拠として，検査の所見及び判定を導いた理由の要点を記載するとされるが，心理学的検査は必須とされていない．これらの検査は，判断能力の判定において，必要に応じて実施すればよいとされている．反対に心理検査の結果に医師の判断が拘束されるものではなく，上記の判定は，医師の裁量で総合的に評価する．

Ⓔ 成年後見人等に選任される者

成年後見人等は，家庭裁判所が成年後見開始審判等と同時に職権によって選任される．すなわち，誰が成年後見人等に就任するかは家庭裁判所が判断することになり，当然であるが医療従事者が関与するところではない．

この選任に際しては，成年被後見人となる認知症患者自身の状態の他，生活及び財産の状況，成年被後見人等となる者の職業及び経歴並びに成年被後見人等との利害関係の有無，成年被後見人等の意見その他一切の事情を考慮する．そのため常に一定の者，たとえば同居の配偶者や，患者の長男が選任されるというわけではない．

もちろん，親族による後見は，成年被後見人等の状況についてよく理解しているため，本人の意向を推定しやすい面もあるが，反対に財産管理について常に慣れているわけではないので，本来の職務である財産管理に適切とは言い難い場合も想定される．反対に弁護士などの一定の専門職が後見人となる場合には，本人の病前の性格などを把握しているわけではないので，その意向を推察しにくい可能性があるが，親族による後見に比べ客観的に適切な支援を期待できるともいえる．

Ⓕ 後見人等の医療同意に関する考え方

成年後見制度では，成年後見人は，「成年被後見人の生活，療養看護及び財産の管理に関する事務を行うに当たって，成年被後見人の意思を尊重し，かつ，その心身の状態及び生活の状況に配慮しなければならない」（民法858条）とされている．

しかし，この条文に基づき成年後見人が医療行為に関して同意できると判断することが可能とすることはできない．特に手術のような，患者の生活の質に通常大きく関わると考えられる医療行為に関する判断は，患者しか判断し得ない一身専属的なもので，そもそも他人に代理されることは不適切と考えられるからである．

したがって，このような医療同意権は，究極的には立法によって解決されるべきともいえる．しかし，後見人は，認知症の意思決定支援における「意思決定支援チーム」の一員となりうるとされており，無関係ではない[6]．実際の医療現場では，認知症患者に対する医療行為につき適切な者から同意を得る必要に迫られる場合も少なくない．患者自身が医療行為の同意・決定能力がないのではないかと懸念のある場合には，医療従事者から本人の代わりに家族から医療同意を得て，本人への侵襲的な医療行為が行われる場合もありうる．

最終的には法的な整備が必要な領域である．しかし，現状において，基本的には医療を選択することは，本人の意思，希望が最も重要という原則に立ち返ることが重要であると考えられる．すなわち，安易に本人が同意をする能力がないと決めつけることなく，本人の説明を試み，了解や拒否など，簡単な意思表示だけでもできないか，という視点から本人の意思を確認する必要がある．その上で，あくまでも本人の意思が推定できるかという観点から説明の対象者やその手続を決定すべきである．決して医療従事者の都合や，親族や後見人自身の希望自体を基準とすべきではない．

たとえば，本人が拒否しているような医療行為を，本人は認知症があるからとその意思表示を軽視し，反対に家族の一部や後見人が希望しているという理由で，これらの者に説明を行い，同意を得るのは好ましい対応とは言い難い．終末期における侵襲的な医療行為，たとえば胃瘻の施行の適否について，本人は認知症が進行する以前からこれらの医療行為を希望しておらず，同居して本人の介護をすべて担っていた配偶者も拒否しているにもかかわらず，遠方に居住し，本人の状態や介護負担を負担・把握していない子らが希望するような場合など，非常に悩ましい対応を主治医が迫られる場合がある．法律的な建前と，トラブル予防の観点，真に本人が望む医療の実現という複雑な利益衝突を調節することが必要な場面に，主治医は遭遇することがある．このような対応方法を，医療チームにおいて事前に検討しておくことが重要である．

Ｇ 日常生活自立支援事業

後見制度以外の類似の制度として，社会福祉法上の「福祉サービス利用援助事業」（社会福祉法2条3項12号）がある．これは，認知症患者を含む判断能力が十分ではない認知症高齢者等に対し，都道府県や市区町村の社会福祉協議会が契約に基づいて福祉サービスの利用援助や日常的な金銭管理等を行う日常生活自立支援事業である．

JCOPY 498-42822

利用対象者としては，軽い認知症などとされており，「自分一人で福祉サービスの利用手続きすることに不安がある」場合や，「預金の出し入れや公共料金の支払い，重要書類の保管を一人で行うことに不安がある」場合が対象になるとされている．この場合，認知症の診断などは必要がないとされている．

この制度の対象者は，判断能力が不十分でありながら自ら契約をするという前提のため，この事業の契約の内容を理解し，契約を締結することができる能力が必要とされる．したがって認知症が進行し，判断能力が相当に低下した場合には対象とならない．

成年後見制度が日常的な金銭にとどまらないすべての財産管理や身上監護に関する契約等の法律行為を対象としていることに対して，本事業は，福祉サービスの利用援助や日常的な金銭等の管理に限定されていることに留意が必要である．

事業利用を開始する際には，希望者が最寄の社会福祉協議会などに申請する．

🧠 まとめ

認知症患者に対応する際には，薬物治療にとどまらず，さまざまな社会資源について説明し，必要に応じて利用を勧めることが望ましい．

医療従事者は，介護保険制度や成年後見制度など，認知症患者に関連のある公的制度の概略を把握する必要がある．

一部，医療同意など法的な解決が必要にもかかわらず，立法的解決がなされていない分野もある．この場合，問題点を把握した上で，個別の患者の事情に合わせて対応していくこととなる．

■ 文献

1) 社会保障審議会介護保険部会．介護保険制度の見直しに関する意見 2022〔updated 2022 年 12 月 20 日．Available from: https://www.mhlw.go.jp/stf/newpage_29930.html.
2) 公益社団法人成年後見センター・リーガルサポート．成年後見手続ガイドブック．補訂版 ed: 新日本法規出版; 2019.
3) 梁 祐，玉井杏奈，真崎翔一．【総合診療×脳梗塞】回復期から慢性期 リハビリテーションからその後年余にわたる慢性期管理 福祉との連携 / 介護保険主治医意見書の書き方 / 身体障害者手帳．治療．2023; 105: 1378-83.
4) 本間 昭．【認知症 レジデントが知っておきたい診断や治療のコツ！】(Vignette 3) さまざまな対応 成年後見制度．精神科 Resident．2022; 3: 274-5.
5) 渡部 伸．子どもの今と将来を支える 社会保障制度と関連するしくみ(第 11 回) 成年後見制度．チャイルドヘルス．2023; 26: 694-6.
6) 厚生労働省．認知症の人の日常生活・社会生活における意思決定支援ガイドライン 2018.

〈大平雅之〉

索 引

認知症のみかた，考えかた ©

発　行　2024 年 11 月 15 日　1 版 1 刷

編集者　髙尾昌樹

発行者　株式会社　中外医学社
　　　　代表取締役　青木　滋

　　　　〒162-0805　東京都新宿区矢来町 62
　　　　電　話　　03-3268-2701（代）
　　　　振替口座　00190-1-98814 番

印刷・製本/三報社印刷（株）　　　　　　〈SK・YS〉
ISBN978-4-498-42822-5　　　　　　Printed in Japan